DEIN DRITTES GEHIRN

Die revolutionäre Entdeckung für optimale Gesundheit

Peter Greenlaw, Dr. med. Marco Ruggiero, Drew Greenlaw

DEIN DRITTES GEHIRN

Peter Greenlaw, Dr. med. Marco Ruggiero, Drew Greenlaw

Aus dem Amerikanischen von Anja Schmidtke

Das Neue Licht / Jim Humble Verlag
Postbus 1120, 6040 KC Roermond, Niederlande

www.dasneuelicht.com
www.jimhumbleverlag.com

Erste Ausgabe: Oktober 2017
Zweite Ausgabe: April 2021

ISBN: 978-90-8879-171-0

HAFTUNGSAUSSCHLUSS:
Die Aussagen in diesem Buch wurden nicht von der US-amerikanischen Gesundheitsbehörde FDA beurteilt. Dieses Buch dient lediglich Bildungszwecken. Es wurde geschrieben, um Ihnen Ihre Möglichkeiten bewusst zu machen. Es liegt an Ihnen zu entscheiden, ob diese Informationen Ihnen helfen können, Ihr Gesundheitspotenzial zu maximieren. Es ist immer empfehlenswert, Ihren Arzt oder Mediziner um Rat zu fragen, bevor Sie eine neue Ernährungsweise, einen Ernährungsplan oder ein Trainingsprogramm beginnen.

Sämtliche Zitate frei übersetzt von Anja Schmidtke

INHALTSVERZEICHNIS

DANKSAGUNG

Zuallererst möchte ich Dr. Marco Ruggiero und seiner Frau Dr. Stefania Pacini danken. Sie gehören zu den brillantesten Ärzten und Forschern dieser Erde. Ich bin ihnen dankbar, meinem Sohn und mir Einblicke in ihre beeindruckenden Forschungen gewährt zu haben. Dieses Buch ist zum Großteil die Geschichte ihrer brillanten Entdeckungen, die schon jetzt weltweit große Beachtung finden.

Mein Dank geht auch an mein großartiges Coaching- und Marketing-Team unter der Leitung von Melissa G. Wilson von Networlding, die mir hilft, die Welt positiv zu verändern.

Außerdem möchte ich Michelle Kriegel für ihre Zeit und wertvollen Verbesserungen und Anregungen danken, die *Unser drittes Gehirn* auf eine ganz neue Ebene brachten. Ein großes Dankeschön auch an die brillante T. L. Price für das Buchlayout. Ohne ihren unermüdlichen Einsatz gäbe es dieses Buch nicht.
Meinen Dank möchte ich auch Bob Sievewright für seine Ermutigungen und wertvollen Gedanken zu diesem Buch aussprechen.

Danke an meinen wunderbaren Freund, großartigen Regisseur und Koproduzenten Doug Freel für seinen Weitblick und seine Zuversicht bei der Entwicklung unserer TV-Serie *What if You Didn't Know?*

Mein besonderer Dank geht an Dylan Garity für die engagierte Endbearbeitung und den letzten Schliff.

Ich kann nicht in Worte fassen, wie stolz und dankbar ich unserem Mitverfasser, unserem ältesten Sohn Drew Greenlaw, Absolvent der University of Colorado School of Journalism bin, für schlaflose Nächte und stundenlange Recherchen, um diese beeindruckende Geschichte lebendig zu machen.

Danke an meine wundervolle Frau Sarah und meinen jüngsten Sohn Colin, die gesehen haben, wie für unsere Familie Träume wahr wurden.

Und schließlich danke ich dir, John, dass du vor über zehn Jahren an mich glaubtest. Du rietest mir, meine Forschungen voranzutreiben, als ich es mir selbst nicht zutraute. Ich danke dir aus tiefstem Herzen. Du bist für einen großen Teil meines Erfolgs verantwortlich.

VORWORT

Zehn Jahre nach der Veröffentlichung von *Männer sind vom Mars, Frauen sind von der Venus* wurde mir mit einem Mal klar, dass es mehr als nur neue Kommunikationsfähigkeiten braucht, um unsere Beziehungen zu verbessern. Denn genauso wichtig ist eine optimale Hirnfunktion.

Glück und Intimität in einer Beziehung aufrechtzuerhalten ist unmöglich, wenn wir gestresst, müde, ängstlich und nicht in der Lage sind, unser Leben zu genießen. Wenn unser Gehirn nicht mit einer guten Ernährung unterstützt wird, ist Liebe allein nicht genug. Diese Erkenntnis führte mich auf einen neuen Weg.

Die Reise begann, als bei mir Parkinson im Frühstadium festgestellt wurde. Sofort nach der Diagnose konzentrierte ich meine Zeit, Energie und Ressourcen darauf, eine natürliche Lösung zu finden. Nach sechs Monaten, in denen ich mein Gehirn heilte, genas ich nicht nur, sondern fühlte mich sogar besser als zuvor. Als ich meine Gehirnfunktion mit natürlichen Nahrungsergänzungen und Nährstoffen unterstützte, wurde mir klar, wie viel einfacher Beziehungen sein können. Dank meiner anhaltend positiven Stimmung und einer Menge Energie und Motivation verbesserte sich meine Beziehung zu meiner Frau und meiner Familie. Ich konnte es kaum erwarten, meine Entdeckungen mit anderen zu teilen.

Ich eröffnete ein Wellness-Zentrum, um meine Erkenntnisse weiterzugeben. Zehn Jahre lang führte ich unterstützt von vielen Gesundheitswissenschaftlern und -experten meine Forschungen fort und informierte parallel dazu tausende Einzelpersonen, Paare und Familien über ideale Ernährung für bessere Beziehungen und eine optimale Gesundheit des Gehirns. In den vergangenen zehn Jahren habe ich eine Reihe von Büchern geschrieben, die viele dieser Erkenntnisse weitergeben.

Ich stellte fest, wie Einzelpersonen, Paare und Familien tiefgreifende Veränderungen erlebten, nachdem sie ihre Ernährung umgestellt und verbessert hatten. Es war eine dankbare Erfahrung, aber die Ergebnisse waren nicht immer gleich. Die meisten erlebten innerhalb weniger Tage dramatische positive Veränderungen, aber nicht alle. Irgendetwas fehlte noch, und ich suchte weiter.

Als ich vor zwei Jahren meine Forschungen über natürliche Strategien gegen Krebs auf den neuesten Stand brachte, stieß ich auf neue medizinische Forschungen über ein Protein namens GcMAF. Es unterstützt Krebspatienten durch die

Aktivierung von Vitamin D und die Stärkung des Immunsystems. Noch faszinierter war ich, als ich erfuhr, dass dieses Protein Menschen mit chronischer Erschöpfung und sogar autistischen Kindern hilft.

Ich musste es einfach selbst testen und mit meinen Freunden und Verwandten teilen. Nach dem Test bemerkte ich, obwohl ich auch schon vorher recht gesund gewesen war, einen Energieschub und größere innere Klarheit. Auch Freunde mit Verdauungsbeschwerden stellten sofortige Verbesserungen und mehr Energie und innere Klarheit fest. Noch bessere Ergebnisse brachte die Kombination aus einer natürlichen Form von GcMAF mit meinen anderen Empfehlungen für eine optimale Gehirnleistung.

Ich hatte einige Bücher über Stress, Hormone und optimale Gehirnleistung geschrieben, aber diese wichtigen Informationen fehlten noch darin. Sie waren neu und bisher noch nicht verfügbar – bis zum Erscheinen dieses revolutionären Buches.

Unser drittes Gehirn liefert Ihnen bisher fehlende Informationen, um Ihr Lebenspotenzial voll und ganz zu verwirklichen. Unser drittes Gehirn ist die wohl spannendste Entdeckung des vergangenen Jahrhunderts. Die natürliche Herstellung des GcMAF-Proteins ist nur einer der vielen Vorteile, die es mit sich bringt, unser drittes Gehirn zu kennen und zu unterstützen. Deshalb ist es mir eine Ehre und eine Freude, das Vorwort für dieses beeindruckende neue Buch von Peter Greenlaw, Dr. Marco Ruggiero und Drew Greenlaw schreiben zu dürfen.

Seit meiner ersten Begegnung mit Peter sind über zehn Jahre vergangen. Damals erzählte er mir von seinen beiden Söhnen Drew und Colin. Colin, der jüngste, hatte große Konzentrationsprobleme, litt unter Ängstlichkeit und hatte Medikamente dagegen verschrieben bekommen.

Zum Glück konnte ich Peter und Colin mit meinen Forschungen über natürliche Alternativen weiterhelfen, die auch schon zuvor tausenden meiner Klienten geholfen hatten. In nur einer Woche machte Colin mit rein natürlichen Lösungen riesige Fortschritte.

Peter faszinierten meine Forschungen, und in den letzten zehn Jahren stand ich ihm mit vielen weiteren Experten immer zur Seite. Er unterstützt begeistert meine Forschungen und hat sie weltweit tausenden Menschen vorgestellt.

2014 wurde Peter gebeten, auf der AutismOne in Chicago zu sprechen, einer der größten Autismus-Konferenzen der Welt. Peter rief mich an und fragte mich, ob mir Forschungen über Autismus bekannt waren. In meinem Wellness-Zentrum hatten wir tolle Erfolge mit autistischen Kindern erzielt. Er flog zu mir nach Kalifornien, und ich stellte ihm meine Forschungsergebnisse zur Verfügung, darunter neue bahnbrechende Autismus-Forschungen des italienischen Arztes Dr. Marco Ruggiero.

Dr. Ruggiero war auch der Hauptredner auf der AutismOne. Ich bin stolz, dafür verantwortlich zu sein, dass Peter auf der AutismOne Conference Dr. Ruggiero traf. Denn aus dieser Begegnung entstand die Zusammenarbeit für dieses wunderbare Buch.

Unser drittes Gehirn wird unsere Perspektive völlig verändern und unsere Lebensqualität und unser Gesundheitspotenzial maximieren.

Vor fast 20 Jahren entdeckten Wissenschaftler und Forscher, dass wir ein zweites Gehirn haben. Dieses zweite Gehirn wurde im Magen-Darm-Trakt entdeckt und hat so viele Neuronen wie unser erstes. Die Entdeckung des zweiten Gehirns führte dazu, dass psychische Beschwerden heute anders behandelt werden. In der Psychiatrie werden heute seelische Belastungen oft zuerst im Magen-Darm-Trakt behandelt, und das mit beachtlichem Erfolg.

Bei vielen Erwachsenen und Kindern hat der simple Verzicht auf schwer verdauliches Gluten in Weizenprodukten oder auf Kasein in Produkten aus pasteurisierter Milch ADHDS- und Parkinson-Symptome erheblich gelindert. Es war eine grandiose Entdeckung.

Doch die Entdeckung des zweiten Gehirns wurde vor wenigen Jahren durch eine weitere große wissenschaftliche Entdeckung noch in den Schatten gestellt – sie gibt uns neue Hoffnung, unsere gesundheitliche Lebensqualität erheblich verbessern zu können.

Ich habe in meinen Forschungen schon viele Durchbrüche gesehen, aber eine derart beeindruckende wissenschaftliche Entdeckung war noch nie darunter. Bilden Sie sich einfach selbst Ihr Urteil.

Die Entdeckung unseres „dritten Gehirns“ durch Dr. Ruggiero ist nicht nur wegen ihrer bahnbrechenden wissenschaftlichen Implikationen wunderbar, sondern auch für mich persönlich. Alle meine Freunde, Familie, Klienten und Mitarbeiter danken mir, sie auf *Unser drittes Gehirn* mit seinen einzigartigen Gesundheits- und Ernährungsplänen aufmerksam gemacht zu haben.

In *Unser drittes Gehirn* erfahren wir, wie der Molekularbiologe Dr. Marco Ruggiero entdeckte, dass ein in der Anatomie fast 3000 Jahre lang unbemerktes Organ, das Mikrobiom, tatsächlich ein drittes Gehirn und kein einfaches Organ ist.

In diesem Buch erzählen Dr. Ruggiero, Peter Greenlaw und sein Sohn Drew die Geschichte des dritten Gehirns. Sie schildern nicht nur detailliert diese großartige Entdeckung, sondern beschäftigen sich vor allem damit, welche höhere Lebensqualität wir daraus gewinnen können.

Innerhalb weniger Jahre nach der Entdeckung des dritten Gehirns, wissenschaftlich als Mikrobiom bezeichnet, veröffentlichten Dr. Ruggiero und Kollegen Beobachtungsstudien in einigen der renommiertesten medizinischen Fachzeitschriften der Welt.

Diese Beobachtungsstudien sind sehr vielversprechend, was die Unterstützung des Immun- und Herz-Kreislauf-Systems, die optimale Gehirnleistung und würdevolles Altern betrifft. Aber natürlich sind hier noch weitere Forschungen notwendig und auch im Gange.

In vielen der veröffentlichten Studien wurde eine von Dr. Ruggiero und seiner Frau Dr. Stefania Pacini entwickelte probiotische Supernahrung eingesetzt. Nach jahrelangen Forschungen hatte sich ihre harte Arbeit mit der Entdeckung und Entwicklung einer Supernahrung für das dritte Gehirn ausgezahlt.

Diese Nahrung nutzt denselben Fermentationsprozess, der schon bei unserer Geburt stattfindet. Dr. Ruggiero und seine Frau Stefania Pacini nutzten ihre langjährigen wissenschaftlichen Erkenntnisse aus der Molekularbiologie, Anatomie und Ernährungswissenschaft und rekonstruierten erfolgreich genau die Kombination aus Pilzen, Bakterien, Hefen und Mikroben, die Babys während des Geburtsvorgangs aufnehmen.

Dann fanden sie heraus, dass mit dem Fermentationsprozess und der Interaktion der Kolostrum (einer klaren Flüssigkeit, die vor der Muttermilch erzeugt wird) und der Muttermilch mit Bakterien, Pilzen, Hefen und Mikroben ein Prozess einsetzt, durch den das dritte Gehirn (das Mikrobiom) entsteht.

Thomas Edison sagte einmal, er sei nicht 3000 Mal daran gescheitert, die Glühlampe zu erfinden, sondern er habe 3000 Wege gefunden, wie man sie nicht erfindet.

Ganz ähnlich fanden auch Dr. Ruggiero und seine Frau in tausenden Stunden, Versuchen und schlaflosen Nächten heraus, wie die Supernahrung auf keinen Fall funktionieren würde. Dann schließlich entdeckten sie die erfolgreiche Formel, und die Supernahrung für das dritte Gehirn wurde Wirklichkeit.

Mittlerweile wird diese Supernahrung von Tausenden genutzt, von gesunden Menschen wie mir und von Menschen mit gesundheitlichen Beschwerden. Noch dazu erfahren wir in diesen Buch, wie wir am besten unser „erstes Gehirn" in unserem Kopf und unser zweites Gehirn (den Magen-Darm-Trakt) ernähren.

Das Hauptziel von Dr. Ruggiero und Dr. Pacini ist es, Menschen die Möglichkeit zu einer langen, hohen Lebensqualität zu geben. Es war mir eine große Freude, Dr. Ruggiero und Dr. Pacini zu begegnen und von ihnen zu lernen. Sie haben der Welt ein großartiges Geschenk gemacht.

Ich freue mich, dass auch Sie *Unser drittes Gehirn* lesen und erfahren werden, welche Möglichkeiten Ihnen offenstehen. Es ist ein Buch, das jeder lesen sollte, sobald er die Gelegenheit dazu bekommt.

Dr. John Gray

EINLEITUNG

„... Ich hasse es zu fliegen
So naiv bin ich nicht
Menschen wurden einfach nicht dafür geschaffen
Mit Wolken zwischen den Beinen zu fliegen ...“
- „Superman“, Five for Fighting

Während ich in über 10.000 Metern Höhe sitze und über das Land fliege, sinniere ich über das Wunder der menschlichen Erfindungsgabe, die zu vielen weltverändernden Entdeckungen geführt hat. Ich blicke aus dem Fenster dieser beeindruckenden Maschine. Hier bin ich und fliege, mit Wolken zwar nicht zwischen den Beinen, aber vor dem Fenster, während wir in die Höhe steigen. Die Brüder Wright waren sicher davon überzeugt, dass das Unmögliche möglich ist, als sie buchstäblich mit Wolken zwischen *ihren* Beinen flogen.

Wir haben uns so sehr an lebensverändernde, fast magische Erfindungen gewöhnt, dass wir Innovationen für selbstverständlich halten. Wir drehen an einem Schalter, und der Raum ist nicht mehr dunkel. Wir drücken ein paar Tasten und können mit dem Auto von A nach B fahren. Ärzte können durch einen winzigen Schnitt im Körper Organe entfernen. Wir haben Impfungen gegen viele der schrecklichsten Krankheiten, und die Pharmaindustrie ist bei ihrer Suche nach Medikamenten und Impfstoffen schon recht weit gekommen. Der Trend war bisher Heilung durch Pillen oder Spritzen.

Wir nennen dies *prozedurale Intervention* im Gegensatz zur *präventiven Intervention,* die unserer Meinung nach verbreiteter eingesetzt werden sollte. In den USA haben wir die weltweit besten Ärzte, Chirurgen und verschreibungspflichtigen Medikamente (prozedurale Intervention). Die USA geben fast zweieinhalb Mal mehr für Gesundheit aus als jedes andere Industrieland, und dennoch rangierten die USA bei der Lebenserwartung noch vor Kurzem an 50. Stelle.[1]

In bestimmten Bereichen der Medizin sind wir weit gekommen, aber was die Maximierung unseres Gesundheitspotenzial s betrifft, haben wir noch nicht einmal an der Oberfläche gekratzt. Bei all dem technologischen Fortschritt haben wir Innovationen manchmal direkt vor der Nase. Vielleicht gibt es sie schon seit Jahr-

[1] https://www.cia.gov/library/publications/the-world-factbook/rankorder/2102rank.html

zehnten. Aber wir haben einfach noch nicht ihr unglaubliches Potenzial erkannt. Ist es so schwer zu glauben, dass die Natur noch viele Geheimnisse für uns bereithält? Ärzte und Wissenschaftler wundern sich nicht mehr über den elektrischen Strom, mit dem Operationssäle und wundersame medizinische Geräte betrieben werden, die anfangs wie Magie erschienen.

Ich habe diese Frage schon einmal gestellt: Sind diese Ärzte und Forscher so viel anders als die Menschen vor ein paar hundert Jahren, die davon überzeugt waren, die Erde sei eine Scheibe? Jedenfalls hoffe ich, dass die Einstellungen jetzt beginnen sich zu ändern.

Die HBO-Dokumentation *Escape Fire* warnte uns, dass wir gerade vielleicht die ersten Anzeichen eines Zusammenbruchs unseres Gesundheitssystems erleben, das hauptsächlich auf der prozeduralen Intervention beruht. Dass überwiegend die prozedurale Intervention genutzt wird, kann auch größtenteils daran liegen, dass es fast keine Vergütung für präventive Interventionsansätze gibt. Das haben wir schon in unserem Buch *The TDOS Syndrome and Solutions* gezeigt. Ärzte werden unverhältnismäßig dafür vergütet, wie viele Verfahren sie durchführen, statt dafür, wie gut sie präventiv beraten.

Es bleibt zu hoffen, dass Ärzte und Wissenschaftler offener für die Verbindung von präventiven und schulmedizinischen Interventionsansätze werden. Das wurde mir sehr klar, als ich am integrierten medizinischen Kongress *Science and Connection: A New Era of Integrative Health and Medicine* teilnahm.

In nur einem Jahr steigerte der Kongress seine Teilnehmerzahl um fast 200 Prozent. Der fünftägige Kongress war so lehrreich wie inspirierend. Ein Referent nach dem anderen betonte, die Ärzte müssten sich mit den veröffentlichten Ergebnissen präventiver Ansätze beschäftigen und sie in ihre Praxis integrieren. Sie sehen eine neue Ära der Medizin gekommen, die neue Hoffnung für die Zukunft birgt, wenn ihre schulmedizinische Ausbildung mit präventiver Intervention kombiniert wird. Dieser Kombinationsansatz könnte die Lebensqualität sogar von schwerkranken Menschen verlängern.

Warum ignorieren viele noch immer den sich ständig weiterentwickelnden Ansatz der präventiven Intervention? Zumal einer der vielversprechendsten und jetzt intensiv erforschten präventiven Interventionsansätze, die „Immuntherapie“, bereits seit über 100 Jahren praktiziert wird. Dabei geht es darum, den Körper zu heilen, indem man das Immunsystem unterstützt und stärkt.

Viele Heilpraktiker, praktische Ärzte und allopathische Ärzte beschäftigen sich eingehend mit diesem immuntherapeutischen Ansatz der Prävention und natürlichen Heilung. Ärzte und Forscher werden von ihren Beobachtungen ermutigt und publizieren sie in medizinischen Peer-Review-Zeitschriften. Wir hoffen, dass noch viele weitere westlich geprägte Schulmediziner auf die positiven Wirkungen der immuntherapeutischen Intervention auf die Patienten aufmerksam werden und sie stärker in ihrer Praxis berücksichtigen. Außerdem hoffen wir, dass Sie als Leser Ihr präventives Potenzial erkennen und sich bewusst werden, wie Sie mehr Kontrolle über Ihr gesundheitliches Wohlbefinden erlangen können.

Unser drittes Gehirn liefert umfassende Einblicke in den menschlichen Körper und zeigt, wie wir unser Gesundheitspotenzial und unsere Lebensqualität proaktiv maximieren können. Es ist ganz einfach.

Das Ergebnis

Das Unmögliche kann zum Alltag werden. Als Mitverfasser dieses Buches hat der Molekularbiologe Dr. Marco Ruggiero, ein moderner Pionier und Vorkämpfer, bereits großen Mut bewiesen, da ihm für seine Forschungen mehrfach Gefängnisstrafen angedroht wurden. Trotz dieser Drohungen teilt er hier seine Forschungen und Entdeckungen mit Ihnen. Seine Arbeit ist so wichtig, dass sie sich eines Tages als Lösung herausstellen könnte, um dem Körper zu helfen, sich selbst zu heilen und länger gesünder zu leben.

Zum Glück gab Dr. Ruggiero trotz der Bedrohung seiner persönlichen Freiheit nicht auf. Er hegte den brennenden Wunsch und die Überzeugung, die Welt durch die Entdeckungen zu verändern, die er und seine Kollegen im Labor gemacht hatten. Diese Entdeckungen brauchten Jahre und wurden in über 150 veröffentlichten Arbeiten in großen Peer-Review-Zeitschriften wissenschaftlich validiert.

Inzwischen nutzen zahlreiche Ärzte Dr. Ruggieros Erkenntnisse und Entdeckungen begleitend zu schulmedizinischen Ansätzen und verzeichnen bei ihren Patienten vielversprechende Erfolge. Die Arbeit dieses mutigen Arztes und seiner Kollegen geht weiter und ist ein echter Lichtblick für die Zukunft. In diesem Buch möchten wir die Entdeckung der drei Gehirne und ihre Verbindung mit unserer Gesundheit und unserem Wohlbefinden vorstellen.

Das zweite Gehirn

In den vergangenen zehn Jahren haben Wissenschaftler entdeckt, dass wir zusätzlich zu dem Gehirn in unserem Kopf noch ein zweites Gehirn haben. Ihr zweites

Gehirn ist Ihr Magen-Darm-Trakt. Es hat so viele Neurotransmitter wie das erste Gehirn in unserem Kopf. Tatsächlich behandeln inzwischen viele Psychiater seelische Probleme erst einmal im Magen-Darm-Trakt der Patienten.

Vor viereinhalb Jahren wurde eine grandiose Entdeckung gemacht: unser „drittes Gehirn“. 2010 entdeckte ein Forscherteam ein neues Organ, das in der menschlichen Anatomie fast 3000 Jahre lang unbemerkt geblieben war. Dieses neu entdeckte Organ nannten sie Mikrobiom.

Dr. Ruggiero entdeckte das Mikrobiom zwar nicht selbst, aber er identifizierte es als *drittes Gehirn*. Wir werden noch ausführlich erörtern, warum es der Menschheit Hoffnung macht, ihr Gesundheitspotenzial zu maximieren.

Stellen Sie sich vor, die Anatomen hätten noch nicht das Herz identifiziert und Sie hätten Schmerzen im Brustkorb, einen tauben Arm oder könnten plötzlich nicht mehr atmen. Wie sollte der Notarzt sie dann richtig behandeln?

Das Mikrobiom besteht aus Bakterien, Viren, Pilzen, Hefen und Mikroben. Etwa 70 Prozent des Mikrobioms befinden sich in der Schleimhaut des Magen-Darm-Traktes, die anderen 30 Prozent verteilen sich in weiteren Schleimhäuten, Haut, Blut, Haaren und im übrigen Körper.

Genauer betrachtet bedeutet das, dass wir zu weniger als einem Prozent menschlich sind, was die Anzahl unserer menschlichen Gene betrifft. Die anderen über 99 Prozent sind mikrobielle Gene.

Wir Leben im Ökosystem des dritten Gehirns

Nun stellen Sie sich vor, was möglich wäre, wenn die Welt vom dritten Gehirn erfahren würde. Über 3000 Jahre lang kannten die Anatomen dieses Organ nicht. Das bedeutet im Grunde, dass eine nicht unerhebliche Zahl von Ärzten ihre ganze Aufmerksamkeit immer nur einem Prozent von uns gewidmet hat. Sie haben erstaunliche Arbeit geleistet, wenn man bedenkt, wie wenige Informationen ihnen zur Verfügung standen.

Stellen Sie sich nun vor, die Welt der Medizin würde vom dritten Gehirn und der Möglichkeit erfahren, mit den restlichen 99 Prozent des menschlichen Körpers zu interagieren. Es ist eine revolutionäre Entdeckung. Das ist die Geschichte der lebensverändernden Arbeiten von Dr. Marco Ruggiero, seiner Frau Dr. Stefania Pacini und ihrem Forscherteam. Ihre erstaunlichen Erkenntnisse über unser drittes

Gehirn seit 2011 werden Sie sprachlos machen. Das Forscherteam begeistert tausende Menschen mit Gesundheitsproblemen und schenkt ihnen die berechtigte Hoffnung, ihre Lebensqualität zu maximieren.

Dr. Ruggieros Team kooperiert auch in einer beispiellosen Zusammenarbeit mit Ärzten, die ihren Patienten so lange wie möglich die höchstmögliche Lebensqualität bieten möchten. Über ihre Arbeiten haben sie zahlreiche Publikationen in renommierten medizinischen Peer-Review-Zeitschriften veröffentlicht. Die erfolgreiche Formel ist eine Kombination aus fortschrittlichsten medizinischen Verfahren und den Methoden und Programmen, die Dr. Ruggiero und sein Team dank der wissenschaftlich erwiesenen heilenden Unterstützung des dritten Gehirns entwickelt haben.

Die fortlaufenden Forschungen bergen weitreichendes Potenzial nicht nur für Patienten mit Gesundheitsproblemen, sondern für uns alle. Wissenschaftliche Entdeckungen scheinen auf ein wahres Heilungspotenzial unseres dritten Gehirns hinzuweisen. Das Wissen, was unser drittes Gehirn ist und wie es arbeitet, kann uns allen helfen, unser Immunsystem bestmöglich zu unterstützen. Und das an sich kann schon die beste präventive Interventionsstrategie sein, mit der wir arbeiten und die Schulmedizin optimieren können.

Unser Ziel in diesem Buch ist es, Ihnen bewusst zu machen, welche Möglichkeiten Ihnen heute offenstehen. Unser Ziel ist es auch, Sie über Technologien und Protokolle zu informieren, die entwickelt wurden, um unser Wohlbefinden zu maximieren.

Es ist uns eine Ehre und ein Privileg, Ihnen diesen wahren Helden, erstaunlichen Kollegen und Freund Dr. Marco Ruggiero vorzustellen. Dieses Buch möchte die Welt über Dr. Ruggieros bahnbrechende Forschungen und Entdeckungen in Kenntnis setzen.

Wir hoffen, dass es Ihnen größere Einblicke darin verschafft, welche Möglichkeiten Ihnen offenstehen.

Herzlichst

Peter Greenlaw
November 2014

Hinweis: *Unser drittes Gehirn* bietet keine Heilung von Krankheiten oder chronischen Erkrankungen. Dieses Buch stellt bestimmte Protokolle und Ernährungsweisen vor, die in Kombination mit der Schulmedizin unsere Lebensqualität verbessern können.

Präventive, interventionelle oder alternative (ganzheitliche) Ansätze sind kein Ersatz für traditionelle Medizin, Medikamente oder medizinische Interventionen. Es ist immer empfehlenswert, Ihren Arzt oder Mediziner zu befragen, bevor Sie eine neue Ernährungsweise oder einen präventiven Interventionsansatz beginnen.

Die Aussagen in diesem Buch wurden nicht von der US-amerikanischen Gesundheitsbehörde FDA beurteilt. Dieses Buch soll keine Krankheiten behandeln oder diagnostizieren. Die Informationen darin stammen aus den Arbeiten von Dr. Marco Ruggiero, die in über 150 wissenschaftlichen Peer-Review-Zeitschriften veröffentlicht wurden. Es ist immer empfehlenswert, Ihren Arzt oder Mediziner zu befragen, bevor Sie ein neues Gesundheitsprotokoll beginnen.

1. DR. RUGGIEROS GESCHICHTE UND WARUM DIESES BUCH SO WICHTIG IST

Nachfolgend lesen Sie Ausschnitte aus einem Interview, das ich im Sommer 2014 mit Dr. Marco Ruggiero führte. Von Anfang an war ich fasziniert von seinen Forschungen und der beruflichen Laufbahn, die er eingeschlagen hat. Für mich ist Dr. Ruggiero ein Pionier, der die Grenzen dessen verschiebt, was wir zu wissen glauben. Immer wieder hat Dr. Ruggiero die Grenzen der in der wissenschaftlichen Gemeinschaft geltenden Normen verschoben. So gelangen Dr. Ruggiero große Durchbrüche in der Präventivmedizin, und er deckte Geheimnisse des Körpers auf, die über ein Jahrhundert lang verborgen waren.

Dr. Ruggiero: Ich wurde 1956 in Florenz, Italien geboren. Ich verfüge über einen wissenschaftlichen Doktortitel (PhD) in Molekularbiologie.

Ich bin Doktor der Medizin mit dem Fachgebiet Klinische Radiologie und ordentlicher Professor der Molekularbiologie an der Fakultät für experimentelle und klinische biomedizinische Wissenschaften der Universität Florenz in Italien. Ich habe in der Armee als Sanitätsleutnant mit Sonderausbildung in chemischer, biologischer und atomarer Kriegsführung gedient. Ich habe in der Burroughs Wellcome Company in North Carolina gearbeitet, wo ich mit Nobelpreisträger Sir John Vane ein Seminal Paper veröffentlicht habe. Später habe ich mit Dr. Stuart A. Aaronson und Dr. Peter Duesberg am National Cancer Institute des NIH in Bethesda gearbeitet. Seit 1992 habe ich den Lehrstuhl für Molekularbiologie an der Universität Florenz inne, wo ich eine zehnköpfige Forschungsgruppe leite. Ich wurde in über 150 wissenschaftlichen Peer-Review-Zeitschriften publiziert. Aber lass mich noch etwas weiter ausholen.

In meinem Geburtsjahr überfielen sowjetische Panzer Ungarn und metzelten Menschen nieder, die sich von der kommunistischen Unterdrückung befreien wollten. Ich wuchs in der schlimmsten Zeit des Kalten Kriegs auf, in dem Wissen, dass mein Land jederzeit überfallen werden konnte. Ich entwickelte einen rebellischen Kampfgeist, der mich mein ganzes Leben lang begleiten sollte und meine wissenschaftliche und akademische Laufbahn geprägt hat.

1980 erlangte ich meinen Doktorabschluss an der Universität Florenz. Kurz darauf ging ich zum Militär. Ich sammelte erste Erfahrungen in atomarer, biologischer und chemischer Kriegsführung und wurde Ende 1982 nach Houston geschickt. Meine Aufgabe dort war es, Informationen über eine beginnende Epidemie zu sammeln, von der man annahm, dass sie irgendwie mit chemischer oder biologischer Kriegsführung zusammenhing. Es stellte sich aber heraus, dass sie absolut nichts damit zu tun hatte.

Nach meiner Zeit beim Militär verbrachte ich zwei Jahre am Institut für Molekularbiologie der Burroughs Wellcome Company im Research Triangle Park in North Carolina und beschäftigte mich mit intrazellulärer Signalübertragung und Proteasehemmern (einfach ausgedrückt einer Molekülklasse) und ihren Strukturen.

Dort hatte ich die Gelegenheit, Sir John Vane zu begegnen, einem Genie, der 1982 mit dem Nobelpreis in Physiologie und Medizin ausgezeichnet worden war. Sir John Vane war so beeindruckt von meinen Forschungen, dass er als prominentes Mitglied der US-amerikanischen Akademie der Wissenschaften eine meiner Arbeiten zur Publikation in der Fachzeitschrift *Proceedings of the National Academy of Sciences* unterstützte.

Nach meiner Postdoktorandenzeit bei Burroughs Wellcome Co. ging ich an das National Cancer Institute (NCI) der National Institutes of Health in Bethesda, wo ich mehrere Jahre im Laboratory of Cellular and Molecular Biology unter der Leitung von Dr. Stuart A. Aaronson tätig war.

Dort hatte ich das Glück, ein Gemeinschaftsbüro mit dem oft als „meistgeschmähtes Genie der Welt“ bezeichneten Professor Peter Duesberg zu haben, der sich gerade auf einem Forschungsurlaub von Berkeley befand. Wir wurden Freunde. Unsere intellektuelle und wissenschaftliche Zusammenarbeit führte zu bedeutenden Errungenschaften im Bereich des menschlichen Immunsystems. Mein Kerngedanke war und ist dabei sehr einfach: Angesichts jahrelanger Fehlschläge in der Bekämpfung von Viren muss die wissenschaftliche Gemeinschaft ihren Schwerpunkt vom Virus hin zum Immunsystem verlagern.

Für uns war alles sehr logisch und einfach: Wir stellen das Immunsystem wieder her, und es beseitigt das Virus selbst, ohne dass toxische Medikamente verschrieben werden müssen.

Mit anderen Worten kann ein gestärktes Immunsystem helfen, Infektionen und Viren auszumerzen, ohne dass antivirale Medikamente mit allen ihren Nebenwirkungen eingesetzt werden müssen.

Peter Greenlaw: Bevor wir weiter über deinen Hintergrund sprechen, was hat dich motiviert? Was hat dich angetrieben, dich mit Ideen zu beschäftigen, die jeder andere nicht für realisierbar hielt? Für mich bist du ein moderner Christoph Kolumbus. Als ihm die Klügsten dieser Welt sagten, die Erde sei eine Scheibe, segelte Kolumbus einfach davon, egal, was die „Experten" meinten ... Was hat dich angetrieben? Was hat dich motiviert, neue Wege zu ergründen, die andere für unmöglich hielten?

Dr. Ruggiero: Dafür halten sie sie auch heute noch! Ich glaube, es sind zwei Dinge. Zunächst einmal sagt man in meiner Familie, dass Giuseppe Garibaldi, berühmter Held des Deutschen Krieges und des Dritten Italienischen Unabhängigkeitskrieges ein Vorfahr von mir war,, ob das nun wahr ist oder nicht. Ich weiß zwar, dass er eine Beziehung mit einer Vorfahrin meines Großvaters hatte, aber ich weiß nicht, ob ich Gene dieses Revolutionshelden in mir habe. Deshalb weiß ich nicht, ob es genetisch begründet ist. Was mich aber wirklich antrieb, war nicht, das vorherrschende Dogma anzugehen, sondern es war viel simpler: Neugier. Krebs und Autismus, neurodegenerative Erkrankungen und alle diese Krankheiten, die auch heute immer noch irgendwie ein Geheimnis sind, machen mich unglaublich neugierig. Ich bin ein sehr neugieriger Mensch. Das liegt einfach in meiner Natur. Ich glaube nicht, dass das irgendein Verdienst ist. Ich bin einfach nur von Natur aus neugierig. Da ich zum Arzt und Forscher ausgebildet wurde, bin ich sehr neugierig auf die Grundmechanismen, die Krebszellen so geschickt machen. Warum sind sie so effizient, wodurch können sie so schnell wachsen?

Was macht sie für das Immunsystem so unsichtbar, wo es sie doch eigentlich kontrollieren sollte, was ihm aber ja offensichtlich nicht gelingt? Ausgehend davon wollte ich den an diesen Krankheiten Leidenden Linderung bringen. Ich vergaß niemals meine Zeit als Arzt, auch nicht nach all den Tagen, Monaten und Jahren am Labortisch weit weg vom Patientenbett. Irgendwann wollte ich Ergebnisse vorlegen, die Krebsleidenden Linderung, Hoffnung oder eine Behandlung verschaffen konnten, und nicht nur irgendeine Arbeit in der *Science* veröffentlichen. Ich weiß nicht, ob das deine Frage beantwortet, aber ich glaube, wenn ich mit einem einzigen Wort zusammenfassen sollte, was mich *weiter* antreibt, obwohl ich mittlerweile 58 Jahre alt bin (also nicht mehr besonders jung), dann ist das meine Neugier. Ich bin einfach neugierig.

Peter Greenlaw: Ich weiß, dass es ein riesiges Unterfangen ist, Doktor der Medizin zu werden. Und du hast auch noch den wissenschaftlichen Doktortitel PhD in Molekularbiologie? Was kam zuerst? Was trieb dich an, deine Ausbildung noch zu vertiefen?

Dr. Ruggiero: Ja, genau. Die Erkenntnis kam mir, als ich in der Armee diente. Das war 1982 bis '83.

Peter Greenlaw: Warst du zu der Zeit schon Doktor der Medizin?

Dr. Ruggiero: Ja, ich war Doktor der Medizin. Ich war Sanitätsleutnant. Und da ich damals etwas Englisch sprach und auch etwas Kultur besaß, schickte mich das Oberkommando in die Vereinigten Staaten. 1982 wurde ich hierhergeschickt. Man bat mich, hier einigen Ideen nachzugehen, die ich damals hatte. So kam ich her; ich sammelte Informationen, lernte vieles, wovon ich einiges lieber nicht gelernt hätte, weil es meine Perspektive veränderte. Gleichzeitig war ich irgendwann regelrecht vernarrt in die Forschung. Ich erkannte, dass ich in den Jahren in der medizinischen Fakultät eine Menge gelernt hatte, um Patienten zu heilen. Aber das reichte mir nicht.

Also begeisterte ich mich für die Forschung, die biologische Forschung. Ich beschloss, nach meinem Dienst im Militär in den Forschungsbereich Molekularbiologie zu gehen. Ich entschied mich für Molekularbiologie, weil sie ein Bereich ist, in dem man zwar noch mit lebendigen Dingen arbeitet, Zellen, Biologie, aber eben schon auf der Molekularebene. Das heißt auf der intimsten Ebene, auf der alles stattfindet. Man ist also kein Chemiker, man ist Biologe; man ist weiterhin Arzt, wenn man möchte, aber man arbeitet mit den intimsten Mechanismen, die über Leben und Tod unserer Zellen und damit über Leben und Tod unseres Körpers entscheiden. Genau zu jener Zeit also entstand diese Liebe zur Forschung, wenn Du mich fragst. Es war in den Jahren beim Militär. Daher habe ich auch dem Militär dafür zu danken.

Peter Greenlaw: Du arbeitest an etwas, das die Welt verändern könnte. Ist es nicht ironisch, dass einige Antworten in uns liegen könnten, nicht außerhalb von uns? Ist das nicht erstaunlich? Wir reden von der Molekularebene – und auf dieser Molekularebene können wir womöglich unser wahres Gesundheitspotenzial entfalten?

Dr. Ruggiero: Auf jeden Fall. Ja. Aus molekularer Sicht haben wir schon bei unserer Geburt Krebszellen im Körper. Wir alle haben Krebszellen in jedem Lebensalter. Das liegt daran, dass Mutationen zufällig stattfinden, und auch daran, dass Umweltverschmutzung die Wahrscheinlichkeit dafür erhöht. Zum Glück entwickeln wir als Neugeborene keinen Krebs, sondern erst, wenn wir relativ alt sind, normalerweise im fünften Lebensjahrzehnt. Aber warum ist das so, wenn wir doch lebenslang Krebszellen in uns haben? Weil unser Immunsystem in der Lage ist, Krebszellen als anomale mutierte Zellen zu erkennen und zu zerstören. Hauptsächlich ist dafür eine bestimmte Art von Zellen verantwortlich, die Makrophagen. Das Wort „Makrophage" kommt aus dem Griechischen: „makro" heißt „groß", „phage" bedeutet „Esser". Also „großer Esser". Sie erkennen Krebszellen, vireninfizierte Zellen oder Zellen, die aus irgendeinem Grund beschädigt wurden. Sie erkennen sie als Gefahr für den Körper, heften sich an sie und essen sie tatsächlich auf.

Peter Greenlaw: Wie beim Computerspiel Pac Man?

Dr. Ruggiero: Ja, tatsächlich wie bei Pac Man. Wir haben Bilder im Labor geschossen, auf denen man aktivierte Makrophagen beim Essen sieht. Sie zerlegen und *zerstören* die Krebszellen. Und das tun sie täglich. Auch in diesem Moment geschieht das in unserem Körper. Geschieht es nicht, weil die Makrophagen schwach, auf einem Auge blind oder nicht gut genährt sind oder keine geeigneten Instrumente haben, um den Feind vielleicht auch aus der Entfernung zu erkennen, dann können die Krebszellen sich vermehren. Aus einer werden zwei, dann folgt ein exponentielles Wachstum. An diesem Punkt ist der Feind im Inneren dann zu groß, um von den wenigen Makrophagen vernichtet werden zu können, die wir haben.

Peter Greenlaw: Ich weiß, dass du seit über 30 Jahren daran arbeitest. Wann hast du erkannt, dass deine Arbeit tatsächlich etwas bewirken könnte? Wie bist du zu dem Schluss gekommen, dass es neben dem, was du als Arzt in der Strahlen- und Chemotherapie gelernt hast, noch etwas anderes gibt, was helfen könnte, die Primärtherapien, in diesem Fall gegen Krebs, effektiver zu machen? Wann hast du erkannt, dass es effektiver ist, das Immunsystem in die Primärtherapien einzubeziehen? Wann bist du zu der Ansicht gekommen, dass es die Zeit und Mühe wert war? Du hast 30 Jahre damit verbracht, es muss also einen Punkt gegeben haben, als du dachtest, das ist es wert, es ist mehr als nur Neugier. Ich weiß, dass du nach wie vor hart daran arbeitest und dich viele Stunden mit Patienten und deiner Forschung beschäftigst. Wann ging das Licht an, und du wusstest, dass du auf dem richtigen Weg bist? Vielleicht hattest du es da noch nicht entdeckt. Vielleicht hattest du da das Ergebnis noch nicht vor dir, aber es gab einen Punkt, als sagtest: „Das ist mein Lebenswerk, mein Traum." Wann war das?

Dr. Ruggiero: Mein Traum war ganz klar. Ich wollte eine neue Therapie gegen Krebs finden. Es gibt Therapien, die sehr effizient sind. Sie bieten viele Vorteile. Viele Krebsarten, die noch vor wenigen Jahrzehnten tödlich waren, können heute behandelt werden. Aber das reicht nicht. Wenn du mich fragst, *wann* in mir die Bereitschaft entstand, meine Forschungen vom Labortisch ans Patientenbett zu verlegen: Das war im Oktober 1984. Ich war gerade nach Chapel Hill, North Carolina, gezogen, um dort für ein paar Monate zu wohnen. Im August zog ich von meiner Familie weg, alles verlief gut. Ein paar Monate später erhielt ich einen Telefonanruf, bei meinem Vater war Krebs im vierten Stadium diagnostiziert worden. Es kam aus heiterem Himmel. Als ich weggezogen war, war er kerngesund gewesen. Jetzt hatte er Kehlkopfkrebs im vierten Stadium mit Metastasen in den Halslymphknoten.

An diesem Punkt beschloss ich, okay, es ist nett hier, um Arbeiten zu publizieren und meine akademische Laufbahn voranzutreiben, aber zuerst will ich etwas für meinen Vater tun, dann für alle Krebspatienten. Mein Vater starb 2006. Er starb 22 Jahre nach seiner Krebsdiagnose an Altersschwäche. Mit ihm hatten wir Erfolg. Aber das reichte mir nicht, und von da an begann ich in beiden Welten zu arbeiten. Im Labor begann ich mir Moleküle genauer anzusehen, winzige Moleküle mit absurden oder unaussprechlichen Namen. Ich schrieb mehrere Arbeiten, eine über das Molekül phosphatidylinositol 4,5-bisphosphate. Aber bei der Erforschung dieser winzigen Moleküle vergaß ich nie, dass mein Ziel nicht nur war, rein aus intellektueller Neugier Molekularmechanismen zu untersuchen, sondern auch, einen Weg zu finden, um Menschen wie meinem Vater Linderung oder einen Nutzen zu bringen. Und wenn du mich fragst, wann genau ich beschloss, vom Labortisch ans Patientenbett umzuziehen, dann war das mehr oder weniger im Jahr 2010. Damals beobachteten wir Krebspatienten im vierten Stadium. Es ist das Stadium, in dem der Patient als unheilbar, inoperabel und nicht mehr therapierbar eingestuft wird. Im Wesentlichen wird dem Patienten dann gesagt: „Wir haben alles getan, was wir konnten. Bitte gehen Sie nach Hause und bringen Sie Ihre Angelegenheiten in Ordnung, denn leider können wir nichts mehr für Sie tun." Wir hatten also spezifisch mit solchen Krebspatienten zu tun.

Peter Greenlaw: Also mit todkranken Krebspatienten?

Dr. Ruggiero: Ja, mit den unheilbar kranken, hoffnungslosen Krebspatienten. Wir beobachteten, dass einige innerhalb weniger Wochen nach der Diagnose starben, andere aber wesentlich länger überlebten. Wir begannen, genauer zu untersuchen, was da vor sich ging. Warum überlebten einige Menschen im selben

Krebsstadium, im selben Alter, in einem ähnlichen Zustand, nur wenige Wochen, aber andere bis zu vier oder fünf Jahre? Wer fünf Jahre nach der Erstdiagnose noch lebt, gilt in der Onkologie als geheilt. Was am Tag darauf passiert, ist statistisch gesehen irrelevant. Aber die Verlaufskontrolle bezieht sich auf fünf Jahre. Deshalb könnte man sagen, dass „vom Krebs geheilt" eine etwas schwammige Formulierung ist. Man sollte wohl eher sagen: Wenn man fünf Jahre überlebt, kann man sich als einigermaßen geheilt betrachten.

Was ging hier also vor sich? Wir stellten fest, dass der Hauptunterschied die Ernährung und das Immunsystem waren. Anders ausgedrückt: Diejenigen, die sich schlecht ernährten und ein schlecht arbeitendes Immunsystem hatten, starben innerhalb weniger Wochen. Aus der Ernährungsperspektive muss ich dir sagen, dass es in Europa genauso ist wie in den USA, die meisten Menschen sind mangelernährt. Wenn wir an Mangelernährung denken, fallen uns sofort spindeldürre Kinder in Afrika ein. Ja, das ist eine Art von Mangelernährung. Aber Mangelernährung liegt auch dann vor, wenn keine richtige Ausgewogenheit zwischen den Makronährstoffen, also Kohlenhydraten oder Zuckern, Proteinen und Lipiden besteht. Wenn diese drei Makronährstoffe im falschen Verhältnis zueinander stehen, kann man von Mangelernährung sprechen.

Die Menschen hier in den USA sind also genauso wie in Europa mangelernährt. Mangelernährung führt zu einer Reihe von weiteren Problemen im Körper, weil sie sein gesamtes Gleichgewicht durcheinanderbringt. Um nochmals auf die Krebspatienten im vierten Stadium zurückzukommen: Alle hatten sich Operationen, Chemotherapie und Strahlentherapie unterzogen und hatten dennoch keine Hoffnung mehr. Sie konnten nichts weiter tun. Diejenigen mit Mangelernährung und einem schwachen Immunsystem lebten durchschnittlich nur noch sechs Monate. Aber bei denjenigen, bei denen wir ein Ernährungsprogramm mit hohem Proteingehalt, Nährstoffen, Mineralien und entzündungshemmenden Fetten umsetzen und deren Immunsystem wir ankurbeln konnten, betrug die durchschnittliche Überlebensrate vier Jahre. Diese Ergebnisse veröffentlichten wir 2012 im *American Journal of Immunology* in Zusammenarbeit mit Kollegen aus Deutschland und anderen Kliniken in Italien, es war also nicht nur unsere Forschungsgruppe beteiligt. Seit 2012 sind die Ergebnisse öffentlich zugänglich. Damals arbeiteten wir an keinem bestimmten Molekül, das das Immunsystem aktiviert.

Wir konzentrierten uns nur auf die Ernährung und konnten die Prognose eines unheilbar kranken Krebspatienten von sechs Monaten auf vier Jahre verlängern, was nicht schlecht ist, vor allem, wenn man bedenkt, dass denjenigen, die noch weitere vier Jahre lebten, zuvor nur wenige Wochen Lebenszeit gegeben worden waren. Sie überlebten mit einer hervorragenden Lebensqualität vier weitere Jahre.

Diese Ergebnisse wurden also veröffentlicht, und es ist nur eine Arbeit von vielen weiteren mit denselben Grundinformationen. Ernährung ist die Basis jeder Behandlung. Jede Behandlung jeder chronischen Erkrankung, von Krebs über Alzheimer bis zu Parkinson, ist, wenn sie nicht auf einer angemessenen Ernährung beruht, zum Scheitern verurteilt oder nicht so wirkungsvoll, wie sie eigentlich sein könnte. Das Potenzial einer Therapie liegt also in der Ernährung. Wenn die Ernährung nicht richtig auf die Erkrankung abgestimmt ist, kann man von einem Medikament oder einer Therapie nicht unbedingt große Erfolge erwarten.

Peter Greenlaw: Dann war also die Identifizierung der Faktoren Mangelernährung und schwaches Immunsystem bei der Bekämpfung von Krankheiten ein großer Durchbruch in deinen Forschungen? Ich glaube auch, du hattest einen Aha-Moment, als dir klar wurde, was dabei auf der zellulären und molekularen Ebene vor sich geht.

Dr. Ruggiero: Als Forscher haben wir solche Aha-Momente nur selten. Erkenntnisse kommen nach Jahren frustrierender Experimente am Labortisch, die wir nicht reproduzieren können. Meistens ist es ein rückblickender Aha-Moment. Das heißt, nach 30 Jahren Forschung blickt man zurück und denkt, man hat etwas herausgefunden.

Peter Greenlaw: Wie Thomas Edison sagte: „Ich bin nicht 3000 Mal daran gescheitert, die Glühlampe zu erfinden, sondern habe 3000 Wege gefunden, wie man sie nicht erfindet."

Dr. Ruggiero: Oh ja, die meisten Experimente scheitern. Aber Scheitern bedeutet, dass wir eine Hypothese haben und Ergebnisse, die manchmal das komplette Gegenteil der Hypothese sind. Aber wir lernen daraus, denn ein Scheitern ist es ja nicht. Die Natur gehorcht eben unseren Hypothesen nicht. Wir sind es, die von der Natur lernen müssen. Deshalb beobachten wir, wie die Natur auf der Ebene der Moleküle, Zellen und Organismen arbeitet. Nach über 30 Jahren hatten wir also eine Methodenkombination gefunden, die wir den Patienten zuversichtlich anbieten konnten. Deshalb entwickelten wir die von uns so genannten „Protokolle". Sie haben die zugrundeliegenden Molekularmechanismen im Visier, die nicht nur für den Beginn, sondern auch für das Fortschreiten dieser Erkrankungen verantwortlich sind. Hier erwähne ich nur zwei, Krebs und Autismus, weil das die zwei Krankheiten sind, bei denen wir anekdotische Evidenz dafür haben, dass wir einige, wenn auch nicht alle chronischen Erkrankungen behandeln können, weil wir uns auf das deutsche Konzept der allgemeinen Pathologie beziehen. Wir haben nicht das Endsymptom im Visier. Wir senken Fieber nicht mit Aspirin. Sondern wir versuchen, die Ursache des Fiebers zu *beseitigen*.

Peter Greenlaw: Mit anderen Worten bekämpfst du also nicht die einzelnen Brände, sondern versuchst, die Brandursache herauszufinden.

Dr. Ruggiero: Die deutschen Wissenschaftler vor über hundert Jahren hatten eine überaus klare Intuition. Das heißt, Krankheiten zeigen sich durch unterschiedliche Symptome. Man kann Infektionskrankheiten haben, Entzündungen, Krebs, neurodegenerative Erkrankungen und tausende andere. Aber die Grundveränderungen waren bei allen Krankheiten gleich. Mit anderen Worten hatten Krebs, Infektionskrankheiten und neurodegenerative Erkrankungen Gemeinsamkeiten auf der Zell- und Molekularebene. Das ist in der allgemeinen Pathologie mit *allgemein* gemeint. Also etwas, das alles umfasst. Jedenfalls war ich fasziniert von diesem Konzept: Obwohl Krankheiten mit unterschiedlichen Symptomen auftreten und Menschen verschiedensten Alters davon betroffen sein können, sind die Änderungen auf der Grundebene der Zellen oder Moleküle dennoch die gleichen. Die Argumentation lautete: Wenn man diese Veränderungen verstand, hatte man die Instrumente zur Hand, um das ursprüngliche Gleichgewicht, die ursprüngliche Homöostase wiederherzustellen, sodass man im Wesentlichen mit wenigen Instrumenten zahlreiche unterschiedliche Krankheiten behandeln konnte.

Jetzt, um die 40 Jahre später, versuche ich genau das mit den Molekülen zu tun, mit denen wir heute arbeiten. Krebs und andere chronische Erkrankungen, deren Wurzeln in Mutationen im menschlichen Körper liegen (die wiederum durch umwelt- und lebensstilbedingte Schäden verursacht werden), sind extrem komplexe, individuelle Probleme. Wir können nicht sagen, dass etwas für alle Patienten oder Diagnosen gilt. Ich arbeite seit fast 30 Jahren in der Immuntherapie und freue mich, sagen zu können, dass einige Formen der Chemotherapie und Chirurgie hilfreich sein können. Es gibt Patienten, die sich niemals einer Chemotherapie unterziehen werden, weil sie die Nebenwirkungen der toxischen Therapie nicht gegen zwei oder drei Monate mehr Lebenszeit eintauschen möchten. Welcher Weg der Beste ist, liegt im Ermessen des einzelnen Patienten und seines Arztes.

Peter Greenlaw: Danke für deine großartige Arbeit und dein Engagement, um Antworten auf das Unmögliche zu finden.

Dieses Buch und die Methode, um den Körper wieder ins Gleichgewicht zu bringen und das Immunsystem zu unterstützen und zu stärken, sind Dr. Ruggieros neuartiger Ansatz, um viele heutige Gesundheitsprobleme zu bekämpfen. Es ist eine Methode, die den menschlichen Körper als Verbündeten nutzt, statt den Körper mit Chemikalien und Strahlung zu bombardieren, um ihn in die Knie zu zwingen. Keinesfalls ersetzen wir hiermit die Anwendung schulmedizinischer Methoden. Vielmehr arbeiten wir mit ihnen zusammen, um die Lebensqualität jedes Einzelnen zu verbessern.

Die Soldaten des Körpers unterstützen

Wir unterstützen die Soldaten des Körpers, statt sie auf dem Schlachtfeld umkommen zu lassen. Wir sehen den Körper als ganzheitliches Wesen, statt fehlerhafte Mechanismen zu isolieren und zu versuchen, sie herauszureißen.

Wenn dieser Ansatz Ihnen sinnvoll erscheint und, was noch wichtiger ist, Ihnen Hoffnung gibt, dann lesen Sie weiter. Er wird Sie herausfordern. Es ist ein Paradigmenwechsel, und wie es ebenso ist, wenn ein altes Paradigma fallengelassen und ein neues aufgestellt wird, müssen wir unsere Einstellung ändern, wenn wir Erfolg haben wollen. Es ist ein Erfolg, der es wert ist.

2. UNSER ERSTES UND ZWEITES GEHIRN

Es ist kein Geheimnis, dass wir schon seit Jahrhunderten den menschlichen Geist erforschen und auf der Suche nach den Mysterien des Lebens herausfinden wollen, wie das Gehirn arbeitet und wie es ihm gelingt, den Rest des Körpers zu steuern. Das Gehirn in unserem Kopf, das wir alle kennen, galt dabei schon immer als „Haupt“sitz des Körpers (Wortspiel beabsichtigt). Es wird mit einem großen Hauptbahnhof, einer Geschäftsleitung und so weiter verglichen. Auch scheint es eine vorherrschende Rolle in allem zu spielen, was wir als Menschsein betrachten, von der Sprache bis zu den Gefühlen und darüber hinaus. Das erste Gehirn ist für uns schon immer das gewesen, was uns vom Rest der Lebewesen auf diesem Planeten unterscheidet.

Es ist allgemein bekannt, dass das Gehirn ein im Kopf befindliches Körperorgan ist, das Funktionen, Bewegungen, Empfindungen und Gedanken steuert. Obwohl die Struktur des ersten Gehirns zwischen Menschen und Säugetieren ähnlich ist, ist die Großhirnrinde beim Menschen stärker entwickelt als bei jedem anderen Säugetier. Dieses Kapitel stellt nicht die Funktion oder Bedeutung des Gehirns in Frage, das wir alle so gut kennen. Aber mit der heutigen fortschrittlichen Technologie wurde herausgefunden, dass es mehr als nur einen Manager im Körper gibt. Das ergibt sogar auch Sinn, wenn man das Wunder des menschlichen Körpers und alles damit Verbundenen betrachtet.

Die Informationen in diesem Buch und Kapitel sind keine Spekulation. Es ist eine Tatsache, dass dem Gehirn ein zweites und drittes Gehirn zur Verfügung stehen, die den Körper in allen Funktionen unterstützen. Nicht alle Gedanken und Gefühle beginnen im ersten Gehirn. Die Bedeutung dieser Entdeckung verändert gerade die Rolle, die Medizin, Nahrung, Allergien, Krankheiten und so weiter für unsere Zivilisation spielen. Es wird eine Zeit geben, in der man es albern finden wird, dass Menschen jemals dachten, es gebe nur ein funktionierendes Gehirn. Menschen fanden es einst auch wahnsinnig komisch, die Welt könnte rund sein. Ein medizinischer Durchbruch dieser Größenordnung wird helfen, die Welt für alle künftigen Generationen zu ändern und neu zu gestalten.

Die Entdeckung des Zweiten Gehirns

Das Konzept des zweiten Gehirns kam vor einigen Jahren mit der Entdeckung von Neuronen auf, die sich in den Wänden des Magen-Darm-Traktes befinden. Neben diesen Neuronen gibt es dort auch noch die so genannten interstitiellen

Cajal-Zellen, benannt nach dem spanischen Pathologen, Histologen, Neurowissenschaftler und Nobelpreisträger Santiago Ramón y Cajal. Mit Neuronen verflochten sind diese Zellen in der glatten Darmmuskulatur zu finden. In Studien fand Cajal heraus, dass diese Zellen als Generator und Schrittmacher der langsamen Kontraktionswellen arbeiten, die Material durch den Magen-Darm-Trakt bewegen, und somit eine Vermittlerfunktion bei der Neurotransmission von den Bewegungsnerven zu den glatten Muskelzellen innehaben. Mit anderen Worten ging man zur Zeit Cajals, also um die vorletzte Jahrhundertwende, davon aus, dass die Neuronen im Magen-Darm-Trakt nur dazu dienen, die Verdauungsprodukte durch den Darm zu bewegen, und dem Einfluss des Gehirns in unserem Kopf unterstehen.

Seit einiger Zeit weiß man, dass unsere Stimmung die Funktion des Magen-Darm-Traktes beeinflusst. Viele Menschen leiden an Magenbeschwerden, wenn sie ängstlich oder gestresst sind. Aber noch bis vor kurzem wurde angenommen, dass der Magen-Darm-Trakt einfach nur quasi passiv auf die Eingaben aus dem Kopf reagiert. Die Neuronen des Magen-Darm-Traktes wurden als bloße Befehlsempfänger von oben betrachtet, ohne etwas erzeugen zu können, das als „Gedanken“ oder „Gefühle“ definiert werden könnte.

Nach den bahnbrechenden Arbeiten Cajals fand man heraus, dass es im Magen-Darm-Trakt etwa einhundert Millionen Neuronen gibt. Das ist ein Tausendstel der Anzahl der Neuronen im Gehirn in unserem Kopf und im Wesentlichen dieselbe Anzahl Neuronen wie im Rückenmark. Aus diesem Grund kam dann das Konzept eines zweiten Gehirns auf, das in den Wänden unseres Magen-Darm-Traktes eingebettet ist. Tatsächlich sind diese Neuronen nicht nur miteinander, sondern auch mit den Neuronen in unserem Kopf vernetzt, und nach jahrzehntelangen Versäumnissen kam man schließlich zu der Annahme, dass ihre Rolle weit darüber hinausgehen könnte, nur den Befehlen von oben zu „gehorchen“. Mit anderen Worten wurde im letzten Jahrzehnt zuerst angenommen und dann nachgewiesen, dass der Informationsfluss im Körper nicht nur in eine Richtung vom Kopf zum Bauch verläuft, sondern in beide Richtungen, und dass die Neuronen im Magen-Darm-Trakt das Verhalten der Neuronen im Gehirn beeinflussen und umgekehrt.

Es war die Entdeckung der Komplexität dieser neuralen Netzwerke, die zum Konzept des zweiten Gehirns führte. Allerdings sollte hier angemerkt werden, dass die Bezeichnung „zweites Gehirn“ anatomisch nicht ganz korrekt ist. Paarige Organe beschreiben wir ja nicht als erstes und zweites Organ, sondern zum Beispiel als linke und rechte Niere oder Lunge. Was die Gehirne betrifft, sollten wir uns die Neuronen im Magen-Darm-Trakt, also das Jahrtausende nach dem ersten Gehirn entdeckte so genannte „zweite Gehirn“, einfach als weiteren anatomischen Teil des Gehirns vorstellen. Mit anderen Worten sollten wir das zweite Gehirn einfach als weiteren anatomischen Teil des Gehirns betrachten und beschreiben, genauso wie die Stirn- oder Scheitellappen oder das Kleinhirn. Und genauso wie die anderen Teile des Gehirns in unserem Kopf kann das zweite Gehirn autonom oder gemeinsam mit den anderen Teilen des Gehirns arbeiten.

Normalerweise kommuniziert es durch den Nervus Vagus und das sympathische System mit den Neuronen in unserem Kopf und setzt dafür über 30 Neurotransmitter ein, von denen die meisten identisch mit den Neurotransmittern der Neuronen in unserem Kopf sind, zum Beispiel Acetylcholin, Dopamin und Serotonin. Merkwürdigerweise befinden sich über 90 Prozent des körpereigenen Serotonins im Magen-Darm-Trakt, außerdem etwa 50 Prozent des körpereigenen Dopamins, was derzeit weiter erforscht wird, um dessen Funktion im Gehirn besser zu verstehen. Und es gibt weitere Ähnlichkeiten mit dem Gehirn in unserem Kopf: Es gibt Zellen, die den Astroglia des Gehirns ähneln, eine Art Bindegewebe, und eine Diffusionssperre um die Kapillaren, die Ganglien umgeben, ähnlich wie die Blut-Hirn-Schranke der Gehirngefäße.

Mit zunehmenden Erkenntnissen über die Anatomie und Physiologie des zweiten Gehirns wurden neue Interpretationen seiner Funktion aufgestellt. In Büchern und Artikeln wurde das Konzept verbreitet, dass wir im Bauch eine Erweiterung des Gehirns haben, die manchmal auf eine bisher noch nicht vorstellbare Weise arbeitet.

So veröffentlichte der *Scientific American* 2010 beispielsweise den Artikel „Besser zweimal nachdenken: Wie das ‚zweite Gehirn‘ im Bauch Stimmung und Wohlbefinden beeinflusst“ über „die neuartige, überraschende Auffassung, dass das enterische Nervensystem in unserem Bauch weit mehr leistet als nur Essen zu verdauen.“ Auf der anderen Seite des Atlantiks veröffentlichte die BBC 2012 einen Artikel von Michael Mosley namens „Das zweite Gehirn im Bauch“, in dem es heißt: „Neue Forschungen offenbaren überraschende Methoden, wie unser Bauch unsere Stimmung und unseren Appetit kontrolliert.“

Daneben beschäftigen sich auch Forscher aus den Bereichen Psychiatrie, Neurologie und Entwicklung intensiv mit der Funktion des zweiten Gehirns, um die Pathogenese von Krankheiten aufzuklären, die noch bis vor kurzem als Krankheiten des Gehirns in unserem Kopf betrachtet wurden. So kommt ein wissenschaftlicher Artikel, der 2010 von Forschern aus der Psychiatrie in der Fachzeitschrift *Brain Behavior and Immunity*[2] veröffentlicht wurde und den treffenden Titel „Stimmung und Bauchgefühl“ trug, zu dem Schluss: „Es kann sein, dass wir unseren Schwerpunkt vom Gehirn zum Magen-Darm-Trakt verlagern müssen, was die Erkrankungen betrifft, von denen wir bisher dachten, sie gingen vom Gehirn aus.“

In einer weiteren Review über das Thema heißt es:
„Die Vorstellung, dass Bauch und Gehirn eng miteinander vernetzt sind und diese Interaktion eine wichtige Rolle nicht nur für die Magen-Darm-Funktion spielt, sondern auch für bestimmte Gefühlszustände und die intuitive Entscheidungsfindung, ist bereits tief in unserer Sprache verwurzelt. Aktuelle neurobiologische Erkenntnisse über die wechselseitige Beeinflussung von Bauch und Gehirn offenbaren ein komplexes, bidirektionales Kommunikationssystem, das nicht nur eine ausgewogene Homöostase im Magen-Darm-Trakt und in der Verdauung gewährleistet, sondern wahrscheinlich auch zahlreiche Auswirkungen auf Affekt, Motivation und höhere kognitive Funktionen hat, darunter auch die intuitive Entscheidungsfindung. Außerdem sind Störungen dieses Systems an einer Vielzahl von Erkrankungen beteiligt, darunter funktionelle und entzündliche Magen-Darm-Erkrankungen, Fettleibigkeit und Essstörungen.“[3]

Zusammenfassend können wir also sagen, dass sich unser Gehirn teilweise in unserem Kopf und teilweise außerhalb davon befindet, insbesondere in den Wänden des Magen-Darm-Traktes, und dass in unseren Denkvorgängen alle Teile unseres Gehirns zusammenarbeiten. Aber das ist nur die Spitze des Eisbergs. Tatsächlich bestehen sowohl das Gehirn in unserem Kopf als auch das Gehirn im Magen-Darm-Trakt aus menschlichen Neuronen, das heißt aus Zellen, die zum menschlichen Teil des Körpers gehören und daher treffend als unsere „menschlichen Gehirne“ bezeichnet werden können. Die Betriebsanweisungen für diese menschlichen Neuronen sind in unserer menschlichen DNA codiert, die etwa 22000 Gene enthält, von denen viele das Verhalten dieser Neuronen regulieren.
Diese 22000 menschlichen Gene sind nur ein 360stel der Gene, die sich in unserem (nicht ganz so) menschlichen Körper befinden. Denn tatsächlich enthält laut dem NIH Microbiome Project die Masse der kommensalen oder symbiotischen

---

[2] Forsythe, Sudo N, Dinan T, Taylor VH, Bienenstock, J. Mood and gut feelingss" Brain Behav Immun. 2010 Jan; 24(1):9-16
[3] Mayer EA. Gut feelings: the emerging biology of gut-brain communication. Nat Rev Neurosci. 2011 Jul 13; 12(8):453-66

Mikroben in unserem Körper, die Mikroflora, das über 360-Fache des gesamten Genmaterials, das in allen Zellen des menschlichen Körpers enthalten ist, weshalb wir gezwungen sind, die Existenz eines dritten Gehirns anzuerkennen, das diesmal nicht nur eine Erweiterung oder ein weiterer anatomischer Teil des Gehirns in unserem Kopf ist, sondern etwas völlig anderes. Es ist ein nichtmenschliches Gehirn, das eine genauso wichtige Rolle wie das menschliche Gehirn dabei spielt, wer wir sind und warum wir tun, was wir tun.

3. DIE ENTDECKUNG UNSERES DRITTEN GEHIRNS: DER AHA-MOMENT

Die Reihe „The New Health Conversation Series“ möchte Sie darauf aufmerksam machen, welche Möglichkeiten Ihnen offenstehen. Wir sehen es als unsere Aufgabe, Licht ins Dunkel zu bringen und Ideen, Theorien, neue Technologien und die Gesamtentwicklung in der Erforschung des menschlichen Körpers vorzustellen. In diesem dritten Buch der Reihe „The New Health Conversation™ Series“ beschäftigen wir uns mit einer der unglaublichsten Entdeckungen der Geschichte. Sie wird Ihnen bewusst machen, dass etwas nur so lange unmöglich ist, bis es möglich ist.

Wir müssen Sie warnen, dass vielen das alles wie Science-Fiction vorkommen wird. Wir versichern Ihnen, dass dem nicht so ist. Die wissenschaftlichen Beweise sind so überwältigend, dass alles, das wir über Gesundheit, Wohlbefinden und das Menschsein zu wissen glaubten, nie mehr so sein wird wie vorher. Wie Sie im vorigen Kapitel erfahren haben, hatte schon die Entdeckung des zweiten Gehirns weitreichende positive Auswirkungen auf unser allgemeines Wohlbefinden. Insbesondere die Behandlung psychischer Beschwerden hat sich vom Gehirn zum Darm verlagert.

Dank der Entdeckung des zweiten Gehirns können Ärzte mit dem Darm arbeiten, um seelische Erkrankungen zu lindern. Die Erkenntnis, dass das Mikrobiom ein drittes Gehirn ist, eröffnete Ärzten schließlich eine neue Dialogmöglichkeit, um mit diesem erstaunlichen Organ zu arbeiten und unser Gesundheitspotenzial und unsere Lebensqualität weiter zu verbessern.

Das dritte Gehirn, wie es von Dr. Ruggiero genannt wurde, hat damit zu tun, wer wir sind, was wir sind und was für die Menschheit möglich ist. Dr. Ruggiero legt hier die eindeutigen wissenschaftlichen Beweise für die Existenz des dritten Gehirns vor.

Das dritte Gehirn für den Laien

Als Dr. Ruggiero uns dieses Konzept erstmals vorstellte, waren wir gelinde gesagt völlig baff. Es klang wie Science-Fiction. Da das Thema so komplex ist, finden wir es wichtig, Ihnen das dritte Gehirn zunächst einmal für den Laien verständlich vorzustellen.

Vereinfacht ausgedrückt besteht das Mikrobiom aus Billionen Bakterien, Viren, Pilzen, Hefen, Parasiten und unbekannten Mikroben. Fast 70 Prozent des Mikrobioms sind in den Neuronen enthalten, die das zweite Gehirn (die Wände des Magen-Darm-Traktes) bilden, und mit diesen Neuronen sozusagen direktverdrahtet. Die restlichen 30 Prozent des Mikrobioms sind im gesamten Körper in Sinushöhlen, Blut, Haut und Tränenkanälen verteilt.

Das Mikrobiom entsteht bei der Geburt, wenn das Baby auf die Welt kommt und zu diesem Zeitpunkt größtenteils steril ist. Bei der natürlichen Geburt nimmt das Baby auf dem Weg durch den Geburtskanal Bakterien, Viren, Pilze und Hefen auf. Dann beginnt die Mutter, das Neugeborene zu stillen, zuerst mit Kolostrum (einer klaren Flüssigkeit vor der Muttermilch, die reich an immunogenen Proteinen und gesunden Glykosaminoglykanen ist) und dann mit Muttermilch.

Dr. Ruggiero und seine Kollegen entdeckten, dass ein hochkomplizierter Prozess stattfindet, wenn Kolostrum und Muttermilch fermentieren und mit den Pilzen, Hefen und Bakterien, Parasiten und unbekannten Mikroben interagieren, die das Baby aufnimmt, während es den Geburtskanal passiert. Insbesondere eine Gruppe aus etwa 40 Bakterien spielt eine unerlässliche, entscheidende Rolle in diesem Prozess, in dem das Mikrobiom entsteht. Die Bildung des intakten Mikrobioms dauert zwei bis drei Jahre.

Wenn die Entstehung abgeschlossen ist, wird das Mikrobiom im Grunde zum Betriebssystem des menschlichen Körpers. Es ist wie ein brandneuer Computer mit den leistungsstärksten Speichern, Festplatten und Prozessoren. Allerdings ist dieser Computer völlig nutzlos und arbeitet nicht, bis das Windows™-ähnliche Betriebssystem installiert wurde. Sobald dieses Betriebssystem komplett installiert wurde und intakt ist, kann der Körper wie vorgesehen arbeiten. Das ideale Ergebnis: ein körperlich, sozial und emotional vollständig intakter Mensch.

Beim Mikrobiom ist es exakt das gleiche. Erst, wenn das Mikrobiom in einem bestimmten Zeitraum komplett installiert wurde, hat der menschliche Körper die Möglichkeit, sein maximales menschliches Potenzial auszuschöpfen. Viele von Ihnen fragen sich jetzt vielleicht: Was ist, wenn die Mutter einen Kaiserschnitt hatte oder das Kind nicht gestillt wurde?

Forscher haben nachgewiesen, dass bei Kaiserschnittbabys später häufiger Allergien und Verhaltensprobleme auftreten. Der Grund dafür ist ihnen zufolge, dass ein Kaiserschnittbaby bei der Geburt weniger mit den Mikroben, Bakterien, Hefen und Pilzen in Berührung kommt als ein Baby, das durch Vaginalentbindung geboren wird. Obwohl es ideal ist, wenn die Mutter stillt, damit Kolostrum und Muttermilch fermentieren und das Mikrobiom bilden können, kann das Kind das Mikrobiom auch durch (Muttermilch simulierende) Säuglingsnahrung und aus den Mikroben in der Umwelt bilden.

Das dritte Gehirn in Dr. Ruggieros Worten

Dr. Marco Ruggiero: „2009 erhielt ich vom italienischen Universitätsministerium ein Stipendium zur Erforschung der Gehirnentwicklung vom Primaten zum Menschen. Es war ein Forschungsprojekt nationalen Interesses, an dem vier weitere Universitäten in Italien und mehrere Forscher beteiligt waren (Kodex 2009LFSNAN). Ziel dieses Projektes war, die genetischen Informationen zu identifizieren, die für die Unterschiede zwischen Affe und Mensch verantwortlich sind. Was macht das menschliche Gehirn und den menschlichen Geist so anders und besonders? Damals dachte man, dass der Hauptunterschied in der Größe des Gehirns und somit in der Zahl der Verbindungen liegt, die zwischen den Neuronen geschaffen werden können. Man glaubte: Je mehr Verbindungen, desto komplexer die Tätigkeiten des Gehirns und des Geistes. Einfacher gesagt haben Affen ein kleineres Gehirn, weshalb sie weniger Informationen verarbeiten können, weshalb sie wiederum nicht sprechen können."

Dr. Ruggiero stößt auf Forschungen über einen Mann, Dem 90 Prozent seines ersten Gehirns fehlen und der ein völlig normales Leben führt

Allerdings wusste ich, dass das nur ein Teil der Geschichte war und wohl auch nicht der wichtigste. Denn einige Jahre zuvor war nachgewiesen worden, dass Menschen tatsächlich ohne 90 Prozent des Gehirns leben und dennoch alle komplexen Aufgaben ausführen können, die Menschen normalerweise erledigen, darunter auch die Tätigkeit als Finanzbeamter in Marseille, Frankreich.

Der unglaubliche Fall wurde in der hochrenommierten medizinischen Fachzeitschrift *The Lancet* veröffentlicht.[4]

Der Mann war verheiratet, hatte zwei Kinder und führte ein völlig normales Leben. Jeden Tag fuhr er im chaotischen Straßenverkehr von Marseille zur Arbeit. Zufällig wurde entdeckt, dass etwa 90 Prozent seines Gehirns fehlten und sein Schädel hauptsächlich mit Flüssigkeit gefüllt war.

---

[4] Feuillet L, Dufour H, Pelletier J. „A Man with 90% of his First Brain Missing" Lancet. . 2007 Jul 21; 370(9583):262.

Diese Flüssigkeit befindet sich normalerweise in winzigen Mengen in den Hirnventrikeln. Und das ist nicht der einzige Fall eines Menschen, der ein normales Leben führt, ohne ein Gehirn im Kopf zu haben. Obwohl diese Beobachtungen in der medizinischen/wissen-schaftlichen Gemeinschaft völlig unbemerkt blieben, hatten schon 1992 Berker et al. bei Zwillingen festgestellt, dass derjenige mit drastisch reduzierter Großhirnrinde überdurchschnittliche Intelligenz besaß.[5]

Mit anderen Worten ist also das Gehirn in unserem Kopf anscheinend nicht nur nicht das A und O (bitte denken Sie daran, dass es kein anderes Organ gibt, das zu 90 Prozent nicht vorhanden sein und dennoch keine Einschränkungen oder Krankheiten verursachen kann), sondern je weniger Hirngewebe wir haben, desto intelligenter können wir sein. Ich stimme zu, dass einem diese Aussagen „hirnlos“ oder besser sogar regelrecht verrückt vorkommen können, aber es sind harte wissenschaftliche Fakten.

Genetische Informationen sind der Schlüssel zur Hirnfunktion

Die unterschiedliche Größe und histologische Struktur des Gehirns von Affe und Mensch zu kennen, war also womöglich gar nicht so relevant. Da wir jetzt wussten, dass es Menschen ohne 90 Prozent des Gehirns geben kann, die dennoch vollständig funktionierende Menschen sind, richteten meine Mitarbeiter und ich unsere Aufmerksamkeit auf die genetischen Informationen. Wir wollten herausfinden, ob sie verantwortlich für die Arbeit des Gehirns und somit des Geistes waren. Mithilfe hochentwickelter rechnerischer Analysemethoden verglichen wir die genetischen Informationen von Affen und Menschen miteinander und machten einige interessante Beobachtungen.

Unser Ausgangspunkt war die Feststellung, dass der Erwerb der artikulierten Sprache als ausschließlich menschliches Kommunikationssystem sicherlich ein Wendepunkt in der menschlichen Evolution war. Paläoanthropologen können sich nur zweier Faktoren sicher sein, die direkt und indirekt mit der artikulierten Sprache zusammenhängen. Erstens ist offenkundig, dass die artikulierte Sprache den *Homo sapiens* von allen anderen Lebewesen unterscheidet. Nur Menschen sind in der Lage, eine komplexe verbale Sprache sowohl als Kommunikationsmittel als auch als Instrument zur Selbstbetrachtung zu verwenden. Zweitens ist das Gehirn des *Homo sapiens* etwa dreimal so groß wie das unseres in Evolutionsbegriffen engsten Verwandten, des afrikanischen Menschenaffen.

---

[5] Berker E, Goldstein G, Lorber J, Priestley B, Smith. Reciprocal neurological developments of twins discordant for hydrocephalus. Dev Med Child Neurol. 1992 Jul;34(7):623-32.

Ausgehend von der Beobachtung, dass Menschen mit fast keinem Gehirn leben können und dennoch die Fähigkeit zu sprechen behalten, sind wir jetzt sicher, dass es kaum eine Beziehung zwischen diesen beiden Beobachtungen geben kann.

Im Vorfeld hatte eine Forschungsgruppe an den U.S. National Institutes on Deafness and Other Communication Disorders bei stotternden Testpersonen asiatischer und europäischer Abstammung, aber nicht bei den Kontrollpersonen, drei Mutationen im GNPTG-Gen identifiziert, das die gamma-Untereinheit des GNPT-Proteins codiert. Außerdem identifizierten sie bei weiteren stotternden Testpersonen, aber nicht bei den Kontrollpersonen, drei Mutationen in einem weiteren Gen, dem NAGPA-Gen, das das so genannte „freisetzende Enzym" codiert.

Daher war es das Ziel unserer Forschungen, die Sequenzen der Gene NAGPA, GNPTAB und GNPTG in Spezies miteinander zu vergleichen, bei denen Nukleotidsequenzen des gesamten Genoms, die relevant für die menschliche Evolution sind, als *Homo sapiens, Pan Troglodytes, Pongo spp., Macaca mulatta, Mus musculus, Equus caballus, Gallus domesticus, Taeniopygia guttata* und *Danio rerio* bezeichnet werden.

Nachdem wir die Nukleotid- und Aminosäuresequenzen verglichen hatten, identifizierten wir für alle untersuchten Gene die aus funktioneller Sicht wichtigsten Aminosäuresubstitutionen. Aber die Evolutionsanalyse der Gene ergab keine Hinweise auf eine positive Selektion. Das war ziemlich verblüffend, da demnach offenbar kein evolutionärer Vorteil im Sprechen lag, was dem gesunden Menschenverstand ja völlig widerspricht.

Wir standen also nun nicht nur vor einem, sondern gleich zwei Rätseln: Der Mensch kann ein intelligentes Leben ohne Gehirn führen, und Sprachgene tauchten in der evolutionären Selektion nicht auf.

Der Aha-Moment

Ich weiß noch, dass es ein ganz normaler Morgen war und auch eines unserer normalsten täglichen Treffen in der Bibliothek der Fakultät für Biochemie an der Universität Florenz, als mir plötzlich eine völlig verrückte Idee kam. Professor Brunetto Chiarelli, ein brillanter Anthropologe, der kurz zuvor in Rente gegangen war, sprach über die unterschiedlichen anatomischen Bereiche des menschlichen Gehirns und ging dabei vor allem auf das „protoreptilische Gehirn" ein.

Dieser Gehirnbereich ist Teil des so genannten „dreieinigen Gehirns“, eines Evolutionsmodells des Vorderhirns und entsprechenden Verhaltens von Wirbeltieren, das der US-amerikanische Physiker und Neurowissenschaftler Paul D. MacLean entwickelte. MacLean formulierte sein Modell in den 1960er Jahren und publizierte es 1990 ausführlich in seinem Buch „The Triune Brain in Evolution“. Das dreieinige Gehirn besteht aus dem protoreptilischen Gehirn, dem paläomammalischen Gehirn (limbisches System) und dem neomammalischen Gehirn (Neocortex), die jeweils als Strukturen betrachtet werden, die im Laufe der Evolution nacheinander dem Vorderhirn hinzugefügt wurden. Anzumerken ist hier allerdings, dass die meisten Neurowissenschaftler seit den 2000er Jahren diese Hypothese nicht mehr akzeptieren.

Könnte das Gehirn in unserem Kopf nichtmenschlich sein?

Während ich zugegebenermaßen eher mäßig interessiert über das protoreptilische Gehirn nachdachte, fragte ich mich, ob unser Gehirn vielleicht gar nicht menschlich war. Mein Gedankengang auf diesem trägen, ziemlich langweiligen Treffen war: Wenn das Gehirn auf genetischen Informationen basiert, was ja der Fall ist, und wenn der Großteil der genetischen Informationen in unserem Körper (im Mikrobiom) nichtmenschlich ist, dann wäre der logische Schluss daraus, dass der Großteil unseres Gehirns in den im Mikrobiom enthaltenen genetischen Informationen liegt und damit nichtmenschlich ist.

Sofort erkannte ich das revolutionäre Potenzial, das in dieser Eingebung steckte! Ich hörte Professor Chiarelli nicht mehr zu und begann nach Widersprüchen in dieser revolutionären Hypothese zu suchen. Bis heute konnte ich keine finden. Da der Begriff „zweites Gehirn“ ja schon geprägt worden war, fand ich die Bezeichnung „drittes Gehirn“ durchaus treffend.

Das Konzept des dritten Gehirns war wie so viele andere Konzepte in der Biologie und Medizin nicht die Erfindung oder Entdeckung eines Einzelnen. Vielmehr ergab es sich aus einer Kombination von Beobachtungen, die letztendlich die Perspektive unserer Position als Menschen im biologischen Universum verändern.

Tatsächlich führte die Entdeckung und Beschreibung des menschlichen Mikrobioms zu einer Revolution unseres Rollenverständnisses im Universum, der nur die zwei größten wissenschaftlichen und kulturellen Revolutionen der vergangenen Jahrhunderte gleichkommen. Die erste Revolution fand statt, als Kopernikus, Galileo und Kepler unsere Erde vom Mittelpunkt des Universums zu einer astronomisch ziemlich irrelevanten Position im physikalischen Universum herabstuften. Die zweite fand statt, als Darwin nachwies, dass der Mensch keine irgendwie privilegierte Spezies ist, sondern das Produkt eines fortlaufenden biologischen Evolutionsprozesses, dem seit der Entstehung der ersten lebenden Zelle alle Lebewesen auf dieser Erde unterliegen. Und die dritte Revolution, die als Schlag ins Gesicht unserer selbsterklärten menschlichen Überlegenheit in der biologischen Welt interpretiert werden kann, findet gerade jetzt statt: die Entdeckung, dass ein Großteil, wenn nicht sogar die Gesamtheit unserer vermeintlich überlegenen neuropsychologischen Intelligenz in Wirklichkeit von einem nichtmenschlichen Teil unseres Körpers, dem Mikrobiom, beeinflusst oder geradewegs manipuliert wird.

Es ist interessant, dass das Konzept des Mikrobioms kurz nach der Beschreibung des menschlichen Genoms aufkam und das Suffix „om" von unseren Erkenntnissen aus der Erforschung des menschlichen Genoms abgeleitet ist. Die aktuelle Definition des menschlichen Genoms ist laut Wikipedia: „Das menschlich Genom sind die kompletten genetischen Informationen des Menschen (*Homo sapiens sapiens*). Diese genetischen Informationen sind als DNA-Sequenzen in den 23 Chromosomenpaaren in den Zellkernen und in einem kleinen DNA-Molekül in einzelnen Mitochondrien verschlüsselt." Nach dieser Definition sind die genetischen Informationen des Menschen in rund 22000 Genen codiert, die verantwortlich für die Synthese und Funktionen aller Proteine und somit aller Zellen und letztendlich aller Organe sind, einschließlich des Gehirns.

Was sind genetische Informationen und warum sind sie so wichtig?

Genetische Informationen sind die Grundlage aller Lebensformen auf diesem Planeten und basieren auf dem Begriff des „Gens". Laut einigen Auslegungen leitet sich das Wort Gen vom griechischen Wort *genesis* (Geburt) oder *genos* (Ursprung) ab, laut anderen hat es seinen Ursprung im lateinischen Wort *gens* (Familie), also Familienzugehörigkeit oder Vererbung. Ab den 1950er Jahren wurde nachgewiesen, dass das Gen die molekulare Vererbungseinheit eines Lebewesens ist. Lebewesen hängen von ihren Genen ab, das heißt von den DNA-Strängen, die die Informationen beinhalten, um die Zellen eines Organismus aufzubauen und zu erhalten und genetische Merkmale an die Nachkommen weiterzugeben. Alle Organismen haben Gene für verschiedene biologische Merkmale, von denen einige unmittelbar sichtbar sind, etwa die Augenfarbe oder die Anzahl der Gliedmaßen, und einige nicht, etwa die Blutgruppe, ein erhöhtes Risiko für bestimmte Krankheiten oder die tausenden biochemischen Grundprozesse, die das Leben ausmachen.

Bitte beachten Sie, dass der Schlüsselbegriff hier *genetische Informationen* lautet. Heute geht der Begriff der genetischen Informationen über die Grenzen der Biowissenschaften hinaus und wurde von Philosophen übernommen und weiter ausgeführt, um das Leben selbst zu beschreiben.

Die umfassendste Definition des Lebens in der heutigen Zeit lautet: „Genetische Informationen, die sich selbst replizieren und zeitlich weitergegeben werden." Daraus können wir mit Sicherheit schließen, dass das menschliche Leben als die in unserem Genom (22000 menschlichen Genen) enthaltenen genetischen Informationen definierbar ist. Mit anderen Worten ist unser Leben als die genetischen Informationen definiert, die in unserer menschlichen DNA enthalten sind.

Nur weniger als ein Prozent unserer Gene sind menschlich

Mit der Entdeckung und Beschreibung des menschlichen Genoms schien das menschliche Leben also geklärt zu sein. Doch dann wurde im Microbiome Project (National Institute of Health Research) nachgewiesen, dass sich in unserem Körper rund acht Millionen Gene befinden, von denen nur 22000 die Gene des menschlichen Genoms sind. Mit anderen Worten machen authentische menschliche Gene weniger als ein Prozent der gesamten genetischen Informationen aus, die wir in uns tragen. Die anderen über 99 Prozent der genetischen Informationen fallen auf die Mikroben, die unser Mikrobiom bilden. Wenn wir also übereinstimmen, dass das „Leben" als genetische Informationen definiert ist, dann müssen wir daraus schließen, dass unsere genetischen Informationen, das heißt unser Leben selbst, zu weniger als einem Prozent menschlich sind.

Neudefinition von Geist und freiem Willen

Diese Herabstufung hat für unser menschliches Ego eigentlich noch schlimmere Konsequenzen als lediglich in irgendeinen Winkel der Galaxie verbannt zu werden, wie Kopernikus es einst machte. Denn die Konsequenzen dieser Erkenntnis gehen weit über die Welt der Probiotika und Darmflora hinaus und zwingen uns, sogar das Konzept des Geistes und freien Willens neu zu definieren.

Aber lassen Sie uns versuchen, etwas mehr Ordnung in diese Informationen zu bringen.

Bisher herrschte die Auffassung, dass die Informationen zur Funktion unserer Zellen und Organe einschließlich Neuronen und Gehirn durch die 22000 Gene unseres Genoms in unserer DNA codiert sind. Da wissenschaftlich nachgewiesen wurde, dass die Neuronen in unserem Gehirn Verbindungen bilden und elektrochemische Informationen durch Synapsen austauschen, kam man zu der Auffassung, dass die Arbeit unseres Geistes auf diesen neuronalen Verbindungen und dem Austausch elektrochemischer Signale basiert.[6]

Die Organisation der neuronalen Verbindungen und somit die zellulären und molekularen Grundlagen der Arbeit unseres Geistes sind plastisch und passen sich an unterschiedliche Gegebenheiten an, was zum Erlernen und Erinnern von Konzepten führt, die wichtig für unser Überleben und Wohlbefinden sind. Alle diese Merkmale sind in unserer menschlichen DNA codiert und sind also Teil unserer menschlichen Gehirne.

Was sind Informationen? Unser nichtmenschliches Gehirn verstehen

An dieser Stelle müssen wir uns eingehender damit befassen, was „Informationen" sind, wenn wir verstehen wollen, warum unser nichtmenschliches drittes Gehirn, ein Organ, das Jahrtausende lang unentdeckt blieb, so wichtig für alle unsere neurologischen und psychologischen Prozesse ist. Tatsächlich gibt es zwei Informationssysteme, die sich überlagern und wie in der formalen Logik kohärent (isomorph, gleichgestaltig) sein müssen, wie der österreichisch-britische Philosoph Ludwig Josef Johann Wittgenstein es in seinen Prinzipien formulierte.

In seinem 75-seitigen *Tractatus Logico-Philosophicus* von 1921 stellt Wittgenstein im Wesentlichen fest, dass die Welt (das heißt die objektive Realität), der Geist, der die Welt wahrnimmt und interpretiert, und die Sprache, die der Geist verwendet, um die Welt zu beschreiben, dieselben Informationen enthalten. Wenn man also die Welt studieren möchte, braucht man nur die Sprache zu studieren, die diese Welt beschreibt, da die in der Welt, im Geist und in der Sprache enthaltenen Informationen dieselbe Bedeutung haben, auch wenn die Art der Informationen unterschiedlich sein kann.

Was ist die DNA?

Die DNA oder Desoxyribonukleinsäure ist das Erbmaterial aller Menschen und fast aller anderen Organismen. Fast jede Zelle im menschlichen Körper hat dieselbe DNA. Die meiste DNA befindet sich im Zellkern (und heißt dort nukleare DNA), aber eine kleine Menge DNA ist auch in den Mitochondrien zu finden (und heißt dort mitochondriale DNA oder mtDNA).

---

[6] Front Hum Neurosci. 2014 Oct 13;8:815. doi: 10.3389/fnhum.2014.00815. eCollection 2014. Meeting the brain on its own terms. Haueis P

Die Informationen in der DNA sind als Code aus vier chemischen Basen gespeichert: Adenin (A), Guanin (G), Cytosin (C) und Thymin (T). Die menschliche DNA setzt sich aus etwa drei Milliarden Basen zusammen, wobei über 99 Prozent dieser Basen bei allen Menschen gleich sind. Die Reihenfolge oder Sequenz dieser Basen bestimmt über die verfügbaren Informationen zum Aufbau und Erhalt eines Organismus, ähnlich wie die Buchstaben des Alphabets in einer bestimmten Reihenfolge erscheinen, um Wörter und Sätze zu bilden.

Die DNA-Basen verbinden sich zu Basenpaaren, A mit T und C mit G. Jede Base ist außerdem mit einem Zuckermolekül und einem Phosphatmolekül verbunden. Base, Zucker und Phosphat werden gemeinsam als Nukleotid bezeichnet. Nukleotide sind in zwei langen Strängen angeordnet, die eine Spirale namens Doppelhelix bilden. Der Aufbau der Doppelhelix ähnelt einer Leiter, wobei die Basenpaare die Sprossen und die Zucker- und Phosphatmoleküle die vertikalen Seitenteile der Leiter bilden.

Eine wichtige Eigenschaft der DNA ist, dass sie sich replizieren, also Kopien von sich selbst herstellen kann. Jeder DNA-Strang in der Doppelhelix kann als Muster zum Duplizieren der Basensequenz dienen. Das ist entscheidend, wenn Zellen sich teilen, da jede neue Zelle eine exakte Kopie der DNA der alten Zelle braucht. Die DNA ist also eine Doppelhelix aus Basenpaaren, die mit einem Zucker-Phosphat-Rückgrat verbunden sind.

Weitere Informationen über die DNA:
Das Faktenblatt des National Human Genome Research Institute über Desoxyribonukleinsäure (DNA) stellt dieses Molekül näher vor:

Dieses Konzept ist die Grundlage der modernen Molekularbiologie, auch wenn die meisten Molekularbiologen noch nie von Wittgenstein gehört haben. Tatsächlich sind die Informationen in den Basensequenzen der DNA/RNA und in der Aminosäuresequenz von Proteinen im Grunde genommen dieselben, also isomorph, auch wenn die chemische Natur von DNA/RNA und Proteinen unterschiedlich ist.

Übereinstimmend mit Wittgenstein lässt sich also sagen: Wenn man die Informationen untersuchen möchte, die in einem Gen enthalten sind (in einer DNA, die nach Wittgenstein die Welt sein könnte), könnte man das Protein (die Sprache) untersuchen, was die meisten Molekularbiologen auch tun. Und es ist kein Zufall (oder wenn doch, dann ein Zufall der Art, wie Jung sie beschrieben hat), dass diese biochemischen Prozesse „Transkription“ und „Translation“ genannt werden, was auf den Fluss der isomorphen Informationen von der DNA zur RNA beziehungsweise von der RNA zu den Proteinen hinweist.

Wenn man unser drittes Gehirn besser verstehen möchte, muss man bedenken, dass ein Informationssystem sich aus den in unserer DNA enthaltenen genetischen Informationen zusammensetzt. Sie sind die grundlegenden Lebensinformationen, die allen Lebewesen auf der Erde gemeinsam sind. Eine Basensequenz in der DNA codiert für (unterschiedliche) Basen in der RNA, die dann in Aminosäuresequenzen übersetzt werden, die Proteine bilden, die wiederum Zellen bilden.
Hier ein Beispiel für eine DNA-Sequenz: Eine kleine Nukleotidsequenz wäre beispielsweise (CGGGTACGAAT), ihre komplementäre Sequenz wäre (GCCCATGCTTA).

DNA-Informationen bestimmen über Form und Funktion unserer Zellen

Die Form und Funktion einer Zelle und somit eines Organismus ergeben sich aus den in der DNA enthaltenen Informationen, in unserem Fall der menschlichen DNA. Die Informationen bleiben dieselben, auch wenn sie in unterschiedliche Moleküle (Basen und Aminosäuren) übersetzt werden, genau wie wenn eine Sprache in eine andere übersetzt wird. Die Sequenz der Buchstaben in den Wörtern ist unterschiedlich, aber die Bedeutung bleibt dieselbe. Genau das geschieht mit den biologischen Informationen, die in unserer DNA enthalten sind und in einer langen, komplexen Reihe von Abläufen in ein Lebewesen übersetzt werden. Dabei ist wichtig, daran zu denken, dass die Informationen zwar ihre Form ändern können, ihre Bedeutung aber dieselbe bleiben muss, und genau das ist das Konzept der Isomorphie.

Neuronale Verbindungen unterstützen das Informationssystem unserer Gehirne

Wir haben ein weiteres Informationssystem, das sich aus den neuronalen Verbindungen in unseren menschlichen Gehirnen ergibt. Wir haben Zellen, die wie Computerchips elektrochemische Signale austauschen. Aber anders als „fixe“ Computerchips sind diese neuronalen Verbindungen flexibel und plastisch, weil sie sich an die sich verändernde Umgebung anpassen müssen. Diese Art von Informationen ist die Grundlage unserer Lern-, Erinnerungs-, Entscheidungsfindungsprozesse, der Kontrolle unserer Stimmung und aller uns bekannten neuropsychologischen Funktionen.

Wie sind die Informationen in unserer DNA mit den Informationen in unseren Gehirnen verbunden?

Die Frage ist: Wie ist das Informationssystem der DNA mit dem Informationssystem der neuronalen Verbindungen in unseren Gehirnen verbunden? Sind beide Systeme isomorph? Oder anders formuliert: Bestimmt unsere DNA unsere Gedanken? Noch bis vor kurzem war man dieser Auffassung. Ich hätte also sagen können: Wegen der Gene in meiner DNA bin ich intelligent oder nicht, kann Klavier spielen oder nicht, bin schüchtern oder selbstbewusst. Dabei wurde natürlich der Einfluss der Umgebung mitberücksichtigt, weil unsere Art, auf unsere Umgebung zu reagieren, von den Informationen in unserer DNA bestimmt wird, was uns mehr oder weniger befähigt, uns an Veränderungen anzupassen.

Das ist Darwins klassische Evolutionstheorie vom Überleben des Bestangepassten, sicherlich aber nicht des Stärksten. Die in unseren Genen enthaltene Anpassungsfähigkeit ist der Schlüssel zum Überleben. Sie beinhaltet natürlich auch die Fähigkeit, unsere neuronalen Verbindungen anzupassen, um besser mit der sich ständig verändernden Umgebung zurechtzukommen.

Zwei Informationssysteme: die DNA und unsere Gehirne

Betrachten wir diese Konzepte im Lichte von Wittgensteins Theorie, haben wir zwei Informationssysteme, eines in unserer DNA und das andere in unseren Gehirnen, die isomorph, kohärent und überlagerbar sind. Wenn wir also eines der beiden Systeme verstehen, verstehen wir automatisch und per definitionem auch das andere. Und da es wesentlich einfacher ist, die DNA statt die Funktionsweise unserer menschlichen Gehirne zu untersuchen, wurden die Gene in der DNA gründlich erforscht. Kurz gesagt: Die Informationen in der DNA bestimmen über unsere Fähigkeit, die Informationen in unserem Kopf zu verarbeiten, und beide Informationssysteme sind zur Freude der Philosophen isomorph und kohärent.

Ein paar winzige Moleküle und nichtmenschliche Zellen allerdings blockieren wie das sprichwörtliche Sandkorn im Getriebe das komplette philosophische System und zwingen uns, das Konzept des Gehirns und Geistes komplett neu zu definieren, uns von Wittgensteins Theorie zu verabschieden und die Welt von Kurt Gödels mathematischer Philosophie zu betreten.

Kurt Friedrich Gödel war ein österreichischer Logiker, Mathematiker und Philosoph, der beim Ausbruch des 2. Weltkriegs nach Princeton zog. Neben Aristoteles und Gottlob Frege gilt er als einer der bedeutendsten Logiker der Menschheitsgeschichte. Er nahm enormen Einfluss auf das wissenschaftliche und philosophische

Denken des 20. Jahrhunderts, als er 1931 im Alter von 25 Jahren seine beiden Unvollständigkeitssätze veröffentlichte.

Die von ihm entwickelte Technik zum Nachweis seiner Unvollständigkeitssätze, bekannt als Gödelisierung, ist die Grundlage der Funktionsweise moderner Computer, auch desjenigen, mit dem ich gerade schreibe. Die Unvollständigkeitssätze gehören zu den komplexesten, faszinierendsten mathematischen Themen, deren tiefe Bedeutung man ohne höchste Kompetenz in Mathematik und Logik keine Chance hat zu verstehen. Nur als Beispiel besagt der erste Unvollständigkeitssatz, dass es in einem widerspruchsfreien Axiomensystem, das genügend reichhaltig ist, um die Arithmetik der natürlichen Zahlen in der üblichen Weise aufzubauen, immer Aussagen gibt, die aus diesem weder bewiesen noch widerlegt werden können. Für Laien formuliert: Jedes Informationssystem, auch die oben beschriebenen, ist per definitionem unvollständig, und es gibt Aussagen, die das System nicht als richtig oder falsch bestimmen kann.

Gödels Unvollständigkeitssätze und ihre Beziehung zum dritten Gehirn

Wie lassen sich Gödels Unvollständigkeitssätze auf unser Verständnis des dritten Gehirns anwenden? Wie ist das winzige Sandkorn beschaffen, das zeigt, dass die Systeme unvollständig sind? Die bildlichen Sandkörnchen sind kleine Moleküle namens Neurotransmitter, die verantwortlich für die Signalgebung zwischen den Neuronen sind und alle unsere neuropsychologischen Funktionen bestimmen.

Elektrochemische Signale

Zur Beschreibung der Übertragung von Signalen durch unser neuronales Netzwerk verwenden wir den Begriff „elektrochemisch“; das bedeutet, dass die Neuronen kleine Moleküle (daher der Begriff „chemisch“) namens Neurotransmitter produzieren und freisetzen, die ein elektrisches Signal (Depolarisation) der empfangenden Zellmembran induzieren. Das elektrische Signal ist in allen Zellen immer gleicher Art und kann nur positiv oder negativ sein (Hyper- oder Depolarisation). Das chemische Signal allerdings, also die chemische Natur des Neurotransmitters, ist stark variabel, und es gibt viele Neurotransmitter mit unterschiedlichen chemischen Strukturen. Dopamin, Serotonin, Noradrenalin, Acetylcholin und GABA sind nur einige Beispiele für Neurotransmitter mit sehr speziellen chemischen Strukturen.

Neurotransmitter sind verantwortlich für die Funktion unseres ersten Gehirns

Neurotransmitter werden von Neuronen und den Informationen zur Produktion eines bestimmten Neurotransmitters produziert. Jeder hat sehr unterschiedliche Auswirkungen auf das Verhalten der Empfängerzelle, das in der Zell-DNA codiert ist, in unserem Fall in der menschlichen DNA, die dem menschlichen Neuron „sagt", welche Neurotransmitter wann wie lange produziert werden sollen und wie viel sie tun. Bis jetzt scheint alles noch einfach und in perfekter Übereinstimmung mit Wittgensteins Theorie der Systemisomorphie zu sein. Die in der DNA codierten Informationen sind verantwortlich für die Produktion von Neurotransmittern, die wiederum verantwortlich für die Funktion unserer Gehirne sind.

Die fundamentale Rolle der Neurotransmitter in allen unseren neuropsychologischen Funktionen wird weithin von der Pharmakologie anerkannt (verschreibungspflichtige Medikamente), da wir durch die Manipulation der Produktion von Neurotransmittern die Funktion unserer Gehirne beeinflussen können. Serotonin zum Beispiel ist verantwortlich für die Steuerung von Behagen, Konzentration, Stimmung, Appetit und Schlaf und ist an unseren kognitiven Funktionen wie Gedächtnis und Lernen beteiligt. Wenn das Serotoninsignal nicht richtig arbeitet, kommt es zu ADS, ADHS, Depressionen, Zwangsstörungen und Ängstlichkeit.

Daher ist die Modulation von Serotonin an den Synapsen eine der wichtigsten Wirkungsweisen mehrerer Klassen pharmakologischer Antidepressiva. Wenn umgekehrt das Serotonin richtig arbeitet, stellt sich ein Gefühl von Glück und Wohlbefinden ein. In der Fachzeitschrift *Journal of Psychiatry and Neurosciences* heißt es: „Glück und Wohlbefinden sind sowohl als Faktoren, die vor geistigen und körperlichen Erkrankungen schützen, als auch um ihrer selbst willen wichtig. Umgekehrt stehen negative Stimmungen mit negativen Folgen in Verbindung. So ist beispielsweise eine negative feindselige Stimmung ein Risikofaktor für viele Erkrankungen."[7] Extrem vereinfacht können wir sagen: Unsere Gene sind verantwortlich für die Serotonin-Signalgebung, die uns glücklich oder depressiv macht und in Wohlbefinden oder Ängstlichkeit versetzt, und diese mentalen Zustände beeinflussen wiederum unsere Gesamtgesundheit. Das gilt für alle Neurotransmitter, die unsere gesamten Hirnfunktionen regulieren. Gemäß Wittgensteins Systemen sind die Informationen in unserer DNA isomorph (identisch oder ähnlich) mit der Funktion unserer Gehirne, sodass gilt: Die Informationen in unserer DNA *sind* unsere Gehirne.

---

[7] J Psychiatry Neurosci. 2007 Nov; 32(6): 394–399

Nichtmenschliche genetische Informationen sind die Grundlage des dritten Gehirns

Diese deterministische und ziemlich beängstigende Vision könnte wahr sein, wenn es in unserem Körper nur die in unserer menschlichen DNA codierten Informationen gäbe, das heißt die Informationen in den rund 22000 menschlichen Genen. Aber wir wissen bereits, dass es in unserem Körper acht Millionen andere, nichtmenschliche Gene gibt, die zu den Mikroben gehören, aus denen das Mikrobiom besteht. Da die genetischen Informationen in der DNA in allen Lebewesen immer gleich sind, können wir jetzt nachvollziehen, warum diese enormen Mengen an nichtmenschlichen genetischen Informationen, die sich seit unserer Geburt in uns befinden, ein drittes Gehirn bilden.

Unser drittes Gehirn sind im Wesentlichen die DNA-Informationen der über acht Millionen nichtmenschliche Gene in unserem Körper. Genau das macht daraus ein drittes Gehirn, da das Mikrobiom über riesige Speicher an DNA-Informationen verfügt, die eine bedeutende Rolle im menschlichen Wesen spielen.

Nun wird klar, warum dieses massive Aufgebot an acht Millionen Genen von Pilzen, Bakterien, Viren und Hefen so einen überwältigenden Einfluss auf das Potenzial unserer Lebensqualität hat. Bedenken Sie, dass das Mikrobiom (das dritte Gehirn) über 3000 Jahre lang, in denen die menschliche Anatomie studiert wurde, unentdeckt geblieben ist.

Definition des dritten Gehirns

Wir haben nun alle Elemente, um das dritte Gehirn zu definieren. In einer absolut kohärenten Isomorphie, die Wittgenstein und Gödel begeistern würde, ist unser drittes Gehirn das ganze Spektrum der Mikroben, die das Mikrobiom bilden, welches die genetischen Informationen von acht Millionen Genen enthält.

An dieser Stelle kann man sich fragen, wie diese nichtmenschlichen Gene eigentlich ihre Informationen mit den menschlichen Genen austauschen und wo sich der Kontaktpunkt befindet, an dem diese beiden Informationssysteme, das menschliche und das nichtmenschliche, miteinander kommunizieren.

Der Kontaktpunkt menschlicher und nichtmenschlicher Gene

Der Kontaktpunkt sind die Neurotransmitter, denn die Mikroben des Mikrobioms haben in ihrer DNA die Informationen verschlüsselt, um genau die Neurotransmitter zu produzieren und freizusetzen, die für unsere mentalen Zustände verantwortlich sind. So können die Mikroben beispielsweise Serotonin produzieren, das uns glücklich macht und uns in einen Zustand des Wohlbefindens versetzt – und was besonders faszinierend ist: Unser Glücksgefühl und Wohlbefinden sind wiederum sehr positiv für die Mikroben selbst und steigern ihre Überlebenswahrscheinlichkeit.

Entscheidungen werden im dritten Gehirn getroffen

Es mag seltsam klingen, aber unsere mentalen Zustände, unsere Gefühle, entstehen nicht im Kopf, sondern vielmehr im Bauch, wo der Großteil der Mikroben zu Hause ist. Gut möglich ist auch, dass es mit unserem freien Willen gar nicht so weit her ist, da der Großteil unserer Entscheidungskapazität auf die Informationen im dritten Gehirn zurückzuführen ist. Damit wird das dritte Gehirn zu der Aussage, die laut Gödels Unvollständigkeitssatz nicht bewiesen werden kann.

Neurowissenschaftler gewöhnen sich langsam an den Gedanken, dass dieses andere Informationssystem tatsächlich unser gesamten Verhalten manipuliert, und verwenden dafür sogar in nüchternen wissenschaftlichen Publikationen das Wort „manipulieren".

So schreibt zum Beispiel Dr. Starokadomskyy von der Abteilung Innere Medizin des UT Southwestern Medical Center in Dallas in seinem kürzlich erschienenen Artikel „Mikroben auf Ockhams Rasiermessers Schneide":

„Unser Körper beherbergt Hunderte Mikrobenarten und enthält viel mehr Bakterien als menschliche Zellen. Diese Mikroben sind keine passiven Mitläufer, sondern ein wesentlicher Bestandteil des Organismus. Die menschliche Darmflora beeinflusst unsere Gesundheit auf vielfältige Weise sowohl positiv als auch negativ. Eine der neuen attraktiven Richtungen in der Mikrobiom-Biologie ist die ‚Mikrobiom-Gehirn-Achse'.

Mehrere Forschungsgruppen haben die Fähigkeit der Darmflora beschrieben, mit dem Gehirn zu kommunizieren und so das menschliche Verhalten zu modulieren."[8] Andere Forscher definieren die Beziehung zwischen Mikroben und den menschlichen Gehirnen als Paradigmenwechsel in der Neurowissenschaft[9] und schreiben: „Die Entdeckung der Größe und Komplexität des menschlichen Mikrobioms führt zu einer fortlaufenden Neubewertung vieler Konzepte über Gesundheit und Krankheit, darunter Erkrankungen des zentralen Nervensystems.

[8] Starokadomsky P. Microbes on the edge of Occam's razor.*Biol Direct.* 2014 Nov 30;10(1):25
[9] Mayer EA, Knight R, Mazmanian SK, Cryan JF, Tillisch KJ. Gut microbes and the brain: paradigm shift in neuroscience. Neurosci. 2014 Nov 12; 34(46):15490-6.

Immer mehr präklinische Literatur beweist eine bidirektionale Signalgebung zwischen dem Gehirn und dem Mikrobiom des Darms, an der viele neurokrine und endokrine Signalmechanismen beteiligt sind (...) Experimentelle Veränderungen im Mikrobiom des Darms können das emotionale Verhalten und die verbundenen Gehirnregionen beeinflussen. Diese Erkenntnisse haben zu Spekulationen geführt, dass Veränderungen im Mikrobiom des Darms eine pathophysiologische Rolle bei Erkrankungen des menschlichen Gehirns spielen könnten, darunter die Autismus-Spektrum-Störung, Angststörungen, Depressionen und chronische Schmerzen."

Wichtig ist hier festzuhalten, dass in diesem im November 2014 erschienenen Artikel deutlich festgestellt wird, dass Veränderungen im Mikrobiom des Darms Veränderungen im emotionalen Verhalten und in verbundenen Gehirnregionen zur Folge haben können. Dies ist die wissenschaftliche Grundlage für die Entwicklung von bestimmten Nahrungsmitteln, die in Wirklichkeit Transplantate genetischer Informationen oder Transplantate des dritten Gehirns sind.

Ein weiterer etwa zeitgleich im Oktober 2014 erschienener Artikel verwendet den Begriff „manipulieren" und stellt fest, dass unser Essverhalten vom Mikrobiom so manipuliert wird, dass wir zu seinem (und nicht unbedingt unserem) Vorteil essen. Die Artikelüberschrift lässt keinen Raum für Zweifel: „Wird das Essverhalten von der gastrointestinalen Mikrobiota manipuliert? Selektionsdruck und mögliche Mechanismen."[10] In diesem Artikel schreiben Alcock et al. unmissverständlich, dass Mikroben unsere Essgewohnheiten manipulieren.

„Die Mikroben im Magen-Darm-Trakt stehen unter dem Selektionsdruck, das Essverhalten ihres Wirtes zu manipulieren, um ihre Gesundheit zu steigern, manchmal zu Lasten der Gesundheit des Wirtes. Den Mikroben stehen dazu zwei mögliche Strategien zur Verfügung: 1. Verlangen nach Nahrungsmitteln zu erzeugen, auf die sie spezialisiert sind, oder nach Nahrungsmitteln, die ihre Konkurrenten verdrängen, oder 2. Missstimmung herbeizuführen, bis wir Nahrungsmittel essen, die ihre Gesundheit steigern."

Das bedeutet, dass nicht wir entscheiden, was wir essen möchten, sondern die Mikroben, und sie tun das, um ihre eigene Gesundheit zu steigern, nicht unbedingt unsere. Damit könnten wir bereits einen Großteil unseres angeblich freien

---

[10] Alcock J, Maley CC,Aktipis CA. Is eating behavior manipulated by the gastrointestinal microbiota? Evolutionary pressures and potential mechanisms.Bioessays. 2014 Oct; 36(10):940-9

Willens verloren haben, denn tatsächlich ist unser Essverhalten die grundlegendste aller Verhaltensweisen, da die Evolution es entwickelt hat, damit wir am Leben bleiben. Wir wissen bereits, dass Essen wichtig ist. Jetzt muss diese Aussage dahingehend erweitert werden, dass wir beim Essen alle drei Gehirne mit der bestmöglichen Nahrung versorgen sollten.

Wenn unser Mikrobiom nicht angemessen ernährt wird, wird unser menschlicher Teil keine höchste Lebensqualität erfahren, selbst wenn wir Bio-Nahrungsmittel essen und regelmäßig Sport treiben. Inzwischen ist klarer als je zuvor: Was wir uns in den Mund stecken, wirkt sich auf ein ganzes Universum aus, von dessen Existenz wir bis vor kurzem noch keine Ahnung hatten.

Mikroben haben Gefühle

Falls Sie meinen, Mikroben hätten keine Gefühle, könnte Sie diese Überschrift eines im nüchternen *Neurogastroenterology and Motility Journal*[11] erschienen Artikels überraschen: „Melancholische Mikroben: Gibt es eine Verbindung zwischen Darmflora und Depressionen?“

In dem Artikel schreiben die Verfasser klar und deutlich: „Zunehmend steigt das Bewusstsein dafür, dass die Darmflora das Potenzial hat, die Kommunikation zwischen Bauch und Gehirn bei Gesundheit und Krankheit zu beeinflussen. Mit verschiedenen Strategien lässt sich die Wirkung der Darmflora auf die Hirnfunktion untersuchen, etwa mit Antibiotika, probiotischen Behandlungen, fäkalen Darmfloratransplantationen, Studien über gastrointestinale Infektionen und keimfreien Studien.

Alle diese Methoden liefern Beweise, die die Auffassung untermauern, dass die Darmflora die Gehirnchemie und damit das Verhalten beeinflussen kann. (…) Das hat direkte Implikationen (Auswirkungen) für die Entwicklung psychobiotisch basierter therapeutischer Strategien für psychiatrische Erkrankungen.“

Der letzte Satz birgt enorme Implikationen (Konsequenzen)nicht nur für psychiatrische Erkrankungen, sondern auch für die letztendliche Funktion unserer drei Gehirne. Wenn wir Gödels Logik anwenden, können wir unseren kostbaren freien Willen wiedererlangen. Aber davor müssen wir erst einmal herausfinden, wie unser drittes Gehirn uns überhaupt manipuliert und welche Implikationen das für Gesundheit und Krankheit hat.

---

[11] Dinan TG, Cryan JF. Melancholic microbes: a link between gut microbiota and depression? 2013 Sep; 25(9):713-9

Gemeinsam mit den Verfassern Louis und Flint müssen wir lernen, „Wie Darmmikroben unser Verhalten beeinflussen“[12], und uns bewusst machen:

„(…) Darmbakterien helfen, den Darm gesund zu erhalten, indem sie Nährstoffe bereitstellen und vor Krankheitserregern schützen. Doch Belege aus jüngerer Zeit lassen vermuten, dass ihr Wirken über den Darm hinausreicht, da sie offenbar auf verschiedene Aspekte der Physiologie des Wirtes Einfluss nehmen, von der Regulierung der Nahrungsaufnahme bis hin zu Verhalten und Stimmung. Bakterien und ihre Stoffwechselprodukte können mit dem Wirt über Wege interagieren, die über das Immun-, Nerven- und Hormonsystem führen.“

Auch müssen wir berücksichtigen, dass bei verschiedenen Erkrankungen ganz offenkundig eine Schädigung des dritten Gehirns vorliegt. Durch die Verbindung zwischen dem mikrobiellen dritten Gehirn und der Entwicklung des menschlichen Gehirns ist bei der Störung der Entwicklung des Nervensystems Autismus klar ersichtlich.

Anfang 2015 veröffentlichten Toh und Allen-Vercoe vom Fachbereich Molekulare und Zelluläre Biologie an der University of Guelph in Kanada einen Artikel namens „Die menschliche Darmflora in Bezug auf die Autismus-Spektrum-Störung: Das Ganze ist mehr als die Summe seiner Teile“, worin sie schrieben, dass unser drittes Gehirn inzwischen im Grunde als wesentlicher Bestandteil unserer Lebensqualität erachtet wird.

„Die menschliche Darmflora ist ein komplexes mikrobielles Ökosystem, das einen wichtigen Beitrag zur Gesundheit seines Wirtes leistet. Die Bedeutung dieses hochkomplexen Ökosystems wurde bis noch vor kurzem unterschätzt, doch nun wird immer mehr darüber bekannt, wie weitreichend die Funktion der Darmflora tatsächlich ist. Eine der erstaunlichsten dieser Entdeckungen ist die Erkenntnis, dass Darmflora und Gehirn miteinander verbunden sind und somit das Potenzial vorhanden ist, dass die Darmflora Verhalten und geistige Gesundheit beeinflusst.

In dieser kurzen Review skizzieren wir die Verbindung zwischen Gehirn und Darmflora und bitten den Leser, die Darmflora als Ökosystem-‚Organ‘ zu betrachten statt nur als Ansammlung von Mikroben, die eine Nische füllen, wobei wir zur Veranschaulichung des Konzeptes die hypothetische Rolle der Darmflora

[12] Louis P, Flint HJ. How our gut microbes influence our behaviour. J Neuroendocrinology. 2013 May; 25(5):517-8

in der Autismus-Spektrum-Störung anführen.“[13] Das Mikrobiom manipuliert alle Aspekte unseres Verhaltens, unserer Gesundheit und unserer Krankheiten.

Alle diese neuartigen wissenschaftlichen Informationen, veröffentlicht in renommierten Peer-Review-Zeitschriften, die in der US-amerikanischen Datenbank PubMed der National Library of Medicine der National Institutes of Health gelistet sind, lassen sich wie folgt zusammenfassen: Die genetischen Informationen im Mikrobiom, jene acht Millionen nichtmenschliche Gene in unserem Körper, manipulieren alle Aspekte unseres Verhaltens und sind verantwortlich für unsere Gesundheits- und Erkrankungszustände und unsere potenzielle Lebensqualität.

99 Prozent unserer genetischen Informationen sind nichtmenschlich (mikrobiell)

Das liest sich erst einmal nicht wie eine besonders erfreuliche Nachricht. Es gilt noch etwas anderes zu beachten, wenn wir dieser Logik weiter folgen: Wenn die Informationen in der DNA der Schlüssel zur Beschreibung des Lebens selbst und der Funktion unserer (menschlichen und nichtmenschlichen) Gehirne sind, und wenn wir als Menschen eine Symbiose aus menschlichen und nichtmenschlichen Genen sind, dann scheint es nur logisch, dass 99 Prozent unserer genetischen Informationen mikrobiell sind (acht Millionen mikrobielle Gene gegenüber 22000 menschlichen Genen). Was ihre schiere Zahl anbelangt, sind unsere menschlichen Informationen definitiv in der Minderheit, aber so unwichtig sind sie vielleicht auch nicht.

Können wir mit dieser mikrobiellen Welt interagieren? Was wäre, wenn wir die Mikroben manipulieren könnten, die uns manipulieren? Wir würden ein weit höheres Maß an freiem Willen erlangen, weit höher als früher, als uns fälschlicherweise weisgemacht wurde, alle Prozesse der Entscheidungsfindung fänden in unserem menschlichen Gehirn statt.

Dieses Konzept wird ansatzweise in einem Satz wiedergegeben, der im *Neurogastroenterology and Motility Journal* publiziert wurde und die Hypothese einer „Entwicklung psychobiotisch basierter therapeutischer Strategien für psychiatrische Erkrankungen“ aufstellt. Im Wesentlichen besagt dieser Satz: Wenn wir verstehen, wie das Mikrobiom unser Verhalten bei Gesundheit und Krankheit beeinflusst, dann können wir entscheiden, das Mikrobiom zu verändern und uns

---

[13] Toh, MC, Allen-Vercoe.E. The human gut microbiota with reference to autism spectrum disorder: considering the whole as more than a sum of its parts. Microb Ecol Health Dis. 2015 Jan 28; 26:26309

Mikroben mit solchen Informationen zuzuführen, die förderlich für unsere Gesundheit, unser Glück und unser Wohlbefinden sind. Der Begriff „psychobiotisch" steht hier für Mikroben, die unser Verhalten manipulieren. Er impliziert, dass wir entscheiden können, welche Mikroben gut und welche schlecht für uns sind.

Die Entdeckung der Nahrung für das dritte Gehirn

Angesichts zunehmender Beweise, dass wir unser drittes Gehirn tatsächlich beeinflussen können, begannen wir uns die Brennstoffe anzusehen, die das Mikrobiom unterstützen und stärken könnten. Das führte uns zur Suche nach der geeigneten Nahrung für das Mikrobiom. Aber wir suchten wesentlich mehr als nur Nahrung – wir suchten den Brennstoff, der die genetischen Informationen im dritten Gehirn manipulieren kann. Nach zahlreichen Rezepturen und Formulierungen entdeckten wir schließlich die Nahrung des Mikrobioms und warum unser drittes Gehirn sie braucht. Unsere Theorien und Entdeckungen weisen darauf hin, dass unser drittes Gehirn angemessen ernährt werden muss, um unsere Lebensqualität zu maximieren. Nicht nur unserem Magen muss Nahrung zugeführt werden, sondern auch unseren 22000 menschlichen Genen und acht Millionen nichtmenschlichen Genen.

Nahrung ist Information

Unsere Nahrung liefert uns nicht nur Kalorien und Nährstoffe, sondern auch genetische Informationen. Das Erbgut der Nahrung ergänzt die bereits in unserem Körper vorhandenen genetischen Informationen. Nahrung ist nicht steril und enthält eine enorme Zahl von Mikroben, die Informationen in unseren Körper bringen. Es ist schon faszinierend, dass einige dieser Nährstoffe gut für einige Mikroben sind, andere aber schädlich. Jedes Mal also, wenn wir unserem Körper Nahrung zuführen, verändern wir damit tatsächlich unser Mikrobiom. Und damit könnten wir auch die Botschaften ändern, die an unser Gehirn gesendet werden.

An diesem Punkt könnten wir entscheiden, unserem Körper nur solche Mikroben zuzuführen, die gut für uns sind, und Nahrungsmittel wählen, die uns gesund erhalten. Wie oben gezeigt, kontrolliert das Mikrobiom alle Funktionen aller Organe, auch das Immunsystem und das Hormonsystem. Wir können daher beschließen, Nahrung zu essen, die Mikroben enthält, welche zur Funktion unseres Immunsystems und aller unserer Körpersysteme beitragen.

Die 35-jährige Suche, die zur Entdeckung der Supermikroben führte

Wo finden wir diese Mikroben, und wie können wir sichergehen, dass sie sich in unserem Essen befinden? Das war in den vergangenen 35 Jahren Ziel der Forschungen von Dr. Ruggiero, seit er erstmals begann, die Rolle der Ernährung bei Gesundheit und Krankheit zu untersuchen. Kurz gesagt müssen wir herausfinden, welche Mikrobenstämme das gesunde menschliche Kern-Mikrobiom ausmachen, also die begrenzte Zahl von Stämmen, die wir mit der Kolostrum und der Muttermilch erhalten. Dann müssen wir diese Stämme in der Milch und in der Kolostrum exakt so wiederherstellen, wie sie bei unserer Geburt waren, und *voilà*! Wir haben das gesunde menschliche Kern-Mikrobiom, das dritte Gehirn, den Direktor des Immun- und Hormonsystems, in einer Schale, die wir als leckeren Dessert genießen können.

Wenn wir unserem Körper diese Nahrung zuführen, verändern wir unser Mikrobiom und kehren zum uranfänglichen Zustand unserer Geburt zurück, unser Immunsystem ist bereit für jede Herausforderung, und unser menschliches Gehirn erhält die Informationen, die für seine einwandfreie Entwicklung und Funktion notwendig sind, wie auch alle anderen Organe und Systeme vom Herz-Kreislauf- bis zum Magen-Darm-System. Klingt das wie Science-Fiction? Eigentlich nicht. Seit etwa 3000 Jahren weiß die Menschheit, dass fermentierte Milcherzeugnisse wie Joghurt positive Auswirkungen auf Gesundheit und Langlebigkeit haben, weil fermentierte Milcherzeugnisse reproduzieren, was in unserem Darm passierte, als wir mit Muttermilch gefüttert wurden.

Als Dr. Ruggiero die Größenordnung des Mikrobioms erkannte, kam er zu dem Schluss, dass es faktisch eine echte Kommandozentrale unserer Existenz ist. Daher betrachtete er diese Entität als drittes Gehirn. Nach dieser Entdeckung machten er und sein Team sich auf die Suche nach einem Weg, um mit dieser Kommandozentrale zu interagieren. Wenn Dr. Ruggiero und sein Team mit dem Mikrobiom interagieren konnten, dann konnte das ein neuer Weg sein, um unsere Fähigkeit enorm zu steigern, länger gesünder zu leben und das Leben unzähliger Menschen zu verbessern. Dies ist die erstaunliche Geschichte, wie Dr. Ruggiero erkannte, dass das Mikrobiom nicht nur unser drittes Gehirn ist, sondern auch eine wesentliche Rolle dabei spielt, die Funktionen des Immunsystems und aller anderen Organe unseres Körpers zu regulieren und zu dirigieren.

Die Schädigung des dritten Gehirns

Wir haben das Konzept des dritten Gehirns als Hauptkommandozentrale für körperliche und psychische Gesundheit aufgestellt. In einer perfekten Welt funktioniert alles reibungslos. Wir sind geistig klar, unser Körper läuft wie ein Uhrwerk. Aber diese Welt ist nicht perfekt. Wir haben keinen perfekten Lebensstil. Wir leben in keiner Blase. Wenn Sie die ersten Bücher der Reihe „The New Health Conversation Series“ gelesen haben, haben Sie auch über das TDOS-Syndrom gelesen. Dabei handelt es sich weder um eine Krankheit noch um eine direkte Erkrankung, sondern um vier *miteinander verbundene* Komponenten, die einen hohen Anteil an der Störung unseres dritten Gehirns haben. Diese vier Komponenten, die uns daran hindern, unser Gesundheitspotenzial zu maximieren, sind Toxizität (*T*oxicity), Nährstoffmangel (*D*eficiency), Übergewicht (*O*verweight) und Stress (*S*tress).

Toxizität

Hiermit wird sich auf die Exposition gegenüber direkten und indirekten Umweltsubstanzen bezogen, die als krebserregend, giftig oder unverträglich für den menschlichen Körper oder das Mikrobiom gelten. Zu solchen Substanzen zählen künstliche Süßstoffe, Blei, Schwermetalle, Herbizide, Pestizide und so weiter. Sogar Dinge, die entwickelt wurden, um uns „gesünder“ zu machen, können tatsächlich verheerenden Schaden in unserem Körper anrichten. Antibiotika, Chemotherapie und andere Arzneimittel beeinträchtigen unser Immunsystem und unsere Darmgesundheit – und schädigen das Mikrobiom.

Antibiotika im Übermaß

Wir haben Antibiotika wegen ihres übermäßigen Einsatzes und ihrer Auswirkungen auf das Mikrobiom unter Toxizität gelistet. Die schädlichste Auswirkung auf das Mikrobiom besteht im Einsatz oder übermäßigen Einsatz von Antibiotika. Sie gehören zu den besten und meistgenutzten Entdeckungen der Medizin. Dank ihnen können wir den Körper von schädlichen und sogar tödlichen bakteriellen Infektionen befreien. Doch zu den Nebenwirkungen dieser starken Antibiotika zählen Magenprobleme und eine aus dem Gleichgewicht geratene Darmflora. Viele Ärzte empfehlen, ein Probiotikum einzunehmen, um diese Nebenwirkung zu bekämpfen.

Dr. Ruggiero und seine Kollegen haben gezeigt, dass es unerlässlich ist, nicht nur die gute Darmflora wieder neu zu besiedeln, sondern auch das gesamte Mikrobiom wiederherzustellen, besonders nach dem Abschluss einer Antibiotikabehandlung. Das Mikrobiom ist eine große Stütze und eine Kommandozentrale für unser zweites Gehirn und sein Immunsystem.

Nährstoffmangel
Durch Überpflanzung, fehlenden Fruchtwechsel und den übermäßigen Einsatz von Herbiziden und Pestiziden enthält unser Essen nicht mehr die Nährstoffe und Mineralien von früher. Unser Körper kann mit unzureichenden Nährstoffen und Mineralien nicht optimal arbeiten. Essen allein reicht nicht mehr. Wir müssen unser drittes Gehirn ernähren.

Übergewicht
Unserem Essen fehlen Mineralien und Nährstoffe, durch die unser Körper erst gut versorgt ist. Dieser Mangel kann zu übermäßigem Essen führen. Wenn der Nährstoffhaushalt nicht ausgewogen ist und in unserem zweiten Gehirn (dem Magen-Darm-Trakt) bestimmte Neurotransmitter gebildet werden, überessen sich viele Menschen, um eine „innere Lücke“ zu füllen. Unser Körper sieht überernährt aus, ist aber in Wahrheit unterernährt.

Stress
Jagen und Sammeln sind in unserer Gesellschaft nicht mehr notwendig. Essen finden wir überall. Unser Körper bildet für Angriff-oder-Flucht-Situationen Kortisol. Das ist überlebenswichtig. Aber unser hektischer Lebensstil führt dazu, dass wir viel zu viel von diesem Hormon produzieren. Wir müssen dieses Stresshormon managen, um unsere Energie, ein gesundes Gewicht und eine gesunde Psyche zu erhalten. Wie bereits erwähnt, werden im Darm wichtige Neurotransmitter gebildet. Ein Ungleichgewicht aufgrund von Stress kann zu Magenproblemen, Depressionen und anderen damit verbundenen Symptomen führen.

Was also passiert, wenn diese Kommandozentrale geschädigt wird? Was passiert, wenn die Stützpfeiler der Kommandozentrale beeinträchtigt werden? Was passiert mit unserem Körper? Nun …

Alle diese Einflussfaktoren können zur Schädigung des Mikrobioms und auch zu Schädigungen im ersten Gehirn und der Mikroben im Magen-Darm-Trakt führen.

Vor Hunderten von Jahren kannten wir manche der heutigen Krankheiten gar nicht. Die überwältigende Zahl an Menschen, denen in den letzten Jahrzehnten körperliche und psychologische Störungen und Krankheiten diagnostiziert wurden, hat im Vergleich zur Vergangenheit epische Ausmaße erreicht. Und die Zahlen steigen weiter. Es scheint, als würden Lebensmittelallergien und -intoleranzen jährlich zunehmen. Nicht nur der Autismus ist auf dem Vormarsch (schätzungsweise wird etwa jedes 68. Kind im Autismus-Spektrum geboren, 1990 war es noch jede 10000. Kind), sondern auch Entwicklungsstörungen und sozial-emotionale Probleme bei Kindern. Eltern wechseln von einem Therapeuten zum nächsten und von einer Verschreibung zur anderen, um die Symptome zu behandeln. Wir können einen gebrochenen Arm bandagieren, aber wir können uns auch entscheiden, den Bruch zu reparieren, indem wir ihm geben, was er wirklich zum Heilen braucht.

Wenn Teile eines Computers geschwächt werden, wird das gesamte System träge, es arbeitet nicht mehr optimal und stürzt oft sogar komplett ab. Mit der Schwächung der Kommandozentrale oder Festplatte kann das System anfällig für Viren und leicht gehackt werden.

Aber anders als bei einem Computer, den man sich einfach neu kaufen kann, wenn er defekt ist, müssen wir das, was in unserem Körper kaputtgegangen ist, wiederherstellen können. Wenn wir einen Computer retten wollen, müssen wir wahrscheinlich die Festplatte, die Kommandozentrale, austauschen, um die anderen Teile wiederherzustellen und das Gerät wieder zum Laufen zu bringen.

Unser Körper arbeitet ähnlich. Wenn wir unser System mit der durchschnittlichen Ernährung eines Amerikaners schwächen und Substanzen konsumieren, die unser Körper nicht erkennt oder verarbeiten kann, ob wir das wissen oder nicht, kann Schlimmes passieren. Unser Körper und unser Geist sind völlig übersteuert und beschäftigt mit dem Ausgleich von Familie und Beruf, Essen nebenher, ständigen Geldsorgen und Leistungsdruck.

Die Folge? Wie beim Computer wird auch unser Körper träge: Wir fangen uns leicht Viren ein und sind anfällig für Schäden an unseren wichtigsten Schaltzentralen. Wenn wir nichts dagegen unternehmen, kann das TDOS-Syndrom nur mit zum Niedergang des Mikrobioms beitragen.

The New Health Conversation zeigt auf, was uns bereits jetzt zur Verfügung steht. Richtig angewendet mindern die Lösungen die einschränkende Wirkung, die das TDOS-Syndrom auf unsere Lebensqualität und unsere Fähigkeit haben kann, unser Gesundheitspotenzial zu maximieren.

Die gute Nachricht ist, dass Dr. Ruggiero und sein Team durch unermüdliche Forschungen und die Wiederherstellung des Fermentationsprozesses (einschließlich der etwa 40 Mikrobenstämme), der bei uns allen bei der natürlichen Geburt und beim Stillen stattfindet, die genetischen Informationen des Mikrobioms wiederherstellen konnten. Das kann helfen, das Mikrobiom vollständig zu optimieren, auch bei Menschen, die eine Kaiserschnittgeburt hatten. Im Grunde ist die Wiederherstellung der genetischen Informationen des Mikrobioms jetzt fortlaufend möglich.

Schon jetzt hat diese bahnbrechende Entdeckung großen Nutzen für die Maximierung der Lebensqualität in Form eines so genannten „Superjoghurts", der die genetischen Informationen des Mikrobioms enthält. Später in diesem Buch werden Sie noch mehr über die bereits bewiesenen, vom Mikrobiom ausgehenden Vorteile für unsere Lebensqualität erfahren.

Wir hatten Sie ja gewarnt, es könnte wie Science-Fiction klingen, aber wie Sie gleich erfahren werden, basiert all das auf eindeutigen wissenschaftlichen Beweisen. Dr. Ruggiero und seine Kollegen haben jahrelang in der Immuntherapie gearbeitet und sind hocherfreut über die Vorteile, die die Ernährung des Mikrobioms für die Unterstützung des Immunsystems haben kann. Außerdem sind sie der Auffassung, dass auch die Herzunterstützung und würdevolles Altern davon profitieren können.

Im Wesentlichen haben die Erkenntnis, dass das Mikrobiom tatsächlich ein Gehirn ist, und weiterhin die Entdeckung, wie wir mit ihm interagieren können, schon jetzt sehr positive Auswirkungen auf die Maximierung unserer Lebensqualität und unsere Fähigkeit, gesund zu leben.

Im *American Journal of Clinical Nutrition* erschien kürzlich folgende Meldung: „Seit Tausenden von Jahren ist Joghurt Bestandteil der menschlichen Ernährung, und es werden viele gesundheitliche Vorteile mit dem Joghurtverzehr in Verbindung gebracht. Das Ziel des First Global Summit on the Health Effects of Yogurt war es, den Umfang der aktuellen wissenschaftlichen Kenntnisse über die gesundheitlichen Vorteile von Joghurt zu prüfen und zu bewerten und Bereiche zu identifizieren, in denen weitere Forschungen notwendig sind. Es wurde die Faktengrundlage für die Vorteile von Joghurt im Hinblick auf die Förderung der Knochengesundheit, den lebenslangen Gesundheitserhalt, die Verbesserung der Ernährungsqualität und die Verringerung des Auftretens chronischer Erkrankungen wie Fettleibigkeit, metabolisches Syndrom und Herz-Kreislauf-Erkrankungen präsentiert."[14]

---

[14] Donovan SM, Shamir R. Introduction to the yogurt in nutrition initiative and the First Global Summit on the health effects of yogurt. Am J Clin Nutr. 2014 May; 99(5 Supply):1209S-11S

Hinweis: Gesunde Joghurts stellen nicht das gesunde menschliche Kern-Mikrobiom wieder her.

Allerdings muss hier klargestellt werden, dass herkömmliche Joghurts, auch wenn sie vorteilhaft für die Gesundheit sind, nicht darauf ausgelegt sind, das gesunde menschliche Kern-Mikrobiom wiederherzustellen. Sie können dazu beitragen, gesunde genetische Informationen zuzuführen, sind aber weit davon entfernt, das oben beschriebene „dritte Gehirn" zu sein. Sie beinhalten nicht die Entdeckung der entscheidenden Kombinationen aus Inhaltsstoffen, die tatsächlich das Erbgut des gesunden Kern-Mikrobioms wiederherstellen.

Das Microbiome Protocol™ und Microbiome Protocol Regimen™

Wir werden Sie außerdem mit dem Microbiome Protocol™ und dem Microbiome Protocol Regimen™ bekannt machen, das die notwendigen Nahrungsbestandteile enthält, um das Mikrobiom, das Immunsystem und die beiden anderen Gehirne bestmöglich zu unterstützen. Wenn Sie noch nicht überzeugt sind, möchten Sie vielleicht erfahren, warum das US-amerikanische National Institute of Health über 150 Millionen Dollar zur Erforschung des Mikrobioms bereitstellt.

Hier ein Auszug von der Website des NIH über das Human Microbiome Project: „In einer Reihe koordinierter wissenschaftlicher Berichte, die am 14. Juni 2012 in Nature und mehreren Zeitschriften in der Public Library of Science (PLoS) veröffentlicht wurden, berichten etwa 200 Mitglieder des Konsortiums Human Microbiome Project (HMP) aus fast 80 Universitäten und wissenschaftlichen Institutionen über fünf Jahre Forschungen. Seit seinem Start im Geschäftsjahr 2007 hat das HMP 153 Millionen Dollar vom NIH Common Fund erhalten, der in wirkungsreiche, innovative, NIH-übergreifende Forschung investiert. Einzelne NIH-Institute und -Zentren stellten weitere 20 Millionen Dollar als Kofinanzierung für die Forschungen des HMP-Konsortiums zur Verfügung.

‚Wie Entdecker aus dem 15. Jahrhundert, die die Umrisse eines neuen Kontinentes skizzierten, setzten die HMP-Forscher eine neue technologische Strategie ein, um erstmals die normale mikrobielle Zusammensetzung des menschlichen Körpers zu definieren', sagte NIH-Direktor Francis S. Collins, M.D., Ph.D. Das HMP hat eine bemerkenswerte Referenzdatenbank geschaffen, indem es Genomsequenzierungsverfahren nutzte, um bei gesunden Freiwilligen Mikroben zu ermitteln. Das legte den Grundstein zur Beschleunigung der Erforschung von Infektionskrankheiten, was bisher ohne diese Gemeinschaftsmittel unmöglich war."

Es ist hochinteressant, dass das NIH hohe Geldsummen für Forschungen rund um das Mikrobiom aufwendet.

Wie Sie feststellen werden, haben Dr. Marco Ruggiero und sein Team in ihren Forschungen bereits gezeigt, dass die Wiederherstellung des Mikrobioms unser Immunsystem, unsere Herz-Kreislauf-Gesundheit, unsere Gehirnfunktionen und unsere allgemeine Lebensqualität verbessern kann.

4. HOCHINTERESSANTE PUBLIZIERTE BEOBACHTUNGSSTUDIEN

In diesem Kapitel werden wir Ihnen einige erstaunliche Arbeiten vorstellen. Wir werden verschiedene Peer-Review-überprüfte publizierte Studien aufführen, die in den vergangenen Jahren in großen wissenschaftlichen Fachzeitschriften erschienen sind. Einige stellen wir im Originalformat bereit, bei anderen haben wir die sachdienlichen Informationen zur Vermittlung der Ideen und Lösungen in diesem Buch ausgewählt. Bei allen Studien und Informationen in diesem Kapitel geht es um das Potenzial, unsere Lebensqualität zu steigern. Dies richtet sich nicht nur an Menschen, die mit schweren medizinischen Problemen konfrontiert sind, sondern es geht darum, unser aller Gesundheitspotenzial zu maximieren. Einige der Hauptfaktoren für die Maximierung unserer Lebensqualität sind die Unterstützung des Immunsystems und der Herzgesundheit, neurologische Unterstützung, eine verbesserte Kreislaufunterstützung und die Unterstützung würdevollen Alterns.

Erkenntnistheorie

Die in diesem Kapitel aufgeführten Arbeiten und Studien erfolgten anhand eines erkenntnistheoretischen Ansatzes. Einfach ausgedrückt ist die Erkenntnistheorie die Untersuchung der Basis von Wissen oder des allgemeinen Wissensverständnisses. Eine Definition der Erkenntnistheorie lautet: Die Erkenntnistheorie ist die Untersuchung der Grundlagen, Natur und Ursprünge von Wissen und der Grenzen der menschlichen Erkenntnis. Die Erkenntnistheorie befasst sich mit Themen wie der Art und Weise der Gewinnung von Wissen und seiner Prüfung und Verifizierung. Vereinfacht ausgedrückt arbeitet die Erkenntnistheorie nicht nur an dem Verständnis, *wie* etwas funktioniert, sondern auch *warum*. Nachfolgend ein Auszug aus einem Interview, das ich mit Dr. Ruggiero führte und worin wir im Hinblick auf medizinische Tests und Theorien den Unterschied zwischen Doppelblindtests und Peer-Review-überprüften publizierten Beobachtungsstudien erörterten und darüber sprachen, wo und wie die Erkenntnistheorie hier eine Rolle spielen kann.

Peter Greenlaw: Wir hatten über die publizierten Arbeiten gesprochen. Vor unserem Gespräch kannte ich den Unterschied zwischen Peer-Review-überprüften Beobachtungsstudien und klinischen Doppelblindstudien nicht. Könntest du dazu etwas sagen?

Dr. Ruggiero: Im heutigen Internetzeitalter gibt es Unmengen an Informationen. Aber bei zu vielen Informationen besteht auch die Gefahr von Fehlinformationen. Es ist schwierig, zwischen Falschmeldungen und Wahrheit zu unterscheiden, auch wenn es in der Wissenschaft ja eher eine philosophische Frage ist, von der Wahrheit zu sprechen. Wenn ein Forscher nun (und denke daran, wir nennen uns selbst lieber Forscher als Wissenschaftler) eine Beobachtung macht, ob im Labor oder in der Klinik, dann publizieren wir diese Beobachtungen in wissenschaftlichen Fachzeitschriften. Du kennst ja vielleicht *Science, Nature, The Lancet* oder *The New England Journal of Medicine.* Es gibt noch Dutzende weitere Zeitschriften mit Fachgebieten wie Kardiologie, Onkologie, Gynäkologie und so weiter. Alle diese Zeitschriften haben das so genannte „Peer Review"-System. Beispielsweise mache ich in meinem Labor eine Beobachtung; ich bringe Substanz „X" in Kontakt mit Krebszellen, und ich sehe, dass diese Substanz Krebszellen tötet. Ich sage: „Oh! Das ist interessant!" Und ich will diese Informationen mit der übrigen medizinisch-wissenschaftlichen Gemeinschaft teilen. Ich veröffentliche meine Ergebnisse nicht auf einem Blog oder einer Website, sondern schicke diese Beobachtungen an wissenschaftliche Fachzeitschriften wie *The Journal of Anticancer Research* oder *Anticancer Drugs.* Diese schicken dann meine Ergebnisse an ein Expertengremium mit den weltweit qualifiziertesten Experten auf diesem bestimmten Gebiet, die meine Arbeit überprüfen und versuchen, meine Experimente zu reproduzieren. Sie nehmen meine Arbeit bis ins kleinste Detail unter die Lupe. Und erst, nachdem sie diese Überprüfung (Review) durch meine Kollegen (Peers) durchlaufen hat, kann diese neue Idee oder Information publiziert werden. Nach der Publikation wird sie dann in Suchmaschinen wie PubMed, der Datenbank der US-amerikanischen National Library of Medicine, oder in Scopus, einer weiteren privaten Datenbank, gelistet. An diesem Punkt wird Wissenschaft daraus. Wenn ich also sage: „Es wurde wissenschaftlich bewiesen, dass Molekül ‚X' Krebszellen tötet", dann meine ich damit, dass diese Ergebnisse das Peer-Review-Verfahren durchlaufen haben.

Zwei Arten von Forschungsstudien

Bei klinischen Studien gibt es im Wesentlichen zwei Arten von Studien. Eine ist der so genannte klinische Fallbericht, die andere ist die Doppelblindstudie. Der Unterschied ist enorm, darüber müssen wir uns klar sein.

Klinische Beobachtungen und Fallberichte

Der klinische Fallbericht könnte beispielsweise ein einzelner Allgemeinarzt in einem entlegenen Gebiet in Minnesota sein, der irgendeinen bemerkenswerten Fall hat, etwa eine Person, die eine bestimmte Krankheit hat und ein bestimmtes

Medikament oder Naturheilmittel verwendet, und die Krankheit bessert oder verschlimmert sich (oder was auch immer). Und so beschreibt dieser Allgemeinarzt diesen klinischen Einzelfall oder vielleicht auch zwei oder drei klinische Fälle. Wegen der unmittelbaren Kommunikation und des Internets kann die medizinische Gemeinschaft weltweit nun von diesen Ergebnissen erfahren. Klinische Fallberichte sind Beobachtungen darüber, was in der Medizin funktioniert oder nicht funktioniert, die von einem einzelnen Arzt oder einer kleinen Gruppe aus Ärzten oder Forschern getätigt werden.

Doppelblindstudien

Dann gibt es noch die Doppelblindstudien. Was bedeutet das? Man muss dafür 1000 oder 2000 Menschen nehmen, eine ansehnliche Stichprobe also, alle mit demselben Geschlecht, in derselben Altersgruppe und mit derselben Erkrankungsart im selben Stadium, und sie dann in zwei oder mehr Arme aufteilen. In einem Arm erhalten die Personen die bekannte Behandlung, im anderen erhalten sie das neue Medikament, das man testen will. Es gibt einige Endpunkte. Nach drei Monaten, sechs Monaten und so weiter führt man sämtliche Berechnungen durch, und es heißt „Doppelblind"studie, weil weder Patient noch Arzt weiß, ob während der Behandlung das alte oder das neue Medikament oder das Medikament oder das Placebo verabreicht wird. Am Ende kann man sagen, in Ordnung, das neue Medikament hat eine x Prozent höhere Wirksamkeit als das alte oder weniger Nebenwirkungen oder was auch immer. Aber um eine klinische Doppelblindstudie durchzuführen, braucht man natürlich mehrere Institutionen, mehrere Krankenhäuser, man braucht enorme Mengen Geld, und im Grunde können nur große Pharmaunternehmen solche klinischen Doppelblindstudien durchführen.

Dr. Ruggiero über klinische Beobachtungen und warum sie so wichtig sind

Als Arzt und Forscher glaube ich: Wenn es keine klinischen Beobachtungen oder klinischen Fallberichte gäbe, wäre das extrem gefährlich, weil das bedeuten würde, dass die gesamte medizinische Forschung allein in den Händen der großen Pharmaunternehmen läge, was ein paar schwere Nebenwirkungen nach sich ziehen könnte. Aber zum Glück veröffentlichen wissenschaftliche Publikationen klinische Fallberichte. Was also der Allgemeinarzt in der entlegenen Ortschaft in Minnesota gesehen hat, könnte für mich in Italien nützlich sein, weil ich einen Patienten mit identischen Symptomen haben könnte, sodass also diese Informationen für mich extrem nützlich sein könnten, aber auch für jemanden in Japan oder Indien. Es ist also nicht so, dass Doppelblindstudien einen größeren Wert haben als klinische Fallberichte. Natürlich muss man auch klug sein und interpretieren.

Peter Greenlaw: Dann kommt also ohne eine Peer-Review-überprüfte Doppelblindstudie kein Medikament auf den Markt? Sagen wir, diese Beobachtungsstudie, diese klinische Arztstudie aus Minnesota, wenn du diese an einem deiner Patienten anwenden würdest. Besteht da kein Risiko? Vor allem bei der endlosen Reichweite und den grenzenlosen Geldmitteln der großen Pharmaunternehmen?

Dr. Ruggiero: Absolut. Wie ich dir schon gesagt habe, war ich jahrelang in der Big-Pharma-Industrie, und die Sache ist die: Wenn ihnen die Ergebnisse nicht gefallen, dann publizieren sie sie nicht. Sie tun dann einfach so, als hätten sie diese klinischen Doppelblindstudien gar nicht durchgeführt. Aber leider sind klinische Doppelblindstudien keine Sicherheitsgarantie. Kannst du dich an den Viox-Skandal erinnern? Tausende Menschen starben an dem Medikament, einfach weil die Hersteller etwas übersehen hatten, das ganz offensichtlich für diejenigen war, die sich in den 20 Jahren davor eingehend mit der Materie und ähnlichen Medikamenten befasst hatten. Und Viox wurde nach Phase eins, Phase zwei und Phase drei der klinischen Versuche genehmigt. Es war also alles genauestens überprüft worden, und trotzdem reden wir hier über Tausende Todesfälle. Das sagt einem also: Doppelblindstudien sind überhaupt gar keine Garantie. Ich weiß nicht, wie viele Menschen infolge klinischer Fallberichte gestorben sind, aber ich weiß, dass in diesem speziellen Fall Tausende Menschen gestorben sind, und wir können sogar sagen, dass sie durch diese klinischen Doppelblindstudien getötet wurden.

Peter Greenlaw: Nun, um das den Menschen aufzuzeigen, wollte ich klarstellen, dass eine klinische Beobachtungsstudie einem Arzt auch genug Zutrauen geben kann, die Protokolle dann vielleicht auch anzuwenden, besonders wenn es natürliche Mittel sind und kein Medikament an sich. Ist das richtig, dass ihnen das *wesentlich* mehr Gewissheit gibt als wenn irgendein Pappenheimer und ich einfach in der Küche sitzen und irgendwas zusammenbrauen und dann sagen: „Hey, damit gehen deine Kopfschmerzen weg"?

Dr. Ruggiero: Ja. Du hast absolut recht, denn auch wenn es die Beobachtung nur eines einzigen Falles ist, ist sie trotzdem so gut dokumentiert, dass sie das Peer-Review-Verfahren durchlaufen hat. Auch wenn es also nur ein einziger Fall ist, kennst du ja den berühmten schwarzen Schwan von Aristoteles. Du kannst sagen: „Alle Schwäne sind weiß", weil alle Schwäne weiß aussehen. Aber wenn du nur einen einzigen schwarzen Schwan siehst, ist es egal, ob es nur einer ist; einer reicht aus, um deine Behauptung zu widerlegen, wie man in der Philosophie sagt.

Nehmen wir also einmal an, du hast Bauchspeicheldrüsenkrebs, der heute als tödlichster aller Krebsarten gilt. Und dann gibt es da diesen Allgemeinarzt in einer entlegenen Ortschaft auf dem Land, der sagt: „Ich habe einen Patienten mit Bauchspeicheldrüsenkrebs. Ich habe diesen Patienten mit was auch immer behandelt, und er wurde geheilt. Und ich kann das zuverlässig dokumentieren.“ Bis zu diesem Punkt wird dieser Fallbericht vom Peer-Review-System zugelassen. Was uns das für die Tausenden Patienten mit Bauchspeicheldrüsenkrebs sagt, ist: Ihre Erkrankung ist heilbar. Das ist der schwarze Schwan. Es ist wichtig, dass der Fall gut dokumentiert wird. Wäre er nicht gut dokumentiert worden, wäre er nicht zur Publikation zugelassen worden.

Den folgenden Teil dieses Kapitels hat Dr. Marco Ruggiero verfasst.
Die besprochenen Studien sind hauptsächlich die Arbeiten von Dr. Ruggiero, die in Peer Reviews überprüft und in einer Reihe von großen medizinischen Fachzeitschriften publiziert wurden. Dr. Ruggiero war so liebenswürdig, sich trotz seines engen Terminplans die Zeit zu nehmen, Einblicke in sein Lebenswerk zu geben und Ihnen, den Lesern, direkten Einblick in diese unglaublichen Informationen zu schenken. Wir sind ihm zutiefst dankbar dafür. Alle erwähnten Studien und Artikel sind über die Zitate oder die PubMed-Website auffindbar.

Unterstützung des Immunsystems zur Maximierung unseres Gesundheitspotenzials

Als ich begann, mich in meinen Arbeiten mit dem Mikrobiom zu beschäftigen, wusste ich, dass es alle Informationen enthält, die nötig sind, um lang und gesund zu leben, weil das Mikrobiom 99 Prozent aller genetischen Informationen enthält, die wir brauchen. Als das komplexe Ökosystem, das es ist, lässt es sich mit dem Regenwald im Amazonasgebiet vergleichen, in dem Pflanzen wachsen, die Substanzen produzieren, aus denen sämtliche Medikamente zur Heilung der Menschheit gewonnen werden könnten. In dem Informationsschatz des gesunden Mikrobioms ist alles enthalten, was wir brauchen, um die einwandfreie Entwicklung und Funktion unserer Organe zu ermöglichen und sogar ihre Leistung zu verbessern, ohne Gefahr zu laufen, sie zu überanstrengen.

Die Vitamin-D-Achse: Gegenstand 20-jähriger Forschungen

In den vergangenen 20 Jahren habe ich meine Forschungen auf einen bestimmten Signalweg konzentriert, der noch bis vor kurzem nicht als Teil des Mikrobioms angesehen wurde. Ich spreche von der Vitamin-D-Achse, einem komplexen Stoffwechselweg, der Vitamin D in seinen verschiedenen Formen (Vitamin D2 und D3 zum Beispiel), seinen intrazellulären Rezeptor namens Vitamin-D-

Rezeptor (VDR) und das Trägerprotein umfasst, das treffend als Vitamin D bindendes Protein (VDBP, auch Gc-Protein genannt) bezeichnet wird. Mein Beitrag zur Erforschung der Vitamin-D-Achse wurde von den Herausgebern der renommierten wissenschaftlichen Fachzeitschrift *Kidney International* anerkannt, einem Journal der Nature Publishing Group, als sie mich 2009 einluden, eine Review über den meistdiskutierten Aspekt rund um dieses Thema zu schreiben, nämlich: „Was ist die beste Vitamin-D-Dosierung?" Dementsprechend trug mein Kommentar den Titel „Chronische Nierenerkrankungen und Vitamin D: Wie viel ist angemessen?"[15]

Seit Jahren weiß man um die Rolle, die Vitamin D im Kalziumstoffwechsel und somit in der Vorbeugung von Rachitis und Osteoporose einnimmt. Kürzlich jedoch wurde entdeckt, dass es auch eine unerlässliche Rolle in der Entwicklung und Funktion unseres Immunsystems und unseres ersten und zweiten Gehirns spielt. Sucht man in PubMed nach „Vitamin D und Immunsystem", erhält man über 3000 Peer-Review-überprüfte Publikationen, und sucht man nach „Vitamin D und Gehirn", werden über 1000 solcher Publikationen angezeigt. Vitamin D und der Mangel daran sind an praktisch allen menschlichen Krankheiten beteiligt, von Krebs (über 8000 Publikationen) bis zu Autismus, mit Studien, die aufzeigen, dass eine Vitamin-D-Supplementierung zu einer Verbesserung der Hauptsymptome von Autismus führt („Hauptsymptome von Autismus nach Vitamin-D-Supplementierung verbessert").[16]

Mein wissenschaftlicher Beitrag zur Vitamin-D-Forschung war die Untersuchung der Rolle der anderen beiden Komponenten der Vitamin-D-Achse: VDR und VDBP. Tatsächlich kann Vitamin D seine Wirkung nämlich ohne diese beiden Proteine nicht ausüben, die das Vitamin-D-Signal faktisch in eine Sprache übersetzen, die die Zellen verstehen können, ein Signal, das dank der Interaktionen zwischen VDBP und VDR letztendlich zu erheblichen Veränderungen in der DNA der Zelle führt. Dank der vernetzten Signalgebung durch VDBP und VDR werden zahlreiche Gene ein- und ebenso zahlreiche Gene ausgeschaltet. In einfacheren Worten beeinflussen diese beiden Proteine, VDBP und VDR, durch die Vermittlung des Vitamin-D-Signals tiefgreifend das Verhalten der zellulären DNA, was uns vor den meisten, wenn auch nicht allen, Krankheiten schützt.

Offenbar spielte Vitamin D eine wesentliche Rolle in der Evolution aller Spezies und insbesondere der menschlichen Spezies, und zwar so sehr, dass eine Publika-

---

[15] *Kidney Int.* 2009 Nov; 76(9):931-3
[16] Jia F, Wang B, Shan L, Xu Z, Staal WG, Du L. *Pediatrics.* 2015 Jan; 135(1):e196-8

tion in PubMed den treffenden Titel trägt: „Hält Vitamin D die Welt am Laufen?" Es ist kein Zufall, dass diese Publikation der Fachzeitschrift *Breastfeeding Medicine* erschien, die sich ganz dem Nahrungsmittel Muttermilch widmet, dem Startpunkt zur Bildung des Mikrobioms.[17]

In der Publikation heißt es: „Vitamin D ist keine Unbekannte mehr, und zurzeit wird seine Wirkung auf verschiedene Organsysteme im ganzen Körper bis hin zur Zellebene entdeckt. Die einstige Auffassung, es handele sich um ein simples Hormon, das sich nur auf den Knochen- und Kalziumstoffwechsel auswirkt, hat sich geändert. Wir sehen Vitamin D nicht länger nur als ‚Vitamin', das lediglich in der Kindheit von Bedeutung ist, sondern als komplexes Hormon, das nicht nur an der Kalzium-Homöostase seinen Anteil hat, sondern auch an der Integrität des angeborenen Immunsystems. Vitamin-D-Mangel wird mit entzündlichen Erkrankungen mit langer Latenzzeit in Verbindung gebracht, etwa Multipler Sklerose, rheumatoider Arthritis, Tuberkulose, Diabetes und verschiedenen Krebsarten, um nur ein paar zu nennen."

Tatsächlich ist Vitamin D viel mehr als ein „Vitamin". Es ist ein Hormon, ein Secosteroid-Hormon, um genau zu sein, und es beeinflusst die Funktion der wichtigsten Gene, die praktisch alle unsere zellulären Funktionen steuern.

Als die Verfasser der Publikation „Hält Vitamin D die Welt am Laufen?" 2008 ihren Artikel schrieben, kannten sie allerdings die Rolle des Mikrobioms im Vitamin-D-Stoffwechsel noch nicht, sodass sie Muttermilch nur als Nährstoff bezeichneten statt als Quelle der grundlegendsten Informationen. Jetzt wissen wir, dass bei der Interaktion zwischen der Muttermilch und den Mikroben im Darm der Stoffwechsel von mindestens einer der Komponenten der Vitamin-D-Achse beteiligt ist: das VDBP, ein Protein, das seit 2009 den Schwerpunkt meiner Forschungen bildet. Das VDBP oder Gc-Protein ist ein multifunktionelles Trägerprotein, das bei Gesundheit und Krankheit eine Reihe von Funktionen ausübt, worüber ich 2011 einen wegweisenden Artikel in der Fachzeitschrift *European Nephrology* geschrieben habe.[18] Am interessantesten ist aber, dass das VDBP zusätzlich zur Ausführung einer Reihe von biologischen Funktionen auch Vorläufer eines weiteren Proteins ist, das eine starke Wirkung sowohl auf das Immunsystem als auch auf das Gehirn hat.

---

17 2008 Dec; 3(4):239-50

18 Ruggiero, M., Pacini, S. Chronic kidney disease and vitamin D: how much is adequate? *European Nephrology*. 5: 15-9 2011).

Dieses Protein trägt den fast unaussprechlichen Namen „N-Acetylgalactosamin-glykolisiertes Vitamin D bindendes Protein" und wird deshalb deutlichkeitshalber mit NAG (den ersten Buchstaben von N-Acetyl und Galactosamin) oder GcMAF (da es ein Abkömmling des Gc-Proteins ist) abgekürzt. Sehr aufschlussreich ist auch, dass der Stamm der Bezeichnung „Galactosamin" auf Milch hinweist, da Galaktose das Kohlenhydrat der Milch ist (Altgriechisch *galakt*). Das GcMAF-Protein ist ein Derivat des VDBP und wird bei jeder Immunantwort in unserem Plasma gebildet. Wir haben entdeckt, dass dieses Protein nicht nur die Zellen des Immunsystems aktiviert, sondern auch direkt das Wachstum von Krebszellen hemmt, und es zeigte interessante neuroprotektive Wirkungen, die in der Vorbeugung und Heilung einer Reihe von neurologischen Erkrankungen und Störungen der Entwicklung des Nervensystems von Alzheimer bis Autismus genutzt werden können.[19]

Das Gcmaf-Protein ist elementar wichtig für das Mikrobiom

Außerdem haben wir entdeckt, dass das GcMAF-Protein dank des Einwirkens des Mikrobioms auf seinen Vorläufer, das VDBP oder Gc-Protein, im Darm gebildet wird, sodass es eine grundlegende Rolle in der Entwicklung und Funktion des dritten Gehirns und des Immunsystems spielt. Es war daher keine Überraschung, als wir entdeckten, dass das in einer Schale nachgebildete dritte Gehirn eine bestimmte Menge dieses aktiven GcMAF-Proteins enthielt, das auf natürliche Weise durch das Einwirken des Mikrobioms auf Milch und Kolostrum gebildet wird.

Wie schon in anderen Kapiteln beschrieben, bringt die Konstruktion des gesunden menschlichen Kern-Mikrobioms in Form einer Supernahrung unzählige Folgen hinsichtlich der Erhaltung von Gesundheit und Lebensqualität mit sich. Hier möchte ich nun ein paar beschreiben, die direkt mit dem Vorhandensein dieses GcMAF-Proteins in Verbindung stehen, einem Mitglied der Vitamin-D-Achse, um die herum sich offensichtlich die Welt dreht, oder zumindest die biologische Welt. Das GcMAF-Protein übt in Kombination mit dem VDR und gesunden Fettsäuren wie etwa der Ölsäure in Oliven und Olivenöl eine Reihe von Wirkungen auf der Ebene der menschlichen DNA aus, die einmal mehr die Bedeutung der Wechselwirkungen zwischen dem Mikrobiom und dem menschlichen Genom unterstreichen. Als Produkt der genetischen Informationen im Mikrobiom und dieser von Mikroben abgeleiteten Informationen interagiert und modifiziert das aktive GcMAF-Protein tatsächlich die Informationen in der menschlichen DNA.

[19] *J Neurosci Res.* 2015 Mar 18. *Anticancer Drugs.* 2015 Feb; 26(2):197-209.

Unser großer Durchbruch: wir Formulierten eine „Nahrung für das dritte Gehirn"

Nach Hunderten Experimenten entdeckten wir schließlich, dass die genetischen Informationen im menschlichen Mikrobiom in einer Supernahrung wiederherstellbar waren, die wir formulieren konnten. Wir nennen diese neue Supernahrung „Dessertschale". Zu unserer großen Freude wirkte sich diese neue Supernahrung auf der Ebene der Mitochondrien im Herzen positiv auf die Energieproduktion aus. Es ist jedoch anzumerken, dass neuste, aber noch nicht publizierte Studien darauf hinzuweisen scheinen, dass das GcMAF-Protein wie ein Träger agiert. Mit anderen Worten ist es ein Vehikel, das Moleküle mit starker biologischer Wirkung zu ihren Zielzellen bringt. Von besonderer Bedeutung unter den bioaktiven Molekülen, die das GcMAF-Protein trägt, sind Vitamine der D-Gruppe, Fettsäuren wie Ölsäure und Glykosaminoglykane, das heißt zuckerbasierte Moleküle, die eine fundamentale Rolle in der Zellkommunikation spielen.

Beobachtungsstudie zur Unterstützung der Herzgesundheit

Das Herz schlägt unaufhörlich vom Zeitpunkt seiner Bildung im Mutterleib an bis zu unserem Tod. Anders als Skelettmuskeln, die nach der Beanspruchung Minuten oder Stunden brauchen, um sich zu erholen, hat das Herz zur Erholung nur ein paar Millisekunden zwischen jedem Herzschlag Zeit. In diesen Millisekunden muss es die Energie in den Kraftwerken der Zelle wiederaufbauen: den Mitochondrien. Genau wie bei trainierten Athleten, deren Skelettmuskeln sich schneller und effizienter erholen als bei sesshaften Menschen, zeigt ein trainiertes, gesundes Herz eine schnellere und effizientere Erholung im Vergleich zu einem Herzen unter nicht optimalen Bedingungen. Es ist möglich, diesen kleinen Zeitraum zu messen, der der Erholung des Herzens dient und der auch isovolumetrische Relaxationszeit oder IVRT genannt wird.

Da ich über gute praktische Erfahrungen in der Ultrasonografie verfügte, konnte ich problemlos meine basale IVRT messen, die glücklicherweise im normalen Bereich lag. Daraufhin extrahierte ich die im dritten Gehirn enthaltenen Informationen und bildete sie in Form eines cremigen Desserts nach. Ich aß die cremige Zubereitung (das Rezept folgt im nächsten Kapitel, lesen Sie in jedem Fall weiter), und erstaunlicherweise verringerte sich daraufhin mein IVRT erheblich, ein Zeichen dafür, dass sich die Effizienz der Energieproduktion in den Mitochondrien meines Herzens plötzlich verbessert hatte. In einer strukturierteren Versuchsreihe verglichen wir anhand einer entsprechenden Wiederherstellung der Vitamin-D-Achse diese Effekte *in vivo* mit denen, die wir in vitro erhalten hatten, und unsere Ergebnisse waren so überzeugend, dass sie zur Publikation in einer Sonderausgabe der wissenschaftlichen Fachzeitschrift *Nutrients* zugelassen wurden, die sich ganz der Beschreibung der neuartigen Wirkungen von Vitamin D widmete.[20]

Unsere Nahrungsentdeckung für ein gesundes Herz: Herz-Kreislauf-Unterstützung zum Dessert

In dieser Publikation stellten wir die Hypothese auf, dass Vitamin D, sein Rezeptor (VDR) und das GcMAF-Trägerprotein eine bedeutende Rolle in der Vorbeugung von Herz-Kreislauf-Erkrankungen spielen könnten, wie auch deutlich aus dem Titel der Studie hervorgeht. Eine allgemeinere Folge unserer Studie liegt jedoch in der Möglichkeit, die Herzgesundheit durch das dritte Gehirn in Form eines schmackhaften Desserts oder gesunden Snacks zu unterstützen. Und diese Möglichkeit bekräftigt noch weiter das Konzept, dass Nahrung nicht nur aus Kalorien und Nährstoffen besteht, sondern vor allem auch aus genetischen Informationen, die mit der Funktion unserer Gene interagieren.

In einer weiteren Studienreihe, die wir kürzlich publiziert haben und die in PubMed gelistet ist, entdeckten wir eine weitere Eigenschaft dieses aktiven GcMA-Proteins, die unmittelbar mit der Rolle des Mikrobioms in der Entwicklung und Funktion des Gehirns zusammenhängt, was auch gar nicht anders sein könnte, da das Mikrobiom ja das dritte Gehirn ist.

Unterstützung für Neuronen und Gliazellen

Da ich einen Großteil meiner akademischen Laufbahn dem Studium der Onkologie gewidmet habe, war es fast unvermeidlich, dass diese Beobachtungen aus unserem Interesse an Krebstherapien hervorgingen. Besonders interessierten wir uns für die Wirkungen eines Platinderivates namens Oxaliplatin, eines sehr wirksamen Chemotherapeutikums, das erfolgreich bei einer Reihe von Krebsarten eingesetzt wird. Leider hat dieses Medikament jedoch eine sehr schwere Nebenwirkung: äußerst quälende neuropathische Schmerzen, die zu schweren Funktionsstörungen führen. Diese Nebenwirkung kann so schwer sein, dass Patienten es vorziehen, die Therapie nicht fortzusetzen und das Risiko einzugehen, dass die Krankheit fortschreitet.

In unseren beiden kürzlich publizierten Studien zeigen wir auf, dass die Informationen, die im Mikrobiom, genauer gesagt im Trägerprotein GcMAF enthalten

---

[20] *Effects of vitamin D3 and paricalcitol on immature cardiomyocytes: a novel role for vitamin D analogs in the prevention of cardiovascular diseases.* Pacini S, Morucci G, Branca JJ, Aterini S, Amato M, Gulisano M, Ruggiero M. *Nutrients.* 2013 Jun 7; 5(6):2076-92

sind, in der Lage sind, den Schäden entgegenzuwirken, die den menschlichen Neuronen und Gliazellen durch das Oxaliplatin zugefügt werden.[21]

Wir führten In-vitro-Experimente durch, in denen wir menschliche Neuronen und Gliazellen mit Oxaliplatin konfrontierten, und erfassten die Zellschäden im Sinne einer verringerten Energieproduktion und verminderten Verbindungen zwischen den Zellen. Wie in anderen Teilen dieses Buches beschrieben, bilden die Vernetzungen zwischen Neuronen und Gliazellen in unseren Gehirnen mit die Grundlage für die Funktionen unseres Geistes. Dann führten wir dieselben Experimente durch, nachdem wir die Zellen mit dem GcMAF-Protein vorbehandelt hatten, dem Protein, das wir im „dritten Gehirn der Dessertschale" finden können. Mit anderen Worten brachten wir die Zellen in der Kultur in dieselbe Situation wie ein Proband, der das dritte Gehirn aus einer Dessertschale trinkt und dann 24 Stunden später mit einer platinbasierten Chemotherapie behandelt wird.

Wir beobachteten, dass das GcMAF-Protein sowohl Neuronen als auch Gliazellen vor den Schäden durch das Schwermetall Platin schützte. Als Experten in Molekularbiologie arbeiten wir auch den Molekularmechanismus heraus, der für diese Schutzwirkung verantwortlich war; das aktive GcMAF-Protein wies die DNA der Zellen an, das Gen einzuschalten, das für den Faktor VEGF codiert, der für die Reparatur der Schäden verantwortlich ist, die den Neuronen und Gliazellen zugefügt wurden. Und was noch interessanter ist: Aus diesen Beobachtungen folgt, dass der Faktor VEGF nicht spezifisch für durch Platin verursachte Schäden ist, sondern für alle Arten von Schäden, die menschlichen Neuronen und Gliazellen durch alle Arten von Giftstoffen sowie durch Alterung zugefügt werden können.

Obwohl mit anderen Worten unser Ziel bei der Durchführung dieser Experimente einfach war, die Nebenwirkungen einer bestimmten Form der Chemotherapie abzuschwächen, hatten wir einen Weg gefunden, um den Alterungsprozess zu bekämpfen und das Gehirn in unserem Kopf zu schützen: dank dem dritten Gehirn, das einmal mehr seine unvergleichbare Bedeutung unter Beweis stellte. Tatsächlich geht aus unseren Studien hervor, dass die Informationen im Mikrobiom in Form des GcMAF-Proteins, gebildet durch die Mikroben, die die Muttermilch fermentieren, mit den Informationen interagieren, die in der menschlichen DNA codiert sind, wodurch die menschliche DNA angeregt wird, den Faktor VEGF zu produzieren, der unerlässlich für die Entwicklung des Gehirns und die Reparatur aller Arten von Schädigungen des Gehirns ist.

---

[21] *J Neurosci Res.* 2015 Mar 18. *Anticancer Drugs.* 2015 Feb; 26(2):197-209.

Unterstützung würdevollen Alterns und Neuronenschutz

Es liegt auf der Hand, dass die sich aus diesen Beobachtungen ergebenden Anwendungsgebiete beeindruckend sind, da wir jetzt über einen Weg verfügen, um unser erstes Gehirn zu schützen, indem wir unser drittes Gehirn einfach durch eine bestimmte Nahrung wiederherstellen. Und ein Anwendungsbereich könnten nicht nur etwa Schwermetallvergiftungen sein, sondern auch und vor allem das Gebiet Anti-Aging.

Tatsächlich haben wir aufgezeigt, dass die vom Mikrobiom gebildeten Proteine unsere Neuronen nicht nur schützen, sondern sie sogar anweisen, neue Verbindungen einzugehen, sodass sich neue neuronale Schaltkreise bilden. Wir können neue Gedanken, Konzepte und Erinnerungen erschaffen. Die Unterstützung des gesunden Mikrobioms verhilft uns zu mehr neuronalen Verschaltungen.

Hinweis: Ich möchte nochmals betonen, dass wir mit dieser Nahrungsentdeckung in keiner Weise traditionelle medizinische Ansätze ersetzen. Unsere Entdeckung heilt oder behandelt in keiner Weise irgendeine Krankheit, Punkt. Wir bieten unsere Beobachtungen als zusätzliche Informationen an, mit denen traditionelle, klinisch bewährte Protokolle ergänzt und unterstützt werden können.

Unser Ziel und unsere Beobachtungen stützen unseren Ansatz zur Maximierung unseres Gesundheitspotenzial s und unserer Lebensqualität. Keine dieser Aussagen wurde von der FDA bewertet. Keinesfalls sollten Sie dies als Ersatz für eine fundierte medizinische Beratung erachten. Wie immer ist es empfehlenswert, vor einer etwaigen Ernährungsumstellung Ihren Arzt um Rat zu fragen.

5. BEURTEILUNG DER PATIENTENGESUNDHEIT

Wenn Dr. Ruggiero Patienten untersucht, stellt er wie die meisten Ärzte einen Plan auf, der ihm eine grundlegende individuelle Beurteilung ermöglicht. Das dient nicht nur dazu, ein Gefühl für den Patienten zu bekommen, sondern ihm auch ein zu befolgendes Protokoll zu erstellen, um seinen Gesundheitszustand zu maximieren. Bei der Beurteilung der Patientengesundheit sieht sich Dr. Ruggiero zuallererst dessen bisherige Ernährungsweise an.

Dr. Ruggiero und seine Kliniker wenden mehrere Stunden dafür auf, die Essgewohnheiten jedes Patienten zu analysieren. Wie Dr. Ruggiero sagte, gibt es keine Therapie, Operation, Arznei oder Prozedur, mit der schlechte Ernährungsgewohnheiten korrigiert werden könnten. Wichtig ist auch festzuhalten, dass einige Patienten vielleicht denken, „sauber" zu essen, dabei aber nicht die entsprechende Nährstoffversorgung und das richtige Protein-Kohlenhydrat-Fett-Verhältnis aufweisen, um ihr Gesundheitspotenzial zu optimieren. Der folgende Text wurde von Dr. Ruggiero verfasst und beschreibt die getroffenen Maßnahmen und warum sie ergriffen wurden.

Das Nährstoffgleichgewicht im Körper wiederherstellen

Zuallererst ist es wichtig, daran zu denken, dass Nahrung nicht nur aus Kalorien und Nährstoffen besteht. Sondern auch aus den weitaus wichtigeren genetischen Informationen, die mit unserer DNA interagieren. Das Konzept der Kalorien in der Nahrung wurde vor über 100 Jahren eingeführt, als (völlig zu Unrecht) angenommen wurde, dass der menschliche Körper wie eine Dampflok funktioniert, indem er unterschiedliche Arten von Brennstoffen wie Proteine, Fette und Zucker verbrennt. Damals wusste man noch nichts von genetischen Informationen in der DNA und noch viel weniger vom Mikrobiom und den komplexen Interaktionen zwischen diesen Arten von Informationen.

Nun, da wir wesentlich mehr über die wahre Bedeutung der Nahrung wissen, können wir verstehen, warum sogar bei gut ernährten oder scheinbar überernährten Menschen einige essenzielle Nährstoffe fehlen können. Genau genommen sind Nährstoffe nämlich nicht nur solche, die Kalorien liefern, sondern Nährstoffe sind auch solche, die die genetischen Informationen liefern, dank denen das Mikrobiom in einem wunderbar komplexen Verbindungsnetzwerk mit unseren Genen interagieren kann. Um gut zu funktionieren, braucht unser Mikrobiom geeignete Nahrung und essenzielle Nährstoffe. Das Mikrobiom braucht diese essenziellen

Nährstoffe, die unserem Körper vielleicht verloren gegangen sind. Leider wurden viele dieser essenziellen Nährstoffe, die zur Bildung des Mikrobioms und der menschlichen Teile unseres Körpers notwendig sind, durch die moderne Landwirtschaft und Lebensmittelproduktion ausgelaugt, geschädigt oder zerstört. Die gute Nachricht ist, dass wir sie wiedererlangen können.

Meine Suche nach immunstimulierenden Proteinen und Trägerproteinen wie Vitamin D bindende Proteine führte mich zu der Entdeckung, dass wir sie wiederherstellen und tatsächlich in der Küche zubereiten können. Die Ernährung wieder ins Gleichgewicht zu bringen ist ein sehr schwieriges Unterfangen. Manchmal ist es dagegen relativ einfach, ein spezifisches, passendes Medikament für eine spezifische Erkrankung zu verschreiben. Es kann unzählige Stunden dauern, den Nährstoffmangel oder den Nährstoffbedarf eines Patienten zu bestimmen, vor allem, wenn wir es mit Mangelzuständen des Mikrobioms zu tun haben.

Ich glaube an einen ganzheitlichen Ernährungsansatz als allerersten Schritt für die Patientengesundheit, den wir gehen müssen. Er ist kein Ersatz für medizinische Behandlungen, sondern ergänzt sie, um allen meinen Patienten so lange wie möglich die bestmögliche Lebensqualität zu verschaffen.

Die meisten Menschen haben eine extrem unausgewogene Nährstoffbilanz

Die Ernährung der meisten Menschen ist noch nicht einmal annähernd ausgewogen und ausreichend. Das macht es wesentlich schwieriger, ihren Körper wieder ins Gleichgewicht zu bringen. Keine medizinische Therapie, so wirkungsvoll sie auch sein mag, wird 100 Prozent der Zeit funktionieren, wenn man sich nicht zuerst um die Ernährung kümmert. Nun, da wir verstehen, dass Ernährung wesentlich mehr ist als Holz zu verbrennen, um Wärme zu erzeugen (also wesentlich mehr als Kalorien), kann man sich leicht vorstellen, dass unsere Gene ohne eine angemessene, kontinuierliche Versorgung mit den richtigen genetischen Informationen über die Nahrung nicht so arbeiten können, wie sie es sollten, woraus alle möglichen Erkrankungen entstehen können.

Die Erstkonsultation

Wenn ich einen Patienten untersuche, sehe ich mir zuallererst seinen Ernährungszustand aus dem neuen Blickwinkel heraus an, der auf den Forschungen über das Mikrobiom basiert. Wir haben gelernt, dass Ungleichgewichte im Mikrobiom oft mit systemischen Entzündungen im Zusammenhang stehen. Entzündungen sind die Basis aller chronischen Erkrankungen, und daher ist eines der ersten Dinge, die man sich ansehen muss, der Grad der Entzündung, an der der Patient leidet. Wir nutzen ein kostengünstiges, einfaches Instrument namens Prognostic Inflammatory and Nutritional Index (PINI), um den Grad der Entzündung bei einem Patienten zu analysieren. Das Ergebnis liefert uns eine Ausgangsbasis, um die Ernährung des Patienten wieder ins Gleichgewicht zu bringen. Bei Krebs und auch bei anderen chronischen Erkrankungen kann der Körper nicht genügend natürliche Abwehrmoleküle, das heißt krebsbekämpfende Proteine, bilden. Das liegt daran, dass die Viren oder Krebszellen Enzyme bilden, die die Vorläufer dieser Proteine zerstören. Ein Gegenmittel besteht darin, dem Körper durch eine Nahrungsmittelergänzung oder ein Immuntherapeutikum von außen Proteine zuzuführen. Meist ist eine Nahrungsmittelergänzung vorzuziehen, da sie natürlicher und wirkungsvoller ist.

Epigenetik: unsere DNA unter Kontrolle bringen

Wir bringen die Ernährung wieder ins Gleichgewicht, um die negativen Umweltauswirkungen auf den Körper zu bekämpfen. Wir werden unablässig mit Giftstoffen, freien Radikalen, Viren, Infektionen, Parasiten und allem Möglichen anderen da draußen bombardiert. Wir wissen, dass die Ursache von Krebs nicht eine einzelne Mutation ist, sondern vielmehr eine komplexe Interaktion zwischen Mutationen in unserer DNA und den sogenannten Epimutationen, die dem Gebiet der Epigenetik angehören. Bei der Epigenetik geht es im Wesentlichen um die Interaktion zwischen der Umwelt und unserer DNA und die Art und Weise, wie die Informationen in unserer DNA „gelesen" werden. Die genetischen Informationen in der Umwelt sind in diesen Interaktionen natürlich eminent wichtig. Die Umwelt ist in diesem Prozess von entscheidender Bedeutung. Wir können wenig gegen Mutationen tun, auch wenn es uns mit weniger Zigarettenqualm, ionisierender Strahlung, mutagenen Chemikalien und so weiter schon einmal besser gehen würde.

Aber Mutationen können spontan auftreten und tun es auch, und dagegen können wir ganz ehrlich kaum etwas tun. Was wir tun können, ist, den Ausdruck, die Manifestation dieser Mutationen zu vermeiden. Wir können die Auswirkungen dieser Mutationen minimieren, wenn nicht sogar ausmerzen. Dieses neue Wissenschaftsgebiet wird Epigenetik oder Epigenomik genannt, wobei „epi" aus dem Altgriechischen stammt und sich hier auf etwas bezieht, das sich über der DNA befindet. Um eine komplexe Sache einfach zu machen, ist die Genetik die Untersuchung der in der DNA verschlüsselten Informationen. Die Epigenetik ist die Untersuchung, wie diese Informationen von der Zelle interpretiert werden. Es ist wie ein Text.

Nehmen Sie Dantes *Göttliche Komödie*: Sie können die Abfolge der Buchstaben im Text und die Bedeutung jedes Wortes untersuchen, was vergleichbar mit der Genetik ist. Dann können Sie die Bedeutung der gesamten *Göttlichen Komödie* untersuchen, die Reise von Dante und Virgil aus der Hölle in den Himmel, die Allegorie, was Dante sagen wollte, wie wir dieses Werk in der heutigen Zeit interpretieren und so weiter, und das ist dann die Epigenetik. Manchmal sind die Informationen in unserer DNA beschädigt, mutiert, und es gibt wenig, wenn nicht sogar überhaupt nichts, was wir tun können, um eine Mutation wieder rückgängig zu machen.

Aber anhand des Wissens, das wir über das Epigenom gewonnen haben, können wir an einer angemessenen Ernährung und Lebensweise arbeiten, um unsere genetischen Informationen *kontrollieren* zu können, nämlich wie unsere Zellen die genetischen Informationen interpretieren.

Krieg gegen die Krebszellen

Wenn Krebszellen unser Immunsystem nicht täuschen könnten, dann gäbe es Krebs ganz einfach nicht, weil unser Immunsystem eigentlich sehr gut ausgerüstet ist, um Krebszellen von vornherein zu töten. Statistisch gesehen haben wir vom Zeitpunkt unserer Geburt an oder sogar schon früher Krebszellen in unserem Körper. Unser Körper verhindert, dass wir Krebszellen ansammeln, indem er unser ganzes Leben lang diese Zellen vernichtet. Meistens erkennt unser Immunsystem diese feindlichen Zellen und leitet dann ihre *Apoptose* ein, also ihren physiologischen Tod. Aber Krebszellen folgen auch den Gesetzen der Evolution oder wir hätten gar keine Krebszellen. Wenn der Krebs sich nicht dahin entwickelt hätte, sich zu tarnen, würde er vernichtet werden. Aber er entwickelt sich weiter, versteckt sich in unserem Körper wie ein Feind, der die Uniform der Überfallenen trägt, und begeht seine Verbrechen, während das Immunsystem die Bedrohung nicht erkennt und nicht darauf reagiert.

An dieser Stelle kommen die Epigenetik und die Immuntherapie ins Spiel. Durch die Versorgung und Wiederherstellung des Mikrobioms rüsten wir das Immunsystem dafür aus, Krebszellen zu erkennen, die sich als normale Zellen ausgeben. Oder um genauer zu sein: Das Mikrobiom *ist* ein unerlässlicher Bestandteil des Immunsystems, und hier wäre eine Nahrung denkbar, die das Mikrobiom als tägliches Transplantat eines gesunden Immunsystems wiederherstellt.

Es ist, als würden wir die Soldaten unseres Körpers mit Scannern ausrüsten, mit denen sie den versteckten Feind ausfindig machen können. Beim Ansatz der ernährungsbasierten Immuntherapie geht es also darum, das Immunsystem zu befähigen, Krebszellen zu entdecken, anzugreifen und zu töten. Es ist ganz anders als der traditionelle Ansatz der Chemotherapie, obwohl in vielen Fällen beide Ansätze gemeinsam mit einer positiven synergistischen Wirkung angewendet werden können. So sind zum Beispiel kürzlich wie bereits beschrieben zwei Peer-Review-überprüfte, in PubMed gelistete Publikationen von uns erschienen, die zeigen, dass bestimmte Moleküle, die für diesen Ansatz der ernährungsbasierten Immuntherapie relevant sind, den Nebenwirkungen eines starken Chemotherapeutikums, eines Platinderivates, entgegengewirkt haben, mit dem Potenzial, die Anti-Krebs-Wirkung dieser Art von Chemotherapie insgesamt zu verbessern.[22] Wenn der epigenetische Ansatz damit vergleichbar ist, Soldaten mit Scannern auszurüsten, dann lässt sich der chemotherapeutische Ansatz damit vergleichen, wahllos Bomben über dem Schlachtfeld abzuwerfen und dabei sowohl die eigenen als auch die feindlichen Streitkräfte zu töten. Die Chemotherapie tötet einfach alles, Gutes wie Böses, und manchmal mehr Gutes als Böses. Aber wie die oben zitierten Publikationen zeigen, kann der Ansatz der ernährungsbasierten Immuntherapie auf der Grundlage der Epigenetik diese Bomben in Richtung des Feindes lenken, indem er sie „intelligent“ macht und gleichzeitig einen Schutzschild für die eigenen Streitkräfte errichtet.

Zielgerichteter immuntherapeutischer Ansatz

Dieser immuntherapeutische Ansatz ist per definitionem extrem zielgerichtet, weil er das ausgeklügeltste Verteidigungssystem nutzt, das die Natur uns geschenkt hat – das Immunsystem. Wir schlagen vor, die Krebszellen nicht mit einem externen Mittel zu töten. Stattdessen schlagen wir vor, das Immunsystem anzukurbeln und es zu befähigen, die Krebszellen von innen heraus zu töten, und zwar mit einer Präzision, die wir von außerhalb des Körpers niemals hoffen können zu erreichen.

Diese Methode unterstützt die Wirksamkeit der Chemotherapie und Strahlentherapie als zusätzliches Instrument, um die Lebensqualität der Patienten zu verbessern. Sie ersetzt in keiner Weise die Notwendigkeit und Nutzung von Chemotherapie, Strahlentherapie oder chirurgischen Eingriffen.

---

[22] Branca JJ, Morucci G, Malentacchi F, Gelmini S, Ruggiero M, Pacini S. Effects of oxaliplatin and oleic acid Gc-protein-derived macrophage-activating factor on murine and human microglia. J Neurosci Res. 2015 Mar 18.
Morucci G, Branca JJ, Gulisano M, Ruggiero M, Paternostro F, Pacini A, Di Cesare Mannelli L, Pacini S. Gc-protein-derived macrophage activating factor counteracts the neuronal damage induced by oxaliplatin. Anticancer Drugs. 2015 Feb; 26(2):197-209

Im Gegenteil macht sie in vielen Fällen chirurgische Eingriffe oder Strahlentherapie möglich, sodass der Patient den größten Nutzen aus beiden Ansätzen ziehen kann.

Wir möchten in keinem Fall, dass Patienten denken, wir würden ihnen die Heilung irgendeiner Krankheit anbieten. Unser Ziel ist es, die Lebensqualität der Patienten zu unterstützen, indem wir die Funktion des Immunsystems durch Nahrung für das Mikrobiom (das dritte Gehirn) unterstützen.

Die Veränderung in der Unterstützung der Lebensweise und Lebensqualität über die Ernährung wurde in einigen der Peer-Review-überprüften Studien in Kapitel vier dokumentiert. Diese Studien veranschaulichen die Vorteile, die es mit sich bringt, das Gesundheitspotenzial und die Lebensqualität aller Menschen zu maximieren, nicht nur solcher, die vor extremen medizinischen Herausforde-rungen stehen.

Einige der Schlüsselfaktoren zur Maximierung unserer Lebensqualität sind:

- Unterstützung der Herzgesundheit
- Unterstützung würdevollen Alterns
- Neurologische Unterstützung
- Unterstützung des Immunsystems
- Kreislaufunterstützung

Dr. Ruggiero hat drei Jahrzehnte auf die forensische Erforschung von Methoden zur Feinabstimmung der inneren Mechanismen unseres Immunsystems verwendet. Deshalb ist eine erste diätetische Analyse so unabdingbar für den Prozess, die Gesundheit zu maximieren. Er muss sehen, wo der Ausgangspunkt der Patienten ist, und Protokolle oder Kuren zusammenstellen, die am besten für ihre Bedürfnisse geeignet sind. Dr. Ruggiero besteht darauf, dass die Patienten sich so genau wie möglich an das Microbiome Protocol™ und das Microbiome Protocol Regimen™ halten, wie er sie erstellt hat. Gemeinsam mit seinen Patienten fertigt er individuelle Pläne an, in dem zuversichtlichen Wissen, dass das Rahmenwerk des Microbiome Protocol und des Microbiome Protocol Regimen die Lebensqualität seiner Patienten, Freunde und Kollegen ungeachtet ihrer gesundheitlichen Situation verbessert hat und weiter verbessern kann.

Ich war bei einer Patientenbeurteilung zugegen
Mit dem Einverständnis der Patienten hatte ich das Privileg und Glück, Dr. Ruggiero und sein Team bei der Arbeit zu beobachten. Es war eine bemerkenswerte Erfahrung, die ich nachfolgend dokumentiere.

Dr. Ruggiero widmet der Befragung seiner Patienten oft sehr viel Zeit. Ich hatte das Privileg, mit der Erlaubnis der Patienten bei einigen seiner Erstbeurteilungen anwesend zu sein. Sein Umgang mit den Patienten war tadellos, seine Patienten fühlten sich durch seine freundliche Art wohl. Dr. Ruggiero erfragt bei den Patienten bestimmte Informationen über ihre Lebensweise, Ernährungsgewohnheiten, frühere Diagnosen und Behandlungen sowie andere wichtige Angaben. Oft verbringt er gut über eine Stunde mit der Erfassung und Dokumentation dieser unerlässlichen Informationen.

Bei einem meiner Termine waren Dr. Ruggiero, seine Patientin und ein Ärzteteam anwesend. Dr. Ruggiero befragte zunächst sorgfältig seine Patientin und führte dann, da er auch hochqualifizierter Radiologe ist, zur weiteren Bewertung eine nichtinvasive Ultrasonografie durch.

Dr. Ruggiero befand (aufgrund seiner Bewertung), dass die Patientin ein besonders träges Immunsystem hatte. Ich war bei der Ultrasonografie der Milz der Patientin anwesend. Anhand dieser Informationen wollte Dr. Ruggiero aufzeigen, welche Wirkung das Probiotikum Bravo, eine Komponente des Microbiome Protocol, hatte. Wir sahen uns die Milz vor und nach dem Verzehr von Bravo an. Nach dem Verzehr zeigte die Doppler-Ultrasonografie eine erstaunliche Aktivität in leuchtendem Rot, Gelb und Blau. Dr. Ruggiero erklärte, die farbenfrohe Anzeige bedeute, dass das Immunsystem tatsächlich aufleuchte. Dr. Ruggiero sagte ruhig: „Die Makrophagen werden jetzt arbeiten, das Immunsystem wird jetzt unterstützt."

Rasch fügte er die Warnung hinzu, dass dies kein Beweis für irgendeine Heilung sei. Es war mehr ein deutlicher Hinweis darauf, dass jetzt eine verbesserte beobachtbare Aktivität im Immunsystem der Patientin stattfand. Die Patientin führte ihre konventionelle Therapie mit dem Ärzteteam wie verschrieben fort. Nachdem sie Dr. Ruggieros Microbiome Protocol und Microbiome Protocol Regimen fünf Monate lang befolgt hatte, freuen wir uns, mitteilen zu können, dass ihre Lebensqualität sich drastisch verbessert hat.

Diese Erfahrung war unvergesslich, da ich diese bahnbrechende Technologie aus erster Hand sehen konnte.

Vorbeugende Intervention: eine ausgezeichnete Strategie

In meinem letzten Buch *TDOS Syndrome and Solutions* verwies ich auf Experten, denen zufolge wir nach mehr vorbeugenden, interventionellen Ansätzen suchen müssen, um unser Gesundheitspotenzial zu maximieren. Als *TDOS* geschrieben wurde, hatten wir noch keine Kenntnis von Dr. Ruggiero oder seiner Entdeckung des Microbiome Protocol und Regimen.

Nachdem ich Dr. Ruggiero getroffen und vom Microbiome Protocol und Microbiome Protocol Regimen erfahren hatte, konnte ich mein eigenes Immunsystem mit diesem ausgezeichneten interventionellen Instrument unterstützen. Ich finde das sinnvoll – alles zu tun, was möglich ist, um mein Immunsystem zu unterstützen und die beste vorbeugende Strategie für mich anzuwenden, um so lange wie möglich die beste Lebensqualität zu erreichen.

Bitte beachten Sie, dass Dr. Ruggiero keinesfalls behauptet, Krankheiten zu heilen. Er legt nur seine Beobachtungen mit Patienten dar, die in vielen Fällen ihre Lebensqualität gesteigert haben. Das ist ein ehrenwertes Ziel für jeden Mediziner.

Wie bereits gesagt sind das Microbiome Protocol und Regimen kein Ersatz für schulmedizinische Verfahren oder Protokolle, sondern werden begleitend zu etablierten, bewährten Verfahren und Protokollen in Zusammenarbeit mit den Ärzten der Patienten angewendet.

Wir empfehlen Ihnen, Ihren Arzt um Rat zu fragen, da dies immer am ratsamsten ist, bevor Sie mit einer neuen Ernährungsmethode wie dem Microbiome Protocol oder Microbiome Regimen beginnen.

II. TEIL

Die ausgewogene Ernährung unserer drei Gehirne

Ein wesentlicher Bestandteil der Reihe „The New Health Conversation Series" ist es, unseren Lesern nicht nur die neuesten Informationen über Gesundheit und Wohlbefinden zur Verfügung zu stellen, sondern auch Antworten und Lösungen. Es scheint unzählige Bücher zu geben, die sich mit der aktuellen Situation der Gesundheitsbranche befassen, aber nur wenige bieten auch Lösungen an. Was nützt ein Problem ohne eine Lösung? Wir haben das Glück, dass Dr. Ruggiero mit der Entdeckung unseres dritten Gehirns nicht nur einen neuen Grundstein gelegt hat, sondern es auch rekonstruiert hat, um einen Weg zu finden, ihm Nahrung zuzuführen.

Dieser Teil befasst sich mit verschiedenen Nahrungsmitteln und Lösungen, um alle drei Gehirne des Körpers angemessen zu ernähren. Es ist nur sinnvoll, dass die Ernährung einen wesentlichen Teil der Heilung des Körpers ausmacht. Das Hauptziel der Versorgung des Körpers mit den richtigen Nahrungsmitteln, Vitaminen und Mineralien ist es, ihm das Beste zu geben, um Krankheiten abzuwehren. Das 11. Kapitel befasst sich mit der uralten Praxis der Immuntherapie, die im Grunde das natürliche Verteidigungssystem des Körpers ankurbelt, Krankheit zu bekämpfen. Auch haben wir das Glück, von Dr. Ruggiero persönlich zu erfahren, wie er die „Dessertschale" entdeckte.

Die Informationen im ersten Teil dieses Buches sind bedeutungsvoll genug, um den Lebensweg des Menschen zu ändern. Wir sind davon überzeugt, dass wir kurz davorstehen, unsere Auffassung der Humanwissenschaft drastisch zu verändern. So wichtig diese Informationen sind, hätten sie doch wesentlich weniger Wirkkraft ohne den folgenden Teil. Die folgenden Informationen könnten unser aller Gesundheit und Wohlbefinden drastisch zum Besseren verändern.

6. NAHRUNG FÜR UNSER ERSTES GEHIRN

Mein guter Freund und Kollege Dr. John Gray, Autor von *Männer sind vom Mars, Frauen sind von der Venus,* war vor über einem Jahrzehnt der erste Forscher, der mich mit dem Konzept bekannt machte, dass es Nahrung für das Gehirn in unserem Kopf gibt. Er traf bei mir 2003 damit genau ins Schwarze, und es half mir, die faszinierte Neugier zu entwickeln, die mich auch heute noch antreibt, nach Antworten zu suchen.

John half meinem jüngsten Sohn Colin, über den ich in *TDOS Syndrome and Solution* und im Vorwort seines neuen Buches *Staying Focused in a Hyper World* geschrieben habe. Colin litt an extremen Problemen wie Konzentrationsmangel, Ängstlichkeit und Depressionen. Ich möchte John Gray nochmals dafür danken, dass er Colin geholfen hat, seine Lebensqualität stark zu verbessern. Colin konnte die Medikamente, die er vor über einem Jahrzehnt nahm, absetzen, und führt seitdem ein wesentlich glücklicheres, gesünderes Leben. John hat mich auf natürliche Nahrungsergänzungen und Mineralien aufmerksam gemacht, die in unserer heutigen Nahrung kaum oder gar nicht vorhanden sind. Diese Nahrungsmittel und Nahrungsergänzungen sind als Nahrung für das erste Gehirn von entscheidender Bedeutung.

In „The New Health Conversation“ fragten wir:
Macht Ihre Nahrung etwas mit Ihnen oder macht Ihre Nahrung etwas für Sie?

Diese Frage ist umso wichtiger geworden, als unser Mitautor brillant konstatierte, dass Nahrung nicht nur aus Kohlenhydraten, Fetten und Proteinen besteht.

Für viele von uns Feinschmeckern auf der Welt dient Nahrung nicht nur dazu, uns Freude zu machen, unseren Magen zu füllen oder uns Brennstoff für unsere täglichen Aktivitäten zu liefern. Dr. Ruggiero hat ein Licht auf die wesentlichste Bedeutung der Nahrung geworfen: als Kommunikator genetischer Informationen an unsere Gene. Nahrung ist der Hauptträger entscheidender genetischer Informationen an unsere Gene, die wiederum unseren Zellen sagen, was sie zu tun haben. Wenn unsere Nahrung unseren Genen unvollständige oder beschädigte genetische Informationen liefert, kommunizieren die Gene ihrerseits unvollständige und beschädigte Informationen an unsere Zellen. Die Zellen reagieren auf diese schlechten genetischen Informationen auf viele schlimme Weisen, etwa mit Replikationen und Zellmutationen.

Das wiederum wird dann zur Wurzel vieler der unkontrollierten Gesundheitsprobleme, die wir heute auf der Welt haben.

Ergibt es Sinn, dass beschädigte und unvollständige genetische Informationen, die an unser erstes Gehirn weitergegeben werden, ein enormer Begrenzungsfaktor für höchstmögliche Lebensqualität sind? Wie Sie schon erfahren haben, ist das Gehirn in unserem Kopf nur eines der drei Betriebssysteme des menschlichen Körpers. Genau wie die Programme, die dafür sorgen, dass Computer funktionieren, ist es die Software und nicht die Hardware, die bewirkt, dass ein Computer seine Aufgaben ausführt. Wenn ein Computer durch Viren oder alte Software beschädigte Informationen erhält, kommt es zu Störungen im Computer. Zuerst wird er träge und lässt dann immer mehr nach, bis er buchstäblich nutzlos geworden ist, es sei denn, wir reparieren die beschädigte Software.

Ist es verwunderlich, dass wir, wenn wir unsere Gehirne nicht mit unbeschädigten, hochwertigen genetischen Informationen versorgen, unter Stress geraten und irgendwann wie benebelt sind? Maximieren wir gerade im Moment unsere Lebensqualität und unser Gesundheitspotenzial ? Wir brauchen ganz bestimmte Nahrungsmittel, um unseren Gehirnen die besten unbeschädigten genetischen Informationen zuzuführen, wenn wir die höchste Lebensqualität für uns wollen.
Es ist wichtig, dass wir unsere Forschungen für die besten Nahrungsmittel für Ihr erstes Gehirn bekannt machen, um sein Potenzial zu maximieren. Die folgenden Forschungsergebnisse wurden von Dr. John Gray weitergegeben. Wir sind ihm sehr dankbar für seine Bereitschaft, sie mit uns zu teilen.

„Es gibt keine Universallösung, aber Sie werden erfahren, welche Nahrungsergänzungen funktionieren und warum. Sie werden erfahren, welche Nahrungsmittel Sie essen und welche Sie vermeiden sollten. Sie werden das Wissen erlangen, das Sie und Ihre Kinder brauchen, um eine optimale Funktion und Konzentration des Gehirns zu erreichen. Ich weiß nicht, was richtig für Sie ist, aber ich kann fehlendes Wissen mit Ihnen teilen, sodass sie herausfinden können, was für Sie funktioniert. Bei der Einnahme von Nahrungsergänzungsmitteln ist es wichtig, sie nicht als Medikamente mit gefährlichen Nebenwirkungen zu sehen, sondern als Inhaltsstoffe, die unserer Nahrung fehlen. Genauso, wie Sie Ihr Essen mit einer langen Liste an Gewürzen schmackhafter und gesünder machen können, können Sie es jetzt mit einer Liste an Nahrungsergänzungsmitteln nahrhafter machen. Hier sind Nahrungsergänzungsmittel und Nahrungsmittel, die eine gesunde Hirnfunktion fördern." John Gray, PhD, Autor von *Männer sind vom Mars, Frauen sind von der Venus*

Nachfolgend sind die Nahrungsmittel und aufgewerteten Nahrungsmittel aufgeführt, die dem Gehirn nach den Erkenntnissen zahlreicher Experten geben, was es braucht, um optimal zu arbeiten. Dr. John Gray hat die folgenden Nährstoffe und Mineralien gezielt ausgewählt, um das Gehirn im unserem Kopf so zu ernähren, dass unsere Gesundheit maximiert wird.

Vitamin C

Vitamin C ist zweifellos das wichtigste Vitamin für das Gehirn. Damit es bestmöglich aufgenommen wird, muss unsere Leber Glutathion produzieren. Um Glutathion zu bilden, brauchen wir eine gesunde, medikamentenfreie Leber und müssen Nahrungsmittel mit hohem Cysteingehalt zu uns nehmen. Cystein ist eine Aminosäure, die dem Körper hilft, Glutathion zu produzieren. Glutathion aktiviert Vitamin C und unterstützt den Körper bei der Entgiftung von den giftigen Chemikalien und Schwermetallen, die die Körper- und Gehirnfunktionen beeinträchtigen.

Die durchschnittliche Ernährung eines Amerikaners weist extrem hohe Zuckerzusätze und einfache Kohlenhydrate auf, darunter Favoriten wie weißer Reis, traditionelles Sandwichbrot, Chips, Kekse und Kuchen aus verarbeitetem Mehl. Diese Nahrungsmittel treiben den Blutzucker in die Höhe und entziehen dem Körper so Vitamin C. Die Folge: eine lebenslange schleichende Gehirnschädigung.

Wie Sie noch erfahren werden, beginnt eine wichtige Komponente der Arbeit von Dr. Ruggiero mit schwer erkrankten Patienten mit einer drastischen Senkung der Zucker- und Kohlenhydratzufuhr in ihrer täglichen Ernährung. Menschen mit einem geschwächten Immunsystem empfiehlt er, täglich etwa 20 Prozent Kohlenhydrate zu verzehren. Dieser Wechsel hin zu einer quasi ketogenen Ernährung ist der Grundstein seiner Arbeit. Menschen, die kein geschwächtes Immunsystem haben, könnte der Gewichtsverlust zupasskommen. Wichtig ist festzuhalten, dass niemandem daran gelegen ist, schlanke Muskelmasse zu verlieren. Dafür ist bioverfügbares Protein in höchstmöglicher Qualität unerlässlich.

Natürliches Proteinpulver

Nicht alle Proteine sind gleich. Auch Ärzte ohne Doktortitel werden Doktor genannt. Bei der Suche nach den richtigen Proteinen für den Körper verhält es sich nicht anders. Viele Lebensmittelgeschäfte, Vitamin-Shops oder Kaufhäuser sind vollgepackt mit unzähligen Proteindrinks und -pulvern. Wie trifft man da seine Auswahl?

Was Experten über Protein sagen
In mehreren seiner Bücher empfiehlt John Gray ausdrücklich Super Food Shakes aus Neuseeland und Australien. Er hat diese Shakes gewählt, weil sie mit nichtdenaturiertem Molkeprotein hergestellt werden. Es sind dieselben Shakes, die auch in anderen Büchern der Reihe „The New Health Conversation Series" genannt werden. Für Menschen mit Molke- oder Milchallergien (nicht Laktoseintoleranz) gibt es eine Alternative auf pflanzlicher Basis (ohne Soja), die die Bioverfügbarkeit dieser Super Shakes nachahmt.

Kürzlich hatte ich die Ehre, in meinem TV-Programm „The New Health Conversation" auf Rocky Mountain PBS Dr. Colgan zu interviewen. Michael Colgan, PhD, gehört zu den weltweit führenden Protein-Experten. Colgan und sein Forschungsteam haben fast jede Proteinquelle auf der Erde analysiert, einschließlich Tieren, Pflanzen und sogar Meeresalgen. In über 30 Jahren Proteinforschung hat Dr. Colgan deutlich gemacht, dass Proteine unglaublich komplexe Substanzen und nicht alle gleich sind. Einige Proteinquellen sind viel gesünder und liefern mehr verwertbares Protein als andere. Seine Schlussfolgerung: Molkeprotein von neuseeländischen oder australischen Milchkühen aus Weidehaltung ist die beste Proteinoption der Welt. Seine Argumentation finden Sie nachfolgend.

Proteine sind für den Körper unerlässlich
Vielleicht überrascht es sie zu erfahren, dass unser Körper aus über 350000 unterschiedlichen Arten von Proteinen besteht, einige davon in Ketten mit über 30000 Aminosäuren. Das bedeutet, dass wir, um gesund und vital zu sein, Proteinquellen zu uns nehmen müssen, die uns alles liefern, was wir brauchen. Colgan ist der Auffassung, dass Protein der mit Abstand wichtigste Nährstoff ist, doch viele von uns erhalten einfach nicht genug davon. Ich möchte nochmals betonen, dass die Proteine in unserem Körper unglaublich komplex und äußerst wichtig für unsere Gesundheit und unser Wohlbefinden sind. Kurz gesagt führen hohe Temperaturen bei der Proteinverarbeitung (wie in den meisten Pasteurisierungsprozessen in Nordamerika der Fall) dazu, dass die Proteine denaturieren, also die natürliche Proteinfaltung aufgebrochen wird. Warum beeinträchtigt das Aufbrechen der Proteinfaltung durch Hochtemperaturpasteurisierung oder Kochen so sehr die Wirksamkeit des Proteins? Molkeprotein verringert oxidativen Stress.

„Bei den antioxidativen Eigenschaften von Molkeprotein kommt es auf die Qualität an. Es gibt Anhaltspunkte dafür, dass die nichtdenaturierte Form von Molke der denaturierten Form überlegen ist. Anders als denaturiertes Molkeprotein, das in einzelne Aminosäuren aufgebrochen wird, wird nichtdenaturiertes Molkeprotein sorgfältig verarbeitet, sodass die natürlichen Faltungen im Protein bestehen bleiben. Nichtdenaturiertes Molkeprotein hat nachweislich größere antioxidative und immunstärkende Fähigkeiten als denaturiertes Protein.

Oxidativer Stress ist eine Hauptursache der biologischen Alterung und tritt auf, wenn die antioxidativen Systeme des Körpers mit der Menge schädlicher oxidativer Substanzen überfordert sind. Diese oxidativen Substanzen schädigen die Zellen und entstehen durch Umwelt-, Ernährungs- und psychischen Stress sowie durch die normalen Stoffwechselprozesse. Glutathion ist ein wichtiges Antioxidans, das die Zellen vor Schädigungen schützt, die zur Alterung beitragen, und Molkeprotein ist ein starker Lieferant von Glutathion-Bausteinen.

Die Fähigkeit von Molkeprotein, die Glutathionsynthese anzukurbeln, ist für ältere Menschen besonders wichtig, da die Fähigkeit zur Bildung von Glutathion mit dem Alter abnimmt. Bei älteren Menschen in den Sechzigern und Siebzigern wurden 50 Prozent niedrigere Glutathionwerte nachgewiesen als bei Erwachsenen in den Zwanzigern und Dreißigern. Durch die Erhöhung der Glutathionwerte bei älteren Menschen hilft Molkeprotein, oxidativen Stress zu bekämpfen, und verzögert das Fortschreiten der Zellalterung.“[23]

Warum wählen diese Experten Proteine aus Neuseeland und Australien?

Können wir bei uns in den USA kein nichtdenaturiertes Protein bekommen?
Warum Weidehaltung? Das Vieh in Neuseeland und Australien wird auf der Weide gehalten und erhält keine Antibiotika oder Hormone. Kühe sollen Gras frei auf der Wiese fressen. In den USA erhalten die meisten Milchkühe alternatives Futter wie Mais, Soja und Futter mit Antibiotikazusätzen. Diese Ernährung führt dazu, dass die Kühe schneller fetter werden. Anders als in den USA frisst das Vieh in Neuseeland und Australien Gras, das frei von Herbiziden und Pestiziden ist. Das ist eine sehr gute Sache, da wir Antibiotika nur vom Arzt bekommen sollten, nicht im Lebensmittelgeschäft.

Ein niedriger glykämischer Index ist hochwichtig
Ein weiterer sehr wichtiger Grund dafür, dass diese Super-Molkeprotein-Shakes und veganen Shakes so gesund für uns sind, ist, dass sie einen sehr niedrigen glykämischen Index haben, teilweise weil sie präbiotische Ballaststoffe enthalten, die die Freisetzung von Glukose verlangsamen, wodurch Insulinspitzen vermie-

---

[23] Bounous G, Gold P. *The biological activity of undenatured dietary whey proteins: role of glutathione. Clin Invest Med.* 1991; 14:296-309.

den werden. Zudem vermehren sich präbiotische Ballaststoffe, was dem Körper ermöglicht, mehr gute Darmflora (Darmbakterien) zu bilden, die unerlässlich für die Unterstützung unseres Immunsystems ist. Jeglicher Shake, den Sie zu sich nehmen, sollte präbiotische Ballaststoffe (Oligosaccharide) enthalten.

Ein Shake sollte 240 Kalorien enthalten, um als Mahlzeitenersatz zu gelten, und ein Mahlzeitenersatz sollte es ja sein, denn ein Shake mit wenigen Kalorien (100 bis 180 Kalorien) ist mehr als Snack zu sehen.

Glutathion: ein natürlicher Toxinjäger

Glutathion (das in Molkeprotein enthalten ist) und Selen (ein Mikromineral) sind bei der Bekämpfung von Giftstoffen von entscheidender Bedeutung. Glutathion ist eine unerlässliche Substanz zur Entgiftung der Leber und jeder Körperzelle. Seine Produktion hängt neben verfügbarem Eisen und dem wichtigen Spurenmineral Selen von der Verfügbarkeit mehrerer Aminosäuren ab. Gemeinsam bilden sie das Enzym Glutathionperoxidase, was ein Schritt der Glutathionproduktion und des Glutathionstoffwechsels ist.

Bei einer niedrigen Glutathionproduktion wird die Entgiftung in der Leber stark beeinträchtigt. Das bedeutet, dass der Körper weniger gut in der Lage ist, alle giftigen Metalle, viele giftigen Chemikalien und andere Substanzen wie biologische Giftstoffe zu beseitigen.[24]

Glutathion wird in jeder Körperzelle gebraucht, um die Zellmembranen, Zellproteine und DNA zu schützen. Außerdem ist es einer von zwei primären Wegen, wie der Körper sich selbst entgiftet. Das meiste Glutathion wird auf natürliche Weise im Körper gebildet, aber die Giftstoffe, die heute in den meisten Nahrungsmitteln enthalten sind, senken die Glutathionwerte. Es gibt Nahrungsergänzungsmittel mit Glutathion oder Glutathion schonende Nährstoffe. Allerdings können diese Nährstoffergänzungen schwierig vom Körper zu absorbieren sein, und viele bieten nur einen geringen Nutzen. Lesen Sie hier, was Dr. Gray über Glutathion zu sagen hat: „Jede Sekunde wird das Gehirn mit zusätzlichen freien Radikalen bombardiert, die durch Nährstoffmangel, Junk-Food, Umwelttoxizität, Merkur und andere Schwermetalle, verschreibungspflichtige Medikamente und sogar nicht verschreibungspflichtige Medikamente verursacht werden.

---

[24] Wilson, 2011

Werden diese zusätzlichen freien Radikale nicht durch eine Fülle von intern gebildeten Antioxidantien stabilisiert, dann erhöht sich der oxidative Stress. Das größte Problem mit diesen Quellen zusätzlicher freier Radikale ist, dass sie die Fähigkeit des Körpers hemmen, notwendiges Glutathion herzustellen. Entweder senken sie die Glutathionwerte oder, noch schlimmer, sie stoppen die Glutathionproduktion direkt. Bei einem autistischen Kind ist ein großer Risikofaktor die Unfähigkeit, während der Schwangerschaft und nach der Geburt Glutathion herzustellen.

Eine Verringerung von Glutathion erhöht die Anfälligkeit des Kindes für oxidativen Stress dramatisch, was eine normale Entwicklung des Gehirns verhindert. Unfähig, genügend Glutathion herzustellen, produziert der Fötus im Mutterleib oxidativen Stress. Das macht den Fötus anfälliger für die zusätzlichen freien Radikale, denen die Mutter ausgesetzt ist. Die größten Faktoren, die die Fähigkeit von Mutter und Baby zur Glutathionproduktion hemmen, sind hohe und niedrige Blutzuckerwerte, fieberunterdrückende Medikamente, Schmerzmittel und andere nicht verschreibungspflichtige Medikamente, verschreibungspflichtige Medikamente und Aluminiumtoxizität aus Säureblockern.“

Wie bereits erwähnt, ist nichtdenaturiertes Molkeprotein nachweislich sehr wirkungsvoll in der Bekämpfung von oxidativem Stress, was eine sehr gute Sache für uns alle ist. Das wiederum unterstützt unser Ziel, Sie darüber zu informieren, was dank der Nutzung solcher präventiven Methoden möglich ist.

Für TDOS-Lösungen ist Vernetzung unerlässlich

Die gute Nachricht ist, dass Molkeproteine aus Neuseeland und Australien einen hohen Gehalt der Aminosäure Cystein aufweisen, die nachweislich den Glutathiongehalt im Körper ankurbelt. Wie Dr. Gray sagte, ist es für den Körper immer besser, mehr Glutathion selbst herzustellen, statt es als Nahrungsergänzung einzunehmen. Das ist ein gutes Beispiel für die Vernetzung und Wirksamkeit der Kombination aus verstärkenden Kräften in TDOS-Lösungen, um das „S“ (den chronischen oxidativen Stress) im TDOS-Syndrom zu bekämpfen.

Warum sollten wir nichtdenaturiertes Molkeprotein zur Bekämpfung von Giftstoffen einsetzen? Viele der Tausenden von Forschungsstudien über Glutathion haben ergeben, dass nichtdenaturiertes Molkeprotein eine gute Möglichkeit ist, um den Glutathiongehalt anzukurbeln, also genau das, was wir bewirken müssen. Die von uns genannten Forschungen weisen darauf hin, dass das Ultraspurenelement Selen ein Kofaktor für Cystein ist und es noch effektiver macht. Cystein spielt eine sehr große Rolle beim Ankurbeln des Glutathiongehalts. Wie bereits erörtert, gibt es ein ganze „Suite“ an Mineralien; einige der wichtigsten sind zum Beispiel Kalzium, Phosphor, Kalium, Natrium, Chlorid, Magnesium und Schwefel.

Beispiele für Mikromineralien wären Eisen, Chrom, Kobalt, Fluorid und Zink. Dann gibt es noch die so genannten Ultraspurenelemente, darunter Bor, Brom und Selen, die Sie jedem Shake, den Sie trinken, hinzufügen können.

Hinweis: Es ist immer empfehlenswert, Ihren Mediziner zu befragen, bevor Sie mit einer Diät, Übung oder einem Ernährungsplan beginnen, um festzustellen, was für den Einzelnen am besten ist.

Hinweis: Neuseeländisches oder australisches nichtdenaturiertes Molkeprotein und dieser hochwertige vegane Shake sind sehr reich an Aminosäuren, die eine unerlässliche Nahrung für das erste Gehirn sind.

Milch- oder Molkenallergie? Es gibt eine Alternative

Menschen, die sich vegan ernähren oder laktoseintolerant sind, können einen milchfreien oder veganen Ersatz-Shake verwenden. Es gibt eine Vielzahl von pflanzenbasierten Proteinen auf dem Markt. Wichtig ist, dass diese pflanzenbasierten Proteine praktisch den neuseeländischen Gegenpart aus Molke simulieren. Diese Proteinnahrungsergänzungen sollten eine hohe Bioverfügbarkeit haben und die wichtigen Mineral-„Suiten“ mit Spuren-, Mikro- und Makromineralien enthalten. Die pflanzenbasierten Proteine sollten kein Sojaprotein und keine künstlichen Süßungsmittel enthalten, da eine Maximierung der Gesundheit damit nicht möglich ist. Diese Proteine müssen mehrere pflanzenbasierte Proteinquellen enthalten, nicht nur eine einzige. Es sind mehrere Quellen pflanzenbasierter Proteine notwendig, um die Wirkung der Molke zu simulieren. So ist zum Beispiel ein veganer Shake, der nur auf Erbsenprotein als einzige Proteinquelle basiert, unzureichend, um die Schwerstarbeit zu leisten, dem Körper bei der natürlichen Entgiftung zu helfen.

Vegane Shakes ausschließlich mit Erbsenprotein

Der Grund, warum eine einzelne pflanzliche Proteinquelle kein wirkungsvoller Giftstoffjäger ist, liegt darin, dass sie kein ausreichend hohes Aminosäurenprofil aufweist, das es dem Körper ermöglichen würde, sich auf natürliche Weise selbst zu entgiften. Damit ein veganer Shake mit ausreichend hohem Aminosäurenprofil den Körper wirkungsvoll bei der Entgiftung unterstützen kann, muss er mehrere in einem Shake kombinierte pflanzliche Proteinquellen enthalten. Wenn sorgfältig auf das Nährstoffprofil geachtet wird, kann ein veganer Shake sehr wirkungsvoll vorbeugend gegen Giftstoffe und für ein gesünderes, längeres Leben wirken. Im Allgemeinen gilt Molkeprotein weltweit als Goldstandard für Aminosäurenprofile. Besonders erfreulich ist, dass Sie durch die Kombination mehrerer pflanzlicher Proteine fast dasselbe Aminosäurenprofil wie beim Molkeprotein erreichen können. Miteinander kombiniert können diese ein vollständiges Aminosäurenprofil ähnlich wie bei einem Molkeprotein-Shake bieten.

Ein veganer Shake der Spitzenklasse sollte aber noch einige weitere Zutaten haben. Solche milchfreien Shakes sollten auch einen gesunden Fettlieferanten wie natives Olivenöl extra in Pulverform, Sonnenblumenöl, Leinöl, Kokosöl und MCT-Öl enthalten, die unerlässlich für die Herzgesundheit sind. Auch notwendig sind einfach ungesättigte Fettsäuren, Chiasamen und Omega-3-, -6- und -9-Fettsäuren. Zudem wird Ihr Magen von Ballaststoffen profitieren, die aus einer Mischung aus Chiasamen und darmfreundlichen präbiotischen Ballaststoffen wie Inulin und Oligosacchariden bestehen. Auch zusätzliche Mikronährstoffe sind notwendig. Sie sollten auch sicherstellen, dass der vegane Shake Vitamin D3 enthält, das synergistisch mit Ölsäure (aus dem Olivenölpulver) zusammenarbeitet, um das Immunsystem effektiv zu unterstützen.

Diese vegetarische Alternative sollte außerdem ihre eigene „Vollwertkost"-Mikronährstoffbasis (zur Erhaltung von Vitaminen und sekundären Pflanzenstoffen) und Saftpulver aus natürlichen Nahrungsmitteln enthalten. Dazu sollten verschiedenste Früchte, Nüsse und Gemüsesorten gehören, darunter Möhren und Rote Bete.

Weitere Mineralienempfehlungen

Supermineralien: Nachfolgend zitiere ich John Gray PhD mit Auszügen aus seiner erstaunlichen Forschung: „Als ich mich näher mit den Arbeiten von Dr. Hans Nieper befasste, erfuhr ich von speziellen Mineralstoffergänzungen aus Deutschland, die an Orotsäure gebunden sind, eine Substanz, die in großen Mengen in Muttermilch und Molkeprotein vorkommt. Anders als übliche Mineralstoffergänzungen mit Bindung an Karbonat, Citrat, Phosphat, Ascorbat, Chlorid und so weiter waren diese Mineralstoffergänzungen aus Deutschland an Orotsäure gebunden. Aus diesem Grund können diese Mineralien frei durch die Blut-Hirn-Schranke transportiert werden. Diese Mineralorotate unterstützen unmittelbar die Gehirnfunktion. Es sind Supermineralien für ‚Superhirne'. Ihr Gehirn macht nur zwei Prozent Ihres Körpergewichtes aus, nutzt aber 25 Prozent Ihrer Energie. Ihr Gehirn benötigt Energie und Brennstoff, um mit Bestleistung arbeiten zu können. Die für eine optimale Gehirnfunktion notwendigen Mineralien sind unter anderem Eisen, Magnesium, Zink und Kalzium sowie Spurenmineralien wie Chrom und Selen. Wenn Sie sich schlecht konzentrieren können, erhalten Sie wahrscheinlich nicht genug von den Mineralien, die Ihr Gehirn benötigt. Forschungen zeigen, dass Magnesium bei Kindern mit Aufmerksamkeitsstörungen Reizbarkeit und Hyperaktivität verringern kann. Eisen wird nicht nur benötigt, um Blutzellen zu bilden, sondern wird auch vom Gehirn genutzt. Einige Kinder mit Eisenmangel weisen eine beeinträchtigte geistige Leistungsfähigkeit auf.

Zu diesen Mineralien gehören Kalium, Kalzium, Magnesium, Zink, Chrom, Lithium, Bor und andere Spurenelemente. Alle sind sehr wichtig, um die Auswirkungen einer schlechten Ernährung und Nährstoffverarmung aufgrund unserer heutigen Lebensweise zu bekämpfen.“

Aktivierte B-Vitamine mit Depottechnologie liefern die von Ihrem Körper benötigten sofort nutzbaren, aktiven Formen.

Jede Körperzelle nutzt Tag und Nacht in jeder Sekunde B-Vitamine. Ein niedriger Gehalt eines dieser Vitamine kann zu allen möglichen Gesundheitsproblemen führen. B-Vitamine helfen, geistige Wachheit, Konzentration und Gedächtnis zu unterstützen. B-Vitamine erhalten die einwandfreie Funktion des Herzens, Nervensystems und Verdauungssystems. Sie unterstützen die Fähigkeit des Körpers zur Selbstentgiftung und fördern eine ausgewogene Antwort auf Stress. Die meisten Vitamin-B-Zusätze enthalten nur die inaktiven Formen. Die inaktiven Formen der B-Vitamine können harte Arbeit für den Körper sein, weil die Leber mit ihnen Überstunden machen muss, um sie umzuwandeln, damit Ihr Körper sie absorbieren kann. Und wenn der Körper sie nicht leicht absorbiert, werden sie rasch wieder aus dem Körper ausgeschieden, ohne dass sie genutzt wurden. Das macht die meisten Vitamin-B-Zusätze sehr ineffektiv. Da sie wasserlöslich sind, kann der Körper sie nicht speichern und muss kontinuierlich mit ihnen versorgt werden, damit die Körpersysteme einwandfrei funktionieren. Aktivierte B-Vitamine mit Depottechnologie werden leicht umgewandelt und haben bereits die Form, die Ihr Körper sofort nutzen kann.

Aktivierte B-Vitamine mit Depottechnologie nutzen die verzögerte Freisetzung zur kontrollierten Absorption über acht Stunden. Statt also das System mit zusätzlichen B-Vitaminen zu überfluten, die der Körper einfach entsorgt oder, noch schlimmer, am Ende nutzt, um gesundheitsschädliche Organismen zu ernähren, setzt die Depottechnologie die B-Vitamine allmählich in einem stetigen Fluss frei, damit sie besser genutzt werden können. So erhalten Sie die benötigten Vitamine dann, wenn Ihr Körper sie braucht.

Wenn dem Körper außerdem hohe Mengen an B-Vitaminen unmittelbar zugeführt werden, können schädliche Bakterien im Verdauungssystem sie als Nahrungsquelle nutzen. Deshalb kann es bei manchen Menschen zu Unwohlsein kommen, wenn sie regelmäßig handelsübliche Vitamin-B-Zusätze konsumieren. Die Depottechnologie geht dieses Problem an, indem sie einen stetigen, ausgewogenen Fluss an B-Vitaminen gewährleistet, statt das System auf einmal zu überfluten.

Eine neuere Forschungsstudie hat bestätigt, dass Vitamine des B-Komplexes die Stimmung verbessern und psychische Belastungen im Zusammenhang mit Arbeitsstress modulieren. Die Studie besagt, dass die berufliche Belastung in den westlichen Gesellschaften so hoch ist wie noch nie und sich vielschichtig auf den Einzelnen und die Gemeinschaft auswirkt. In der randomisierten, placebokontrollierten klinischen Doppelblindstudie erhielten 60 Teilnehmer drei Monate lang einen Multivitaminzusatz des B-Komplexes oder ein Placebo. Die Teilnehmer wurden zum Studienbeginn und nochmals nach dem Supplementierungszeitraum hinsichtlich Arbeitsanforderungen, Persönlichkeitsmerkmalen, Stimmung und Arbeitsbelastung bewertet.

Die Studie zeigte, dass die Teilnehmer, die den B-Komplex-Zusatz erhalten hatten, eine bessere Stimmung und weniger persönliche Belastungen im Vergleich zu der Placebogruppe angaben, auch nachdem auf individuelle Unterschiede bei Persönlichkeit und Arbeitsanforderungen kontrolliert wurde. Den Forschern zufolge zeigt diese Studie, dass eine 90-tägige Supplementierung mit einem Multivitamin des B-Komplexes Stress am Arbeitsplatz verringert. Angesichts der steigenden Kosten und Häufigkeit von Stress am Arbeitsplatz könnten diese Ergebnisse bedeutende Folgen für die persönliche Gesundheit, die Unternehmen und die Gesellschaft haben.

Traubenkernextrakt: Ein starkes Antioxidans, das lebendes Gewebe stärkt und schützt

Wissenschaftliche Studien zeigen, dass die antioxidative Kraft von Traubenkernextrakt 20 Mal höher ist als von Vitamin E und 50 Mal höher als von Vitamin C. Traubenkernextrakt hilft, die Blutgefäße zu stärken, da es den Tonus und die

Elastizität der Kapillarwände erhöht. Fallberichte und Tierstudien zeigen, dass Traubenkernextrakt hilfreich sein kann, um Herzerkrankungen wie Bluthochdruck und hohe Cholesterinwerte zu behandeln. Traubenkernextrakt verlangsamt die Oxidation der für Cholesterin verantwortlichen Fette. Je länger die Fette zum Oxidieren brauchen, umso weniger wahrscheinlich verstopfen Sie Ihre Venen und Arterien. Traubenkerne schützen womöglich auch vor Alzheimer, indem sie die Entzündung im Gehirn verringern.

Studie Aus 2009 in der „*Neurotoxicity Research*"

Eine in der Fachzeitschrift *Neurotoxicity Research* veröffentlichte Studie aus dem Jahr 2009 ergab, dass Traubenkernextrakt zu weniger Entzündungen des Gehirns führte. Forscher der Mount Sinai School of Medicine führten Experimente mit Mäusen mit der Alzheimer-Krankheit durch, um herauszufinden, ob Traubenkerne die kognitive Beeinträchtigung durch Alzheimer beeinflussen konnten. Die Mäuse erhielten fünf Monate lang Traubenkernextrakt oder Wasser als Placebobehandlung. Die Mäuse wurden dann in verschiedenen Labyrinthen getestet, um die Gehirnfunktion festzustellen. Außerdem wurden Gehirngewebeproben auf Anzeichen für die Alzheimer-Krankheit getestet. Die mit Traubenkernextrakt behandelten Mäuse hatten im Vergleich zu den anderen Mäusen eine deutlich geringere kognitive Beeinträchtigung durch Alzheimer.

Eine bestimmte in Traubenkernen vorkommende Phenolart ist Procyanidin. Entdeckt wurde es 1936 von Professor Jacques Masquelier, der es Vitamin P nannte (allerdings setzte der Name sich nicht wirklich durch). Man vermutet, dass Procyanidine den Körper vor vorzeitiger Alterung schützen. Procyanidine verbinden sich mit Kollagen, dem häufigsten Protein im Körper und zentralen Baustein von Haut, Zahnfleisch, Knochen, Zähnen, Haar und Körpergewebe. Die Verbindung fördert die Zellgesundheit und Hautelastizität, sodass die Haut jugendlicher erscheint, in einem Prozess, der fast wie ein natürliches Face-Lifting arbeitet. Außerdem helfen Procyanidine, den Körper vor Sonnenschäden zu schützen, die ebenfalls zu vorzeitiger Hautalterung führen können.

Vitamin D ist unerlässlich für die Gesundheit des Gehirns und des Nerven-, Herz-Kreislauf- und Immunsystems. Viele Gesundheitsprobleme werden inzwischen mit Vitamin-D-Mangel in Verbindung gebracht. Vitamin D wird auch das Sonnenschein-Vitamin genannt, weil es bei Sonneneinstrahlung auf natürliche Weise in der Haut gebildet wird. Wir erleben gerade eine beispiellose Vitamin-D-Mangel-Epidemie, die zu noch mehr Gesundheitsproblemen führt, weil so viele Menschen jetzt wegen des Hautkrebsrisikos die Sonne meiden. Eine Nahrungsergänzung mit Vitamin D ist wichtig, weil es in langen, dunklen nordischen Wintern schwierig ist, ausreichende Mengen davon zu bekommen. Ältere Menschen haben größere Schwierigkeiten, Vitamin D aus Sonnenlicht herzustellen, und einige Medikamente stören die Absorption von Vitamin-D und Kalzium, das die Knochen stärkt und Brüche verhindert.

Vitamin D spielt eine zweifache Rolle sowohl als Vitamin als auch als Hormon, das den Körper anregt, Kalzium zu absorbieren. Vitamin D, Kalzium und Phosphor sind notwendig für starke Knochen. Menschen mit niedrigem Vitamin-D-Wert neigen zu weichen, dünnen Knochen, was sie für Brüche, vor allem Hüftfrakturen, prädisponiert. Weiche Knochen können außerdem quälende, unablässige Knochenschmerzen verursachen, an denen viele ältere Menschen leiden.

Vitamin D3 hat außerdem eine starke Wirkung auf das Gehirn einschließlich der an Depressionen beteiligten Neurotransmitter. Sowohl die Depressions- als auch die Suizidraten erreichen von Januar bis April ihren Höchststand, wenn die Vitamin-D3-Werte gewöhnlich am niedrigsten sind. Eine Studie der University of Toronto ergab, dass die Häufigkeit von Depressionen bei Menschen sank, die täglich Vitamin D einnahmen.

Vitamin D wird hergestellt, wenn Sonnenlicht das Cholesterin in der Haut in eine Form von Vitamin D3 namens Calciol umwandelt. Dann hydroxiliert die Leber das Calciol in eine Form namens Calcidiol (25-Hydroxy-Vitamin D3). Als nächstes hydroxilieren die Nieren das Calcidiol in die aktive Form von Vitamin D, das Calcitriol (1,25-Dihydroxy-Vitamin D3). Diese Form von Vitamin D3 wird aus dem Wollfett (Lanolin) von Schafen gewonnen. Ein hellhäutiger Mensch, dessen gesamter Körper der Sonne ausgesetzt wird, kann in nur 20 Minuten bis zu 20000 IE Vitamin D3 bilden. Publizierte Forschungen empfehlen nun die Einnahme von täglich 1000 IE und im Winter oder bei eingeschränkter Sonnenbestrahlung bis zu täglich 5000 IE.

Omega-Öle sind eine revolutionäre Form von Omega-3-Fettsäuren, die aus Wildlachs gewonnen werden, um die Gesundheit von Herz und Gehirn zu unterstützen. Omega-Öle kurbeln die Gehirnleistung an. Es gibt überzeugende Beweise dafür, dass die Omega-3-Fettsäuren in Fischölzusätzen die Stimmung, das Gedächtnis und andere kognitive Funktionen verbessern können. Forscher an der University of California Los Angeles haben kürzlich entdeckt, dass Menschen mit einem niedrigen Blutspiegel an Omega-3-Fettsäuren ein kleineres Gehirnvolumen hatten und in Tests zu visuellem Gedächtnis, abstraktem Gedächtnis und Ausführungsfunktionen schlechter abschnitten Menschen mit höheren Werten. Dänische Forscher verglichen die Ernährung von über 5000 älteren Erwachsenen und kamen zu dem Ergebnis, dass diejenigen, die den meisten Fisch aßen, mit geringerer Wahrscheinlichkeit an Demenz erkranken würden und mit größerer Wahrscheinlichkeit ein robustes Gedächtnis behalten würden.

Leider haben viele unserer Speisepläne einen hohen Anteil an Omega-6-Fettsäuren, die in verarbeiteten Lebensmitteln, rotem Fleisch und Speiseöl vorkommen. Selbst wenn Sie also viel Fisch essen, brauchen Sie trotzdem Nahrungsergänzungen, um das empfohlene Verhältnis von einem Teil Omega-3-Fettsäuren zu drei Teilen Omega-6-Fettsäuren zu erreichen. Vectomega enthält bis zu 50-fach höheres Triglycerid-Fischöl als andere Omega-Öl-Ergänzungen, weil Vectomega kein Fischöl ist. Die Fettsäuren in Wildlachs sind an Phospholipide statt an Triglyceride gebunden, wodurch sie stabiler sind. Vectomega wird mit Enzymen und kaltem Wasser produziert, ohne Wärme, Druck oder Lösungsmittel. Vectomega verursacht keine Magenverstimmungen oder „Fisch-Aufstoßer“, wie es bei handelsüblichen Fischölen häufig der Fall ist.

Die hier getätigten Aussagen und erwähnten Produkte wurden nicht von der US-amerikanischen Gesundheitsbehörde FDA beurteilt. Sie sind die vorgebrachte Meinung von John Gray zu dem einzigen Zweck, die Öffentlichkeit zu den Themen Gesundheit, Zufriedenheit und verbesserte Beziehungsqualität zu informieren. Sie zielen nicht darauf ab, irgendeine Krankheit zu diagnostizieren, zu behandeln, zu heilen oder zu verhindern. Individuelle Ergebnisse können variieren. Suchen Sie für Ihre spezifischen Gesundheitsbelange den Rat eines kompetenten Mediziners.

Hinweis: Die Autoren dieses Buches erhalten keine Vergütung für den Verweis auf John Grays Mars-Venus-Website, wo viele dieser Vitamine und Mineralien erworben werden können.

Noch mehr Supernahrung für unser erstes Gehirn

Unten finden Sie Empfehlungen für Supernahrung und Nahrungsergänzungsmittel, die mit dem ersten Gehirn zusammenarbeiten und es darin unterstützen, optimal zu arbeiten. Die in diesem Abschnitt empfohlenen Nahrungsmittel und Mineralzusätze liefern buchstäblich den Extra-Boost für das Gehirn, den wir alle suchen. Der Mangel an Spurenmineralien beim Menschen ist ein großes fehlendes Puzzleteil, wenn wir anstreben, den Körper mit den richtigen Nahrungsmitteln, Zusätzen und Mineralien zu versorgen. Spurenmineralien bilden das grundlegende Fundament, da sie eine erhöhte Absorption von Nahrungsmitteln und Zusätzen auf der Zellebene ermöglichen. John Grays Empfehlungen für bestimmte Nahrungsmittel, Mineralien und Zusätze sind das Ergebnis von 15 Jahren eigener Forschung mit Tausenden von Teilnehmern seiner Gesundheitsseminare.

Aufgrund eigener Probleme und Sorgen machte Dr. Gray es sich zur Aufgabe, herauszufinden, was funktioniert und was nicht, und stellte schließlich eine umfassende Bestenliste zusammen. Auch war er ein Vorreiter darin, Wege zu finden, um zu maximieren, was er seinem Körper zuführte, indem er dafür sorgte, dass der Körper offen für diese leistungsstarke Gehirnnahrung war und sie akzeptierte. Durch die Zugabe bestimmter Inhaltsstoffe öffnet sich der Körper buchstäblich und wird wie ein Schwamm, der in der Lage ist, das Beste zu absorbieren, was jedes Nahrungsmittel, Vitamin und Mineral zu bieten hat. Das erste Gehirn braucht bestimmte Nahrungsmittel, um sein Potenzial zu maximieren. Bei Ihrer Ernährung scheint es logisch, dass Sie zunächst Ihr erstes Gehirn gut versorgen möchten. Es wurden bereits viele Forschungen zu den bestmöglichen Nahrungsmitteln und/oder Ernährungsplänen für das erste Gehirn durchgeführt. Nachfolgend finden Sie eine Liste mit zusätzlichen Nahrungsmitteln, die nachweislich unser erstes Gehirn unterstützen.

Essenzielle Fettsäuren

Sie werden vom menschlichen Körper nicht hergestellt und müssen stattdessen aus äußeren Quellen (über die Nahrung) zugeführt werden. Daher sind sie unerlässlich, um das Potenzial unseres ersten Gehirns zu maximieren.

Hier eine Liste mit einigen der bekanntesten Lieferanten von essenziellen Fettsäuren:

- Lachs
- Forelle
- Makrele
- Hering
- Sardine
- Kabeljau

(Fisch ist ein natürlicher Lieferant essenzieller Fettsäuren.)

Zusätzliche Quellen von essenziellen Fettsäuren

- Leinsamenöl
- Walnussöl

- Olivenöl
- Kürbiskerne sind reich an Zink, der nachweislich unabdingbar für die Gehirnfunktion einschließlich eines guten Gedächtnisses ist.

Eine Studie ergab, dass auch Vitamin E viele gesunde Gehirnfunktionen unterstützt.

Gute Vitamin-E-Lieferanten

- Walnüsse: Walnüsse sind reich an Vitamin E, einem Antioxidans, das Forscher des Chicago Rush University Medical Center mit einem geringeren Risiko für die Entstehung der Alzheimer-Krankheit in Verbindung gebracht haben.[25]
- Eier: Eier enthalten hohe Mengen an Cholin. Laut einer Studie an der Boston University wirkte sich der Verzehr von Cholin positiv auf das Gedächtnis aus.[26]
- Naturreis
- Kürbiskerne
- Oliven
- Spargel
- Grünes Blattgemüse
- Tomaten: Dr. Gray wies darauf hin, dass die Verminderung von freien Radikalen aufgrund von oxidativem Stress sehr wichtig für eine optimale Gehirnfunktion ist. Das in Tomaten enthaltene Lycopin ist sehr reich an Antioxidantien, die sehr wirkungsvoll gegen freie Radikale sind. Das ist gut für das Gehirn und auch für den übrigen Körper. Mehr Tomaten zu essen ist eine einfache, effektive Methode, um die antioxidative Kraft in Ihrem Körper anzukurbeln, und Ihr Gehirn wird es Ihnen danken![27]
- Brokkoli: Das in Brokkoli enthaltene Vitamin K unterstützt die Gehirnleistung.
- Avocados: Avocados sind zur Förderung der Gesundheit des Gehirns fast so gut wie Blaubeeren.[28]
- Blaubeeren: An der Tufts University wurde gezeigt, dass der Verzehr von Blaubeeren das Kurzzeitgedächtnis unterstützen kann. Eine einfache, wunderbare Bereicherung jedes vernünftigen Ernährungsplans.

---

[25] Quelle: Alzheimer's Research Center
[26] Weitere Informationen: http://www.rd.com/slideshows/best-brain-food/#ixzz3PIijxGoD
[27] Quelle: American Journal of Epidemiology
[28] Weitere Informationen: http://www.rd.com/slideshows/best-brain-food/#ixzz3PIiWUbEe

- Grünkohl: Auch Grünkohl unterstützt wegen seiner extrem hohen antioxidativen Ausstattung nachweislich in hohem Maße die Gesundheit des Gehirns.[29]
- Spinat: Spinat hat wegen seines hohen Luteingehalts sehr starke antioxidative Eigenschaften. Spinat ist nicht nur für Popeyes Muskeln gut.

Bitte beachten Sie, dass es in jedem Fall noch mehr Nahrungsmittel und Ergänzungen für das erste Gehirn gibt als die hier aufgeführten.

Insbesondere enthalten Mineralien für Männer und Frauen, wie in *Mars Venus Super Minerals* gezeigt, hohe Mengen genau der Nährstoffe, von denen dank der Arbeit von Dr. John Gray nachgewiesen wurde, dass sie eine gesunde Gehirnchemie unterstützen.

Gereinigtes oder gefiltertes Wasser

Wasser ist ein unerlässliches Element für die Gesundheit des Gehirns. Laut Feredoon Batamanghelidj, MD, besteht das menschliche Gehirn zu etwa 70 Prozent aus Wasser. Wenn Sie nicht jeden Tag genügend Wasser trinken, beginnt sofort der Dehydrierungsprozess, der sehr schädlich für das Gehirn ist. In Filmen haben wir gesehen, wie Männer, die auf See gezwungen wurden, Meereswasser zu trinken, innerhalb weniger Stunden verwirrt und wahnhaft wurden und am Ende starben, weil ihrem Gehirn reines Süßwasser fehlte. Als einfache Faustregel, um den Flüssigkeitsgehalt im Körper konstant zu halten, wird empfohlen, täglich 30 bis 40 Milliliter Wasser pro Kilogramm Körpergewicht zu trinken. Diese Regel schließt Getränke wie Limonade, Kaffee, Alkohol und so weiter nicht mit ein. Falls Sie täglich diese Getränke zu sich nehmen, müssen Sie mehr Wasser als die empfohlene Menge trinken.

Knack die Nuss

Eine im *American Journal of Epidemiology* publizierte Studie legt nahe, dass eine gute Vitamin-E-Zufuhr besonders bei älteren Menschen helfen könnte, den Abbau der kognitiven Fähigkeiten zu verhindern. Nüsse sind ein sehr guter Vitamin-E-Lieferant, wie auch grünes Blattgemüse, Spargel, Oliven, Samen, Eier, Naturreis und Vollkorngetreide.

Zusätze für eine bessere Gehirnleistung

Auch wenn die Erforschung der Verbindung zwischen Ernährung und Demenz noch in den Kinderschuhen steckt, existieren wichtige Beziehungen zwischen

---

[29] http://www.rd.com/slideshows/best-brain-food/#ixzz3PIj8lkG3

Nährstoffen und Gehirngesundheit, die untersuchenswert sind. Eine nahrhafte, gut abgerundete Ernährung bietet dem Gehirn die beste Chance, Erkrankungen zu vermeiden. Wenn Ihre Ernährung aus irgendeinem Grund unausgewogen ist, ist vielleicht ein Multivitamin- und Mineralienkomplex und ein Zusatz mit Omega-3-Fettsäuren das Richtige für Sie. Falls Sie überlegen, eine Nahrungsergänzung einzunehmen, ist es am besten, dies mit einem Arzt oder qualifizierten Mediziner bzw. Heilpraktiker zu besprechen.

Alle gesundheitlichen Inhalte auf bbcgoodfood.com dienen nur der allgemeinen Information und sollten nicht als Ersatz für den medizinischen Rat Ihres Arztes oder Mediziners erachtet werden. Falls Sie irgendwelche gesundheitlichen Fragen haben, sollten Sie sich an Ihren örtlichen Gesundheitsdienstleister wenden. Weitere Informationen finden Sie auch auf dessen Website.

7. NAHRUNG FÜR UNSER ZWEITES GEHIRN

In der Wissenschaft ist man heute der Auffassung, dass unser zweites Gehirn die hauptsächliche Triebkraft hinter unseren Gedanken, Gefühlen und Emotionen ist und weitgehend auch dahinter, wer wir sind.

Dr. Ruggiero verweist darauf, wie wichtig es ist, dass die Nahrung, die wir unserem zweiten Gehirn zuführen, wirklich enorme Auswirkungen darauf haben kann, wie wir tagtäglich fühlen und handeln.

Unser Essen kann eine tiefgreifende Wirkung auf unsere Zufriedenheit, unseren Optimismus und unsere Lebenslust haben.

Doch bevor wir die besten Nahrungsmittel für das zweite Gehirn verraten, ist es wichtig, dass Dr. Ruggiero erklärt, welche zentrale Bedeutung die Nahrung wirklich für alle drei Gehirne hat. Unser Essen ist nicht nur eine Nahrungsquelle, sondern vor allem Träger genetischer Informationen, die das Betriebs- und Kommunikationssystem sind, um es Ihren drei Gehirnen zu ermöglichen, zusammenzuarbeiten.

Das Mikrobiom stützt sich auf ein robustes, gesundes zweites Gehirn (unsere Darmbakterien und unser Immunsystem), um ein wirkungsvolles Betriebssystem für den menschlichen Körper sein zu können. Das alte Sprichwort „Essen ist wichtig“ hat weitreichende Implikationen. Wenn Sie Ihre Lebensqualität maximieren möchten, ist das, was Sie sich in den Mund stecken, nicht nur für Ihren Magen bestimmt. Sondern auch für die restlichen 99 Prozent.

Unser Verhalten wird von unserem Essen diktiert

Im Grunde bringt uns das in eine sehr missliche Lage, weil unser Verhalten von unserem Essen diktiert wird – nicht nur wegen der Proteine, des Fetts und der Kalorien, sondern auch, weil unser Essen einen Beitrag zu unserer Darmflora leistet. Die Darmflora treibt uns dazu an, uns auf die eine oder andere Weise zu verhalten. Es ist ein völlig revolutionärer Gedanke, den ich selbst immer noch Schwierigkeiten habe zu begreifen, aber ich finde es enorm spannend, gerade jetzt in diesem Zeitalter zu leben, in dem wir so wichtige Entdeckungen machen und lernen, dass wir diese Dinge vielleicht – vielleicht – beeinflussen können.

Mirkobenstämme könnten der Schlüssel dazu sein, wer wir sind

Stellen Sie sich einfach einmal vor, ich hätte entdeckt, welche Mikrobenstämme uns sozusagen Mut oder Aufrichtigkeit schenken (was heutzutage dringend nötig ist), und würde diese Stämme dann in einen Joghurt geben, sie trinken und dann mutig und aufrichtig werden, was eine seltene Kombination ist. Können Sie sich vorstellen, wie ich mein Verhalten positiv beeinflussen könnte, ohne Psychopharmaka oder sonstige Medikamente nehmen zu müssen oder den Kopf gegen die Wand schlagen zu müssen? Es ist eine hochinteressante Revolution, eine neue Art zu denken.

Du bist, was du isst

Oft hören wir eher scherzhaft das Sprichwort „Du bist, was du isst". Aber es ist *kein* Scherz. Sie sind viel materieller, was Sie essen, als Sie vielleicht glauben. Heutzutage können wir über die enge Auffassung hinausgehen, nach der Essen eine Quelle von Proteinen, Zuckern, Fetten, Kalorien, Mineralien und so weiter ist. Was wir essen, sind im Wesentlichen genetische Informationen, die wir an unsere Gene kommunizieren. Die Gene interpretieren diese genetischen Informationen dann und erteilen unseren Zellen Befehle. Wenn diese genetischen Informationen beschädigt oder unvollständig (dezimiert) sind, weil wir nährstoffarme Nahrungsmittel gegessen haben, leidet unsere Lebensqualität.

Die Gene kommunizieren, was die Nahrung ihnen gibt

Unsere Gene sind darauf ausgelegt, unseren Zellen die genetischen Informationen zu kommunizieren, die sie aus der Nahrung erhalten, ob diese genetischen Nachrichten nun intakt oder beschädigt sind. Wenn das Essen unzulängliche, unvollständige oder beschädigte Informationen liefert, machen die Gene einfach nur ihre Arbeit und geben diese schlechten Informationen weiter. Unsere Zellen können nur mit den Informationen arbeiten, die sie erhalten, und reagieren entsprechend.

Eines ist ziemlich offensichtlich: Je mehr beschädigte genetische Informationen unseren Zellen kommuniziert werden, desto größer ist die Wahrscheinlichkeit, dass die Zellen beschädigt werden und beginnen zu mutieren. Das ist nicht die Formel, um unser Potenzial für bessere Lebensqualität, für unser Wohlbefinden oder unsere Fähigkeit zu maximieren, länger gesünder zu leben.

Wir Essen genetische Informationen

Ein Feinschmeckeressen in der Schweiz ist ja bekanntlich der Käse – ein fermentiertes Milcherzeugnis. Jedes Mal, wenn ich einen guten Greyerzer Käse esse,

esse ich tatsächlich genetische Informationen. Denn all die Bakterien, die den Fermentationsprozess dieses köstlichen Käses herbeigeführt haben, haben Proteine, Nukleinsäuren – und damit Informationen produziert. Ich esse also nicht einfach nur etwas Nahrhaftes oder Fettiges, etwas Gutes oder Schlechtes für mein Cholesterin. Ich esse wertvolle genetische Informationen. Ich bin also, was ich esse, nicht nur wegen der Proteine und des Fetts, sondern wegen der genetischen Informationen, die die Nahrung meinem Körper zuführt.

Die Vernetzung der drei Gehirne

An dieser Stelle setze ich mein Gespräch mit Dr. Ruggiero fort.

Peter Greenlaw: Dr. Ruggiero, lassen Sie uns kurz sehen, ob ich das richtig verstanden habe. Die Nahrung, die wir dem zweiten Gehirn (also unseren Darmmikroben, -bakterien und -neuronen) zuführen, bildet genetische Informationen, die kommuniziert und von allen drei Gehirnen genutzt werden.

Im Grunde kommuniziert das Mikrobiom (das dritte Gehirn) direkt mit dem zweiten Gehirn, das wiederum genetische Informationen durch unsere Gene an das erste Gehirn schickt. Hat das dritte Gehirn dann durch seine Dopaminrezeptoren die Fähigkeit, eigentlich direkt bis zum ersten Gehirn durchzudringen?

Hinweis: Dr. Ruggiero hat bereits sehr detailliert erläutert, wie das Mikrobiom mit den beiden anderen Gehirnen in einer von unserer DNA benutzten gemeinsamen Sprache kommunizieren oder im Grunde sprechen kann.

Dr. Ruggiero: Ja. Tatsächlich behandeln wir beispielsweise gerade eine psychiatrische Erkrankung durch Arbeit am dritten Gehirn. In sehr naher Zukunft (wir brauchen noch mehr Forschung), vielleicht sogar schon jetzt, werden wir in der Lage sein, psychiatrische Probleme enorm zu verbessern, einfach, indem wir Patienten den von uns entdeckten Super-Joghurt zu essen geben.

Peter Greenlaw: Ich denke, man kann sehen, wie enorm wichtig es für unsere Lebensqualität sein kann, unser zweites Gehirn mit den richtigen Nahrungsmitteln zu versorgen.

Dr. Ruggiero: In unseren mehr als 30 Jahre andauernden Forschungen, in denen wir direkt mit Patienten an ihrer Nährstoffzufuhr als Eckpfeiler der Gesundheitserhaltung gearbeitet haben, haben wir etwas entdeckt, das wir für die allerwichtigste Nahrung des zweiten Gehirns halten.

Seit einiger Zeit nutzen wir nun schon sehr erfolgreich ein nichtdenaturiertes Molkeprotein aus Neuseeland bei unseren gesunden Patienten und bei Patienten, die wir wegen vieler schwerer Gesundheitsprobleme behandeln.

Aufgrund der hohen Anteile an Milchproteinen in Muttermilch befinden wir das neuseeländische Molkeprotein für attraktiver, da es aus 60 Prozent Molke und 40 Prozent Milchprotein besteht. Wir nehmen es selbst zu uns und empfehlen es ausdrücklich als Grundlage zur Unterstützung der Lebensqualität.

Unsere Entdeckung der Supernahrung

Der andere wichtige Bestandteil unseres Ansatzes für Lebensqualität ist die Supernahrung, die wir in einer eigenen Kombination aus Milch, Kolostrum und 40 Bakterienstämmen in einem nach zahllosen wissenschaftlichen Experimenten entdeckten und hergestellten Fermentationsprozess entwickelt haben.

„Lassen Sie mich nochmals sagen, worauf wir in diesem Buch immer und immer wieder hinweisen. Wir nutzen stets das Ernährungswissen, das wir zusammen mit und niemals anstelle von schulmedizinischen Behandlungen, Medikamenten, Therapien, Ansätzen oder Protokollen gewonnen haben.

Bei unseren Patienten und auch an uns selbst haben wir beobachtet, dass keine Therapie oder medizinische Intervention eine schlechte Ernährung aufwiegen kann. Das ist unser grundlegendes Leitprinzip, dem wir auch heute weiterhin folgen.

Es ist immer empfehlenswert, sich an Ihren Arzt, Heilpraktiker oder Ernährungsexperten zu wenden, bevor Sie mit irgendeinem Ernährungsplan beginnen. Denn nicht nur eine Ernährungstechnologie oder ein Ernährungsprodukt ist die Antwort. Wichtig ist auch der Hinweis, dass keine dieser Aussagen von der US-amerikanischen Gesundheitsbehörde FDA anerkannt wurde.

Allerdings weisen wir darauf hin, dass es inzwischen viele Beobachtungsstudien gibt, die sehr vielversprechende und ermutigende Ergebnisse zeigen und uns Hoffnung für die beste Lebensqualität geben."

Weitere Supernahrung für unser zweites Gehirn

Wählen Sie wenn möglich Bioprodukte.

- Spargel
- Knoblauch

- Tomaten
- Zwiebeln
- Möhren
- Radieschen
- Probiotika
- Präbiotische natürliche Ballaststoffe
- Auch empfehlenswert sind:
- Sauerkraut
- Gemüse

Weitere Zutaten, die sich bestens für Ihre Ernährung eignen, sind:
- Kurkuma
- Zimt
- Traubenkernextrakt – Auch Als Nahrung Für Das Erste Gehirn Erwähnt

Mit immer neuen bekanntwerdenden Forschungen können demnächst viele weitere neue ernährungswissenschaftliche Ansätze entstehen, um die Gesundheit des zweiten Gehirns zu steigern und zu verbessern.

Im Kapitel über das zweite Gehirn haben wir auch den wichtigen Hinweis gegeben, dass auch Giftstoffe, Nährstoffmangel, Übergewicht und Stress die guten Darmbakterien mit zerstören können. Denken Sie daran, dass es von entscheidender Bedeutung ist, den Anweisungen Ihres Arztes zu folgen, wenn Sie Antibiotika einnehmen, da der missbräuchliche oder übermäßige Einsatz von Antibiotika drastische negative Auswirkungen auf das zweite und dritte Gehirn hat.

8. DIE NEUE SUPERNAHRUNG FÜR UNSER DRITTES GEHIRN

Dr. Ruggieros Entdeckung dieser Nahrung für unser drittes Gehirn bildet den Höhepunkt seiner Laufbahn medizinischer und wissenschaftlicher Durchbrüche. Er und seine Kollegen sind an führender Stelle, wenn es darum geht, unsere Sichtweise zu verändern, wie wir unser Gesundheitspotenzial verbessern können, indem wir das Immunsystem und seine fantastische Arbeit zu unserer Gesunderhaltung unterstützen. Dies ist die Geschichte einer Laufbahn des Forschens, Experimentierens und Entdeckens der *Dessertschale*, wie Dr. Ruggiero seine Nahrungsentdeckung liebevoll nennt, über die der Arzt hier selbst berichtet.

Seit 2009 war meine Forschungsgruppe an der Universität Florenz in der Immuntherapie beschäftigt. Die Immuntherapie ist ein vor Kurzem wiederentdeckter Ansatz, um das Immunsystem zu stärken, damit es Zellen angreifen kann, die von Viren oder anderen Krankheitserregern infiziert wurden, darunter auch Krebszellen sowie degenerierte Zellen. Der Hauptunterschied zur klassischen medikamentösen Therapie liegt im Ziel. Die meisten Medikamente versuchen, die Krebszellen oder krankheitserregenden Mikroben zu töten. Beim immuntherapeutischen Ansatz ist das Ziel das Immunsystem oder bestimmte Zellen des Immunsystems wie Makrophagen, zu „bewaffnen", damit sie auf die natürlichste Weise die Krebszellen oder die von Mikroben infizierten Zellen töten können.

Im nächsten Kapitel werden wir mehr über die Immuntherapie erfahren, aber dieser Ansatz der Stärkung des Immunsystems war bestimmend für die Entdeckung der Nahrung für unser drittes Gehirn, die ich die Dessertschale nenne.

Makrophagen, die bereits an anderer Stelle in diesem Buch beschrieben wurden, sind natürliche Killer, wie auch Lymphozyten, oft abgekürzt als NK-Zellen. Sie sind ein Typ zytotoxischer Lymphozyten, die unerlässlich für das angeborene Immunsystem sind. Angeboren bedeutet hier ein Teil des Immunsystems, der unabhängig von angetroffenen Bedrohungen arbeitet. Mit anderen Worten sind sie ein Teil des Immunsystems, der immer einsatzbereit ist, selbst wenn er bisher noch nie mit einer Bedrohung konfrontiert wurde.

NK-Zellen reagieren rasch auf virusbefallene Zellen und antworten auf die Bildung von Tumoren; mit einer Reaktionszeit von etwa drei Tagen sind sie sehr schnell. NK-Zellen sind einzigartig unter den Zellen des Immunsystems, da sie als Erste gestresste Zellen erkennen, was eine wesentlich schnellere Immunreaktion ermöglicht. Sie wurden als „natürliche Killer“ bezeichnet, weil man anfangs davon ausging, dass sie keine vorherige Aktivierung erfordern, um Zellen zu töten, die in irgendeiner Weise gefährlich für den Organismus sind. Zusätzlich zu dieser grundlegenden Rolle in der angeborenen Immunantwort spielen NK-Zellen auch wichtige Rollen in der adaptiven Immunantwort, weswegen sie als sehr vielversprechende Kandidaten für mögliche Immuntherapien gegen Krebs, Virusinfektionen und neurogenerative Erkrankungen erachtet werden.

Lassen sich NK-Zellen und Makrophagen stimulieren?

Somit konzentrierten sich unsere Forschungen auf Methoden zur Stimulation von Makrophagen und NK-Zellen. Zusätzlich zu diesem Ziel wollten wir aber einen natürlichen Weg finden, um diese Aufgabe zu erfüllen. Die Suche nach einem natürlichen Weg entsprang der recht offenkundigen Beobachtung, dass man synthetische Medikamente nicht lange ohne Nebenwirkungen einnehmen kann. Wenn wir umgekehrt einen Weg finden konnten, um Makrophagen und NK-Zellen auf natürliche Weise zu stimulieren, möglicherweise über die Ernährung, wäre das ein Ansatz, der ein Leben lang angewendet werden könnte, mit offensichtlichen Vorteilen nicht nur hinsichtlich der Vorbeugung von Krankheiten, sondern auch der Steigerung der allgemeinen Gesundheit und Fitness sowie der Unterstützung würdevollen Alterns.

Wir wussten, dass es zwei völlig natürliche Dinge gab, die gleichzeitig Makrophagen und NK-Zellen stimulieren:

1. Vitamin D
2. Fermentierte Milcherzeugnisse wie Joghurt und Kefir

Derzeit sind über 1700 Peer-Review-überprüfte wissenschaftliche Arbeiten in PubMed gelistet, in denen es um „Vitamin D und Makrophagen“ geht, sowie 88 Arbeiten zu „Vitamin D und NK-Zellen“. Die Gesamtanzahl der Arbeiten zu „Vitamin D und das Immunsystem“ beträgt etwa 3200, eine wirklich riesige Zahl, die das Interesse der internationalen wissenschaftlichen Gemeinschaft an diesem Thema bezeugt. Auch fermentierte Milcherzeugnisse und das Immunsystem sind ein heißes Thema; die Suche nach „Probiotika und Immunsystem“ ergibt über 1600 Arbeiten.

20 Jahre Erfahrung mit der Vitamin-D-Achse

Wir waren in der glücklichen Lage, auf 20 Jahre Erfahrung mit der sogenannten Vitamin-D-Achse zurückzublicken. Wir galten in diesem Bereich als Weltexperten und haben 21 Peer-Review-überprüfte wissenschaftliche Arbeiten zu diesem

Thema publiziert, darunter eine erbetene Review für die sehr renommierte Fachzeitschrift *Kidney International*.[30] Vitamin D, das in der Niere synthetisiert wird, spielt eine entscheidende Rolle bei chronischen Nierenerkrankungen, und wir wurden von den Verlegern der Zeitschrift gebeten, einen Kommentar über die am besten geeignete Vitamin-D-Dosis für diese Krankheitsbilder zu verfassen.

Zudem waren wir im Bereich fermentierte Milcherzeugnisse und das Immunsystem gut aufgestellt, und 2011 wurden wir eingeladen, unsere Arbeit zu diesem Thema auf der 6. Konferenz der International AIDS Society in Rom über HIV-Pathogenese, -Therapie und -Prävention vorzustellen. Eine unserer Studien (Abstract CDB 269), die unter anderem die Rolle fermentierter Milcherzeugnisse bei der Stimulation des Immunsystems beschreibt, wurde vorgestellt und auf eine CD-ROM geschrieben, die Tausenden Teilnehmern aus aller Welt ausgehändigt wurde. Wir besaßen also die Fachkompetenz, eine Nahrung zu entwickeln, in der unser in über 30 Jahren Forschung angesammeltes Expertenwissen zum Tragen kam. Tatsächlich ging es in der ersten wissenschaftlichen Arbeit, die ich publizierte, als ich gerade die medizinische Fakultät der Universität Florenz abgeschlossen hatte, über die Rolle von (mit einem Pilz kontaminierter) Nahrung bei der Entstehung von Leberkrebs bei subsaharischen Völkern.[31]

30 Jahre bis zur Entwicklung superfermentierter Milch

Mit diesen wissenschaftlichen Kenntnissen beschlossen wir, das bestfermentierte Milcherzeugnis zu entwickeln, das je konzipiert worden war, und uns dabei von der fast wundersamen Arbeit der Natur inspirieren zu lassen. Vor allem interessierten uns die Mikrobenstämme, die mit Langlebigkeit und Gesundheit in Verbindung gebracht werden. Tatsächlich ist gut belegt, dass der Verzehr fermentierter Milcherzeugnisse mit Langlebigkeit in Zusammenhang steht. So untersuchte zum Beispiel im Jahr 2000 eine Forschergruppe 162 nicht pflegebedürftige Bewohner eines öffentlichen Altenwohnheims in Rom, um den Zusammenhang zwischen dem Verzehr bestimmter Lebensmittelgruppen und Nährstoffe und der Fünf-Jahres-Gesamtüberlebensrate zu bewerten, und wies nach, dass „der häufige Verzehr von Zitrusfrüchten, Milch und Joghurt und der geringe Verzehr von Fleisch sowie die hohe Zufuhr von Vitamin C, Riboflavin und Linolsäure mit

[30] Chronic kidney disease and vitamin D: how much is adequate? Ruggiero M, Pacini S. Kidney Int. 2009 Nov;76(9):931-3

[31] Diese Arbeit (Ruggiero, M. and Nicastro, C.: Il problema delle micotossine nei paesi tropicali. J. Agricult. Environ. for Intl. Dev. 74: 221-235, 1980) ist in der National Agricultural Library des US-amerikanischen Landwirtschaftsministeriums unter den Stichwörtern „feeds; foods; tropic" aufgeführt.

Langlebigkeit in Verbindung stehen.“[32] In einer anderen in Warschau durchgeführten Studie wurde beobachtet, dass Hundertjährige öfter Joghurt aßen.[33]

Langlebigkeit lässt sich durch Manipulation von Magen-Darm-Mikroben verbessern

Diese in PubMed gelisteten neueren Studien reflektieren die uralte Hypothese des Nobelpreisträgers Ilja Iljitsch Metschnikow, der übrigens als Erster die Makrophagen entdeckte und beschrieb. Metschnikow stellte die Hypothese auf, dass sich Langlebigkeit verbessern lässt, wenn man mit natürlich fermentierten Nahrungsmitteln die Magen-Darm-Mikroben manipuliert. Er entwickelte eine Theorie, laut der die Alterung durch giftige Bakterien im Magen-Darm-Trakt verursacht wird und Milchsäure das Leben verlängern kann. Basierend auf dieser Theorie trank er täglich Sauermilch. Er schrieb drei Bücher zu diesem Thema: *Immunität bei Infektionskrankheiten, Studien über die Natur des Menschen* und *Beiträge zu einer optimistischen Weltauffassung*. Letztgenanntes Buch inspirierte zusammen mit Metschnikows Studien über die potentiellen lebensverlängernden Eigenschaften von Milchsäurebakterien (*Lactobacillus Delbrueckii subspecie Bulgaricus*) den japanischen Wissenschaftler Minoru Shirota dazu, einen kausalen Zusammenhang zwischen Bakterien und guter Darmgesundheit zu untersuchen, was schließlich zur weltweiten Vermarktung von Kefir und anderen fermentierten Milchgetränken und Probiotika führte. Dieses Vermächtnis ist so stark, dass es nach wie vor in Artikeln zitiert wird, etwa im Januar 2015 unter dem Titel „Muttermilch: die prototypische probiotische Nahrung von Mutter Natur?“[34]

Wir standen vor fünf großen Herausforderungen

Da wir uns aber im ersten Jahrhundert des dritten Jahrtausends n. Chr. befanden, konnten wir natürlich nicht einfach nochmals Joghurt oder Kefir entdecken. Wir standen vor fünf verschiedenen Herausforderungen:

1. Ermittlung der von Mikroben produzierten Moleküle in fermentierten Milcherzeugnissen, die verantwortlich für die bekannte neuroprotektive Unterstützung, die Unterstützung des Immunsystems und die Unterstützung würdevollen Alterns waren

---

[32] Epidemiology. 2000 Jul;11(4):440-5. Diet and overall survival in a cohort of very elderly people. Fortes C, Forastiere F, Farchi S, Rapiti E, Pastori G, Perucci CA.

[33] Rocz Panstw Zakl Hig. 2007;58(1):279-86. The nutritional habits among centenarians living in Warsaw. Kołłajtis-Dołowy A, Pietruszka B, Kałuza J, Pawlińiska-Chmara R, Broczek K, Mossakowska M.

[34] Adv Nutr. 2015 Jan 15;6(1):112-23. McGuire MK, McGuire MA.

2. Ermittlung der Mikroben, die für die Produktion dieser Moleküle verantwortlich waren
3. Beurteilung der Rolle der Komponenten der Vitamin-D-Achse in diesem Kontext
4. Zusammenstellung einer einzigartigen Reihe von Mikroben und Molekülen, die als Nahrung das gesunde menschliche Kern-Mikrobiom reproduzieren konnten
5. Einfaches Konzept, sodass es in jeder Küche zu Hause umgesetzt werden konnte

Wir erkannten sofort, dass wir nicht nur auf unsere Fähigkeiten als Zell- und Molekularbiologen zählen konnten; wir brauchten auch ein tieferes Verständnis der komplexen Vernetzungen zwischen den genetischen Informationen, die hier am Werk waren. Und dazu brauchten wir die Hilfe eines Verfahrens, das noch nie zuvor in der Zell- oder Molekularbiologie angewendet worden war: die Dekonstruktion.

Der französische Philosoph Jacques Derrida beschrieb dieses Verfahren, das als eines der rätselhaftesten und am schwierigsten zu meisternden Konzepte in der modernen Philosophie gilt, möglicherweise sogar noch rätselhafter als Gödels Unvollständigkeitssätze. Laut Wikipedia bedeutet der Begriff der Dekonstruktion: „Bezeichnete in den 1980er Jahren weiter gefasst eine Reihe von theoretischen Herangehensweisen in verschiedenen Bereichen der Geistes- und Sozialwissenschaften einschließlich (zusätzlich zu Philosophie und Literatur) Recht, Anthropologie, Geschichtswissenschaft, Sprachwissenschaft, Soziolinguistik, Psychoanalyse, politische Theorie, Feminismus und Schwule/Lesben. Die Dekonstruktion hat weiterhin großen Einfluss in der akademischen Welt Kontinentaleuropas und Südamerikas sowie überall, wo die Kontinentalphilosophie vorherrschend ist, insbesondere in Debatten rund um die Themen Ontologie, Erkenntnistheorie, Ethik, Ästhetik, Hermeneutik und Sprachphilosophie. Einfluss hatte sie auch auf Architektur (in Form des Dekonstruktivismus), Musik, Kunst und Kunstkritik."

Das für diese Supernahrung entwickelte Verfahren war noch nie zuvor in der Zell- Und Molekularbiologie angewendet worden

Bis zu unserem Versuch war allerdings dieses Verfahren noch nie in der Zell- und Molekularbiologie angewendet worden. Man könnte sich denn auch fragen, was ein philosophisches Verfahren mit Zellen und Genen zu tun hat, oder noch schlimmer, mit Joghurt und Kefir, außer dass vielleicht auch Philosophen gerne Joghurt essen.

Aber wenn wir uns das Wesen der Dekonstruktion weiter ansehen, verrät Wikipedia uns Folgendes: „Dekonstruktion bezeichnet die Weiterverfolgung der Bedeutung eines Textes bis zu dem Punkt, die mutmaßlichen Widersprüche und inneren Gegensätze herauszustellen, auf denen er gründet – und so zu zeigen, dass diese Grundlagen irreduzibel komplex, instabil oder unmöglich sind. Es ist ein Verfahren, das in der Philosophie, Literaturanalyse und sogar in der Analyse wissenschaftlicher Schriften anwendbar ist. Im Allgemeinen versucht die Dekonstruktion nachzuweisen, dass jeglicher Text kein separates Ganzes ist, sondern mehrere unvereinbare, gegensätzliche Bedeutungen enthält, dass jeglicher Text daher mehr als eine Interpretation hat, dass der Text selbst diese Interpretationen untrennbar verbindet und dass somit eine interpretierende Lektüre nicht über einen gewissen Punkt hinausgehen kann. Derrida nennt diesen Punkt die ‚Aporie' im Text, somit wird die dekonstruktive Lektüre als ‚aporetisch' bezeichnet. Er betont, dass die Bedeutung durch die Beziehungen eines Wortes zu anderen Wörtern innerhalb des strukturellen Netzwerkes der Sprache ermöglicht wird."

Das Leben sind die genetischen Informationen in unserer DNA

Im Wesentlichen lautete unsere Argumentation wie folgt: Das Leben sind die in der DNA enthaltenen genetischen Informationen. Diese genetischen Informationen haben die Form von Buchstaben (RNA-Basen), die Wörter (Gene) bilden, die gelesen werden können. Somit sind die genetischen Informationen in einem Genom ein zu interpretierender Text. In unserem Körper existieren viele Texte in Form von unterschiedlichen Genomen, des menschlichen Genoms und der mikrobiellen Genome. Die mikrobiellen Genome übertreffen die menschlichen Gene zahlenmäßig in einem Verhältnis von 100 zu 1.

Milch an sich und in noch größerem Maße fermentierte Milcherzeugnisse sind ein Kollektiv aus Mikroben, das heißt Genomen, das heißt zu interpretierenden Texten. Wenn wir diese Texte interpretieren (dekonstruieren) können, dann kann es uns gelingen, den Originaltext zu rekonstruieren, der unser letztendliches Ziel ist: das unbeschädigte, uranfängliche, gesunde menschliche Kern-Mikrobiom.

Die genetischen Informationen im menschlichen Körper und in fermentierter Milch mussten als Text interpretiert werden

Mit anderen Worten argumentierten wir, dass wir die genetischen Informationen im menschlichen Körper und in fermentierten Milcherzeugnissen interpretieren mussten, als wären sie zwei Texte, von denen jeder sich aus einer Reihe weiterer Texte zusammensetzt. Um ein Beispiel zu nennen, war es, als sollten wir die Informationen in einer Hardcopy der Encyclopedia Britannica (eines Textes, der sich aus mehreren Texten zusammensetzt) mit den Informationen auf der Website von Wikipedia vergleichen. Obwohl die Informationen aus unterschiedlichen Medien stammen und unterschiedlich gegliedert sind, enthält jede Quelle dennoch hoffentlich ein gemeinsames Grundwissen.

Genetische Informationen sind wie die Wörter unserer Sprache in Sequenzen unserer DNA enthalten

Der Vergleich mit der Analyse der Texte auf Wikipedia ist umso geeigneter, die Größenordnung unserer Aufgabe nachzuvollziehen. Ich denke, dass ich Wörter auf Wikipedia lese, und muss die Bedeutung des Textes verstehen, der sich aus diesen Wörtern zusammensetzt, aber in Wirklichkeit gibt es gar keine Wörter, sondern Zeichenketten aus 0 und 1 im Binärcode, die vom Computerprogramm in Wörter umgewandelt werden. Es gibt also eine Grundsprache mit eigenen Regeln (den Binärcode) und nach Wittgenstein eine überlagernde Sprache (die Wörter), die mit dem Binärcode im Einklang stehen muss. In unserem Fall sind die genetischen Informationen in der DNA-Basensequenz äquivalent zum Binärcode. Und diese Grundsprache wird überlagert von den Informationen in der Sequenz der Aminosäuren, die die Proteine bilden, die die Zellen produzieren, was das Äquivalent zu den Wörtern in einer natürlichen Sprache ist.

Wir mussten zwei umfassende Texte auf der DNA- und Proteinebene vergleichen und verstehen

Mit anderen Worten mussten wir nicht nur zwei umfassende Texte miteinander vergleichen und verstehen, sondern auch auf zwei verschiedenen Ebenen arbeiten, der Ebene der genetischen Informationen in allen DNAs und der Ebene der funktionellen Informationen in den Proteinen.

Die Methoden zu beschreiben, wie wir die Dekonstruktion auf diese gigantische Aufgabe anwendeten, würde wohl zu kompliziert werden, daher führe ich hier nur einige Beispiele an, wie wir nach Derridas Lehre vorgingen.

Nahrung ist Information, die wir für das menschliche Mikrobiom entwickeln mussten

Il n'y a pas de hors-texte (Es gibt keinen Außerhalb-Text). Alle Informationen, die wir untersuchen und interpretieren mussten, befanden sich in der DNA und in den Proteinen. Nahrung ist Information, und diese Informationen mussten wir untersuchen, dekonstruieren und möglicherweise neu konstruieren, wenn wir eine Nahrung entwickeln wollten, aus der das menschliche Mikrobiom besteht.

Ein Text ist kein separates Ganzes, sondern enthält mehrere unvereinbare und gegensätzliche Bedeutungen; somit hat ein Text mehr als eine Interpretation. Diese Widersprüche mussten wir finden und interpretieren. So kann etwa derselbe Mikroorganismus je nach Kontext nützlich oder krankheitserregend sein. Oder dasselbe Protein kann gegensätzliche Funktionen ausführen (stimulieren und hemmen) oder unterschiedliche Proteine können dieselbe Funktion ausführen (zum Beispiel stimulieren). Der Text verbindet diese Interpretationen untrennbar miteinander, die Inkompatibilität dieser Interpretationen ist irreduzibel, sodass interpretatives Lesen nicht über einen bestimmten Punkt hinausgehen kann. Wir mussten verstehen, dass wir bei der Interpretation der zahlreichen vor uns liegenden Texte nicht über einen bestimmten Punkt hinausgehen konnten. Diese Aussage Derridas war prinzipiell nicht viel anders als Gödels Unvollständigkeitssätze. Daher mussten wir bis zur tiefsten Interpretationsebene vordringen und dort anhalten, wenn wir Informationen rekonstruieren wollten, die Sinn ergaben, das heißt das unbeschädigte menschliche Mikrobiom.

Bedeutung wird durch die Beziehungen eines Wortes zu anderen Wörtern innerhalb des Netzwerks der Strukturen möglich, das die Sprache ist. Das heißt: Nur, wenn wir die Beziehungen zwischen den Wörtern in den unterschiedlichen Texten (den Genen und Proteinen der Mikroben und des Menschen) verstanden, konnten wir zum Konzept einer Bedeutung gelangen. Und nur mit diesem Konzept konnten wir dasselbe Konzept in einer Supernahrung wiederherstellen.

Jahrelange schlaflose Nächte bis zur Lösung des Puzzles

Es brauchte viele Jahre schlafloser Nächte vor dem Computer, bis ich schließlich die Lösung für diese gigantische Interpretationsaufgabe fand. Dabei gab es keinen „Aha“-Moment, sondern es entfaltete sich vielmehr allmählich ein Bewusstsein für diese wundersame Konstruktion, die der Mensch und das Mikrobiom sind.

Die Nahrung für unser drittes Gehirn entstand … in meiner Küche

Nachdem ich das Ganze einmal erkannt hatte, war der Rest nur noch Küchenarbeit. Man nehme eine Dessertschale, vermische die Mikrobenstämme gemäß der intrinsischen Bedeutung ihrer genetischen Informationen und ihrer Beziehung zu den menschlichen Informationen, gebe ihnen die angemessene Umgebung und Nahrung, und *voilà* (wie Derrida ausgerufen hätte). Fertig ist das Kern-Mikrobiom, das dritte Gehirn, das Immunsystem, die Herz-Kreislauf-Unterstützung, alles, was wir für die Entwicklung und Funktion unserer anderen Gehirne benötigen. Und schmecken tut es auch nicht schlecht!

Meine Kommentare zu Dr. Ruggiero und seiner Arbeit: „Dr. Ruggiero ist ein sehr bescheidenes Genie, was ich sehr an ihm respektiere. Wir sind sehr privilegiert, einen so großartigen Pionier zu haben, der uns zur Entdeckung der von ihm so genannten Dessertschale für die Menschheit führt. Nicht nur, um sie zu genießen, sondern auch so zu nutzen, dass sie unsere Lebensqualität über Jahrzehnte enorm verbessert.

Es ist wichtig, wieder und wieder zu betonen, dass diese Nahrung für unser drittes Gehirn kein Ersatz für unsere brillanten medizinischen Behandlungen, Strategien, Arzneimittel oder Protokolle ist. Vielmehr ist sie ein natürliches Instrument, das hilft, unsere Lebensqualität größtmöglich zu unterstützen. Dr. Ruggiero und seine Kollegen setzen ihre unermüdlichen Forschungen in der Molekularbiologie und Ernährungswissenschaft fort, um die natürliche Welt des Mikrobioms noch besser und wirkungsvoller durch unsere Ernährung zu unterstützen.“

9. DAS MICROBIOME PROTOCOL UND REGIMEN

Hinweis: Dies sind akademische und wissenschaftliche Überlegungen und keine medizinischen Verschreibungen oder Ratschläge. Bitte nutzen Sie sie als Ausgangspunkt zur weiteren Erörterung. Bitte beachten Sie auch, dass dies allgemeine Hinweise sind, die sich als solche nicht an eine bestimmte Person richten. Wenn sie daher für eine erkrankte Person in Betracht gezogen werden, müssen sie basierend auf dem Urteil eines Mediziners an die individuelle Situation angepasst werden. Das Microbiome Protocol™ und das Microbiome Protocol Regimen™ sind nicht zur Behandlung, Heilung oder als Ersatz für bewährte medizinische Empfehlungen, Behandlungen, Protokolle oder verschreibungspflichtige medikamentöse Therapien bestimmt. Keine dieser Aussagen wurde von der US-amerikanischen Gesundheitsbehörde beurteilt. Es ist immer empfehlenswert, Ihren Mediziner um Rat zu fragen, bevor Sie mit einer neuen Diät oder Ernährung oder einem neuen Trainingsprogramm beginnen.

Einführung in das microbiome Protocol

Das Microbiome Protocol basiert auf mehr als 30 Jahren wissenschaftlicher Erfahrung in Molekularbiologie, Neurowissenschaften und Onkologie. Das Ziel des Microbiome Protocol ist es, das Immunsystem, die Herz-Kreislauf-Gesundheit, die Gehirngesundheit und würdevolles Altern zu unterstützen. Sein Zweck ist es, die genetischen Informationen des gesunden menschlichen Kern-Mikrobioms wiederherzustellen.

Das Microbiome Protocol wurde als allgemeines Protokoll und Ernährungsprogramm entwickelt, um optimale Gesundheit und jugendliches Altern zu unterstützen. Das Protokoll wurde auf der Grundlage der Neuentdeckungen des Mikrobioms und der Prinzipien der allgemeinen Pathologie entwickelt. Diese Disziplin legt ihren Schwerpunkt auf die gemeinsamen Merkmale unterschiedlicher Erkrankungen. Denn obwohl Krankheiten unterschiedliche Ursachen haben (Ätiologie) und unterschiedlich fortschreiten (Pathogenese), teilen sie Kernmerkmale auf der Zell- und Molekularebene.

Das Microbiome Protocol basiert auf drei Prinzipien:

1. Unterstützung einer Ernährung, die dem Mikrobiom hilft (Microbiome Protocol Regimen)
2. Unterstützung des Immunsystems
3. Unterstützung der Wiederherstellung des Mikrobioms

Das US-amerikanische National Institute of Health (NIH) hat über 150 Millionen Dollar in das Human Microbiome Project investiert.

Laut dem NIH „wird ein normal gesunder Mensch von Billionen Mikroben bewohnt. Um die Rolle dieser Organismen in allen unseren Körperregionen besser zu verstehen, müssen wir katalogisieren und analysieren, welche Organismen vorhanden sind und wie sie mit unseren eigenen Zellen interagieren. Eine neue Analyse gesunder Mikrobiome hat ergeben, dass das Mikrobiom jedes Menschen einzigartig ist. Zwei gesunde Menschen können daher sehr unterschiedliche Mikrobengemeinschaften haben, aber dennoch gesund sein. Erstaunlicherweise fanden die Forscher heraus, dass einige Gemeinschaften trotz ihrer Einzigartigkeit genutzt werden konnten, um auf bestimmte Eigenschaften zu schließen. So war zum Beispiel an Mikrobengemeinschaften in unterschiedlichen Körperregionen erkennbar, ob derjenige als Säugling gestillt wurde und sogar, welches Bildungsniveau er hatte."

Der Begriff des Mikrobioms kam kurz nach der Bestimmung des menschlichen Genoms auf.

Das vom NIH entwickelte menschliche Mikrobiom zeigt, dass die Gesamtanzahl der gefundenen Mikrobenzellen, die in Verbindung mit dem Menschen stehen, die Gesamtanzahl der Zellen des menschlichen Körpers um den Faktor 10:1 übersteigen kann.

Die Gesamtanzahl der Gene wiederum, die in Verbindung mit dem menschlichen Mikrobiom stehen, könnte die Gesamtanzahl der menschlichen Gene um mehr als den Faktor 360:1 übersteigen. Organismen, von denen man ausgeht, dass sie im menschlichen Mikrobiom vorhanden sind, können im Allgemeinen charakterisiert werden als Bakterien (der Großteil), Mitglieder der Domäne der Archaeen, Hefen und einzellige Eukaryoten sowie verschiedene Helminthen-Parasiten und Viren, darunter auch Viren, die die zellulären Mikrobiom-Organismen infizieren (zum Beispiel Bakteriophagen, die Viren der Bakterien). Das Mikrobiom spielt eine fundamentale Rolle in der Entwicklung und Funktion aller anderen Körperorgane.

Die University of Utah teilt mit: „Während Forscher immer mehr über die uns gesund erhaltenden Mikroben in Erfahrung bringen, verstehen wir langsam, wie kleinste Ungleichgewichte in unseren Mikrobenpopulationen auch Krankheiten verursachen können – und dass die Wiederherstellung des Gleichgewichts zur Heilung führen kann. Unser neues Wissen kann zu zielgerichteteren, wirksameren

Therapien führen. Anders als moderne Antibiotika, die unterschiedslos gute und schlechte Mikroben töten, könnten neue Medikamente nur schädliche Bakterien töten, während sie die guten unversehrt lassen. Andere könnten gute Bakterien unterstützen und ihnen helfen, die schädlichen auszukonkurrieren."

Die Ziele des Microbiome Protocol und Regimen stehen vollständig im Einklang mit den obigen Aussagen und sind konkret dazu bestimmt,

1. das Gleichgewicht des Mikrobioms wiederherzustellen, was zu einer Verbesserung unserer Gesundheit und Lebensqualität führen kann
2. gute Bakterien zu unterstützen, um schädliche Bakterien zu bekämpfen
3. die unterstützenden Systeme des Mikrobioms adäquat zu ernähren.

Das menschliche Mikrobiom benötigt die richtige Ernährung, um seine Eigenschaften zu erhalten, und ein gesundes Mikrobiom ist unerlässlich für eine einwandfreie Nährstoffaufnahme. Genau diese richtige Ernährung wird vom Microbiome Protocol Regimen sichergestellt.

Um ein gesundes Mikrobiom zu erhalten, ist es unabdingbar, ihm Nahrung zuzuführen, die reich an Proteinen und arm an raffinierten Kohlenhydraten (Einfachzuckern) ist. Es ist bekannt, dass eine proteinreiche und kohlenhydratarme Ernährung wichtig bei fast allen chronischen Erkrankungen ist. In der komplementärmedizinischen Behandlung schwerer Erkrankungen etwa stimmt das Microbiome Protocol mit der 90 Jahre alten Beobachtung von Professor Otto Warburg überein, der nachwies, dass Krebszellen abhängig von der Glykolyse sind.

Unsere Forschungsgruppe hat 30 Jahre lang die Rolle der Glykolyse in der Krebsentstehung und anderen menschlichen Krankheiten untersucht. Von ihr sind 13 Publikationen über die Rolle von Nebenprodukten der Glykolyse (Diacylglycerol) bei Krebs sowie bei neurodegenerativen Erkrankungen, chronischen Nierenerkrankungen und Herz-Kreislauf-Erkrankungen erschienen.

Einführung in das microbiome Protocol Regimen

Um die Wirksamkeit des Microbiome Protocol Regimen zu maximieren, sollte man hoch-bioverfügbare Proteine in höchster Qualität konsumieren, Nahrung essen, die reich an entzündungshemmenden Eigenschaften ist, und gesunde Fette zu sich nehmen. Auch eine Ernährung mit erheblich weniger raffinierten Kohlenhydraten aus Einfachzuckern mit niedrigem glykämischem Index ist empfehlenswert. In unserer kohlenhydratskeptischen Gesellschaft ist es allerdings wichtig, darauf hinzuweisen, dass nicht alle Kohlenhydrate gleich sind. Der Körper benötigt Kohlenhydrate als Energielieferant, und eine vollwertige Mahlzeit sollte angemessene Mengen davon enthalten. Für diese Kur empfehlen wir eine Ernährung mit etwa 20 bis 30 Prozent Kohlenhydraten, was ideal ist, um das Gesundheitspotenzial zu maximieren. Ein gesunder Mensch sollte in diesem Rahmen bleiben, um zur Wirksamkeit des Protokolls beizutragen. Für Menschen mit beeinträchtigten Systemen empfehlen wir nicht mehr als 20 Prozent Kohlenhydrate. Wir nennen dies das Microbiome Protocol Regimen.

Diese Kur hat keine Gewichtsabnahme zum Ziel, und wichtig ist, dass die Veränderungen in der Ernährungsweise allmählich erfolgen. Unsere Protein- und Mahlzeitenempfehlungen sind auf die Maximierung der Protein- und Nährstoffaufnahme ausgerichtet, nicht auf Entzug. Es ist unerlässlich, dass die Ernährungsumstellung schrittweise stattfindet, ohne Kohlenhydrate zu abrupt zu entziehen, um einen Gewichtsverlust zu vermeiden und schlanke Muskelmasse zu unterstützen.
Mit dieser Ernährungsumstellung und Versorgung der Unterstützungssysteme aller drei Gehirne (Gehirn/Darm/Mikrobiom) verbessert das Microbiome Protocol Regimen die Wirksamkeit des Microbiome Protocol. Der Ernährungsplan basiert auf immer mehr Daten, die die Nützlichkeit von hochwertigem Protein, einer kohlenhydratarmen Ernährung (die Einfachzucker vermeidet) und einem niedrigen glykämischen Index aufzeigen.

Das 20/60/20-Microbiome Protocol Regimen

Die 20/60/20-Kur basiert auf den Bedürfnissen der Allgemeinbevölkerung. Bitte beraten Sie sich mit Ihrem Mediziner, um ein individuelles Programm zu erstellen, das auf Ihre Gesundheits- und Ernährungsbedürfnisse zugeschnitten ist.
Das Microbiome Protocol Regimen basiert im Idealfall auf einem täglichen Kalorienverbrauch im folgenden Verhältnis:

- 20 Prozent der Kalorien sollten aus komplexen Kohlenhydraten mit niedrigem glykämischem Index stammen
- 60 Prozent der Kalorien sollten aus hochwertigen Proteinquellen stammen
- 20 Prozent der Kalorien sollten aus gesunden Fetten stammen

Bitte beachten Sie: Kohlenhydrate enthalten vier Kalorien pro Gramm, Proteine enthalten vier Kalorien pro Gramm, und Fette enthalten neun Kalorien pro Gramm. Wenn man zum Beispiel pro Tag 2000 Kalorien zu sich nimmt, sollten 400 Kalorien aus Kohlenhydraten stammen (100 Gramm Kohlenhydrate), 400 Kalorien aus Fett (44,44 Gramm Fett) und 1200 Kalorien aus hochwertigem Protein (300 Gramm Protein). Fragen Sie Ihren Ernährungsberater oder Mediziner um Rat, welche tägliche Kalorienzufuhr für Sie richtig ist.

Glykämischer Index und glykämische Last

Bei der Auswahl der Kohlenhydrate ist es wichtig, Nahrungsmittel mit einem niedrigen glykämischen Index zu wählen. Wie bereits erwähnt, liefern Kohlenhydrate Energie. Mit optimalen Arten von Kohlenhydraten maximieren Sie das Protokoll.

Jedes Nahrungsmittel hat einen glykämischen Index und eine glykämische Last. Der glykämische Index wird mithilfe von ausgewählten Personen getestet, die ein bestimmtes Nahrungsmittel zu sich nehmen, welches Kohlenhydrate enthält. Nach dem Verzehr wird die Insulinreaktion getestet und mit einem glykämischen Index von 0 bis 100 bewertet. Nahrungsmittel mit Werten unter 55 gelten als niedrig glykämisch. Beachten Sie auch: Nur, weil ein Nahrungsmittel als niedrig glykämisch getestet wurde, bedeutet das nicht immer, dass es wirklich gesund ist. Viele niedrig glykämische Nahrungsmittel enthalten künstliche Süßstoffe wie Aspartam, Sucralose und Saccharin, die unbedingt vermieden werden sollten. Künstliche Süßstoffe wirken sich Untersuchungen zufolge nachweislich negativ auf die Darmflora aus.

Wichtig ist hier festzuhalten, dass es bei der Befolgung des Microbiome Protocol und Regimen am besten ist, sich daran zu halten, Nahrungsmittel mit niedrigem glykämischem Index zu sich zu nehmen. Auch eine niedrige glykämische Last ist wichtig, da nicht alle Nahrungsmittel von einer unabhängigen Prüfeinrichtung getestet wurden. Um die glykämische Last zu bestimmen, ist es wichtig, die Menge an Kohlenhydraten, Proteinen und Ballaststoffen in der Nahrung zu beachten. Die glykämische Last gibt im Gegensatz zum glykämischen Index die Kohlenhydratmenge pro Portion an. Es gibt sehr informative Websites, auf denen die ungefähre glykämische Last eines Nahrungsmittels errechnet werden kann. http://nutritiondata.self.com/topics/glycemic-index zum Beispiel wendet folgende Gleichung an:

Die glykämische Last wird folgendermaßen berechnet:

GL = GI/100 x Netto-Kohlenhydrate

(Netto-Kohlenhydrate sind gleich den Gesamtkohlenhydraten minus den Ballaststoffen.)

Sie können also Ihre glykämische Reaktion kontrollieren, indem Sie Nahrungsmittel mit niedrigem glykämischem Index verzehren und/oder Ihre Kohlenhydratzufuhr einschränken. Sie können Ihre glykämische Last auch manipulieren, indem Sie ballaststoffreiche Nahrungsmittel zu sich nehmen.

Präbiotische Ballaststoffe sind sogar noch wichtiger, denn die darin enthaltenen Fasern verlangsamen die Freisetzung von Glukose.

Proteine: 60 Prozent unserer Tageszufuhr sollten aus sauberem Protein stammen. Was bedeutet das für die einzelnen Mahlzeiten?

Dr. Ruggiero und sein Team empfehlen, den Proteinverzehr über den Tag hinweg auf fünf kleine Mahlzeiten zu verteilen. Jede Mahlzeit sollte eine großzügige Proteinquelle und Gemüse enthalten. Proteinquellen sind unten aufgelistet. Gesunde Stärkezusätze können in minimalen Mengen hinzugefügt werden. Raffinierte Kohlenhydrate sollten vermieden werden.

Magere tierische Proteinquellen

- Hühnchen
- Pute
- Meeresfrüchte
- Eier
- Schwein
- Nicht denaturiertes neuseeländisches Molkeprotein

Vegane Quellen

- Erbsen
- Kichererbsen
- Fermentiertes, nicht genetisch modifiziertes Soja
- Nicht genetisch modifizierter Tofu
- Rohe Nüsse (Mandeln, Cashewkerne, sie bieten auch ein gesundes Fett)
- Hanfsamen
- Bohnen
- Quinoa
- Pflanzenbasierte Proteinshakes (multipflanzliche Quellen, ohne Soja, niedrig glykämisch, präbiotische Ballaststoffe)

Gesunde Fette

Bei den Fetten ist es empfehlenswert, solche mit den höchsten entzündungshemmenden Eigenschaften zu wählen, etwa Kokosöl, Hanföl, Leinsamenöl oder natives Olivenöl extra, und sie großzügig zu verwenden. Auch Öle mit mittelkettigen Triglyceriden (MCT) werden empfohlen. Einen kohlenhydratarme, proteinreiche Ernährung ist unerlässlich, um die besten Reaktionen aus dem nachfolgend beschriebenen neuroprotektiven, immuntherapeutischen Ansatz zu erhalten.

Bestandteile des microbiome Protocol und Regimen

Wie wir im folgenden Abschnitt erläutern werden, ist einer der Hauptbestandteile des Microbiome Protocol der probiotische Joghurt Bravo. Bravo ist ein einzigartiges, natürliches Milchgärungserzeugnis mit über 40 natürlichen, nützlichen Mikroben, das heißt einer Vielzahl an lebenden Mikroben und Probiotika, die die genetischen Informationen des gesunden menschlichen Kern-Mikrobioms wiederherstellen.

Dr. Ruggiero empfiehlt, die tägliche Kalorienzufuhr in fünf kleine Mahlzeiten aufzuteilen, um lange Fastenzeiten zu vermeiden. Das wird Ihnen helfen, Insulinspitzen zu vermeiden, die das Immunsystem schwächen.

Ergänzende Proteinshakes zur Maximierung des probiotischen Potenzials von Bravo

Bevor wir ein empfohlenes Tagesmenü vorstellen, möchten wir die von uns empfohlenen Arten an ergänzendem Protein beschreiben. Wie bereits in früheren Kapiteln dieses Buches erwähnt, haben wir bei unserer heutigen Ernährungsweise ein enormes Problem mit Nährstoffmangel. Vor diesem Hintergrund möchten wir bei der Nahrungsergänzung äußerst genau vorgehen.

In jeder Liste mit mageren tierischen Proteinquellen und veganen Proteinquellen haben wir auch einen Proteinshake oder ein Proteinpulver zur Aufnahme in den Tagesplan aufgeführt.

Wir empfehlen, ein vollständiges Protein zu nutzen, das 20 oder mehr Gramm nichtdenaturierte neuseeländische Molke enthält. Da es sich im Wesentlichen um ein Rohprotein handelt, sorgt es dafür, dass die Verdauungsenzyme intakt bleiben.

Beim Thema Proteinshakes ist es wichtig, gut informiert zu sein. Viele verpackte Produkte wurden so verarbeitet, dass viel von dem Protein nicht mehr bioverfügbar ist oder es sich nicht um einen Mahlzeitenersatz handelt. Ein echter Mahlzeitenersatz enthält hochwertiges Protein, gesunde Kohlenhydrate und gesunde Fette. Ein Mahlzeitenersatz sollte 220 bis 280 Kalorien enthalten, um mehr als nur ein Snack zu sein.

Kohlenhydratarme Shakes können sehr irreführend sein. Viele Shakes werben damit, ein kohlenhydratarmer Mahlzeitenersatz zu sein. Hier muss man sich unbedingt die Portionsgröße und Gesamtzusammensetzung des Produktes ansehen.

Was kohlenhydratarm erscheint, könnte tatsächlich die Hälfte dessen sein, was ein anderer Shake ernährungsphysiologisch an Nährstoffen und Volumen bietet.

Vegane Shakes, die wir empfehlen

Hinweis: Wenn Sie einen veganen Shake wählen, kommt es auf den glykämischen Index und am meisten auf das Verhältnis der Kohlenhydrate zur Proteinmenge an. Unserer Ansicht nach ist es auch unerlässlich, dass vegane Shakes mehrere Quellen veganer Proteine enthalten. Ein veganer Shake mit Erbsenprotein als einzige Proteinquelle enthält sträflich wenige Aminosäurenprofile.Wie beschrieben basiert das Microbiome Protocol Regimen auf 20 Prozent Kohlenhydraten, was jedoch gleichzeitig mit 60 Prozent des täglichen Kalorienverbrauchs aus hochwertigen Proteinquellen und 20 Prozent aus guten Fetten einhergehen sollte. Bitte beachten Sie, dass Ihre individuellen Mahlzeiten nicht genau das 20/60/20-Verhältnis widerzuspiegeln brauchen. Es ist der gesamte Tagesverbrauch, auf den es am Ende des Tages am meisten ankommt.

Weitere Empfehlungen:
Stress spielt eine Schlüsselrolle bei der Zerstörung des Mikrobioms. Hier haben sich Yoga und Meditation als wertvolle Wege zur Stressbewältigung erwiesen.

Nahrung für das dritte Gehirn
Der probiotische Joghurt Bravo (BP) ist eine urheberrechtlich geschützte Zusammenstellung lebendiger Mikroben, die während der Fermentation von Muttermilch und Kolostrum auf natürliche Weise eine Reihe von Proteinpeptiden bilden. Diese Proteinpeptide unterstützen das Immunsystem, würdevolles Altern und die Genesung des Herzens. Zudem stellen die lebendigen Mikroben im BP das gesunde menschliche Kern-Mikrobiom wieder her.

Die durchschnittliche Ernährung eines Amerikaners enthält viel Zucker, einfache Kohlenhydrate und viel Fett, was für die Darmmikroben fürchterlich ist. Eine Ernährung mit hohem Fett- und Zuckergehalt und einfachen Kohlenhydraten ist schlecht für die „gesunden" Darmmikroben, die uns schlank erhalten, und fördert das Wachstum „ungesunder" Mikroben, die uns fettleibig machen. Bakterien, die von übergewichtigen Mäusen in dünne Mäuse transplantiert werden, bewirken, dass die dünnen Mäuse an Gewicht zunehmen. Die Beziehung zwischen Genetik, Umwelt und Mikrobiom im Hinblick auf Fettleibigkeit ist sicherlich komplex. Aber während das Genom feststeht und Gewohnheiten nur schwer zu ändern sind, ist das Mikrobiom veränderbar. Würde man die oben beschriebene Mäusestudie umdrehen, könnten Mikroben von dünnen Menschen dann fettleibigen Menschen helfen, gesünder zu werden? Oder könnte eine Nahrungsergänzung gesunden Mikroben beim Wachstum unterstützen?

Zusätzlich zur Versorgung mit den genetischen Informationen, die das unbeschädigte menschliche Kern-Mikrobiom wiederherstellen, erwiesen sich die meisten Mikrobenstämme in Bravo als nützlich zur Unterstützung eines gesunden Immunsystems und wurden als Peer-Review-überprüfte Studien in großen medizinischen Fachpublikationen veröffentlicht. Dieses Protokoll und Ernährungsprogramm sind nachweislich ein wirkungsvoller Ansatz, um unser Immunsystem, unsere Herzgesundheit, unsere Alterung und unsere Neuronengesundheit zu unterstützen.

Während der urheberrechtlich geschützten Fermentation wird das Vitamin D bindende Protein (VDBP), das reichlich in Muttermilch und Kolostrum vorkommt, in den aktiven VDBP-abgeleiteten makrophagenaktivierenden Faktor (auch als GcMaf bezeichnet) umgewandelt. Dieses Protokoll wurde entwickelt, um die gesundheitsfördernde Wirkung von Bravo durch die Kombination von ernährungswissenschaftlichen und natürlichen Ansätzen zu maximieren.

Hinweis: Bravo ist nur für den persönlichen Verzehr erhältlich und nicht zum Weiterverkauf bestimmt.

Für weitere Informationen und zur Bestellung besuchen Sie bitte www.jimhumbleverlag.com

Bravo als Nahrung

Bereiten Sie Bravo nach den Herstelleranweisungen auf dem Etikett zu. Nehmen Sie 10 bis 120 Milliliter. Die Portion ist vom Körpergewicht abhängig. 120 Milliliter sind die übliche tägliche Portion für einen 75 Kilogramm schweren Erwachsenen. Wenn Sie keine Milcherzeugnisse gewohnt sind, beginnen Sie mit einer kleinen Portion (10 ml) und erhöhen Sie langsam auf 60 Milliliter pro Tag für Kinder und 120 Milliliter pro Tag für Erwachsene.

Wasser

Bitte denken Sie daran, dass es wichtig ist, reichlich Wasser zu trinken. Dr. Ruggiero empfiehlt, täglich 30 bis 40 Milliliter Wasser pro Kilogramm Körpergewicht zu trinken, um den Körper hydriert zu halten. Alkalisches Wasser ist empfehlenswert.

Es gibt mehrere Möglichkeiten, um zu Hause alkalisches Wasser herzustellen. Eine gute Quelle ist unter http://phenomenalwater.com zu finden. Wasser sollte zusammen mit dem Aloe-Vera-Drink verwendet werden, um den natürlichen Entgiftungsprozess im Körper zu unterstützen. Außerdem kann der Aloe-Vera-Extrakt synergistisch mit den Molekülen im BP zusammenarbeiten. Tatsächlich unterstützt Aloe Vera nachweislich unser Immunsystem und unseren Verdauungstrakt.

Hinweis: Die Autoren dieses Buches erhalten keine finanzielle Vergütung von Phenomenal Water.

Weitere Nahrungsergänzungen

Omega 3. Verwenden Sie wenn möglich natürliche Omega-3-Quellen wie natives Olivenöl extra oder Kokosöl. Verwenden Sie Nahrungsergänzungen mit mindestens zwei Gramm Omega 3 pro Tag. Fügen Sie bei der Verwendung in einem Dressing (z. B. für Salate) Apfelessig hinzu, um Biofilme abzubauen.

Lycopen. Es ist wegen seiner antioxidativen Eigenschaften besonders hilfreich. Tatsächlich können oxidativer Stress und eine mitochondriale Dysfunktion eine wichtige Rolle beim Beginn verschiedener neurodegenerativer Erkrankungen spielen. Lycopen, ein Carotenoid und Antioxidans, hat in jüngster Zeit großes wissenschaftliches Interesse auf sich gezogen. Eine neuere Studie hat gezeigt, dass die dauerhafte Behandlung mit Lycopen hilft, das Gedächtnis zu verbessern.

Nehmen Sie pro Tag einen Esslöffel dreifaches Tomatenkonzentrat vermischt mit nativem Olivenöl extra ein. Dies ist der beste Weg, um natürliches Lycopen aufzunehmen. Aber beachten Sie, dass Tomatenkonzentrat Kohlenhydrate enthält, die Sie dann in die tägliche Kohlenhydratzufuhr mit einberechnen sollten.

Acetylsalicylsäure (Aspirin). 75 bis 100 Milligramm pro Tag. Achten Sie auf Blutungen.

Vitamin D3. Wenden Sie sich an Ihren Mediziner, wenn Sie Fragen dazu haben, wie viel Vitamin D3 Sie zu sich nehmen sollten.
Trinken Sie mindestens 2,5 Liter Flüssigkeit am Tag, um Nierensteine zu vermeiden.

Rerum. Rerum ist die fortschrittlichste immunstimulierende Nahrungsergänzung, die bisher entwickelt wurde. Sie wurde von Dr. Ruggiero bei seiner Suche nach einem milchfreien, leistungsstarken makrophagenaktivierenden Faktor (MAF) erfunden, der wirksamer und vielseitiger sein sollte als der GcMAF.

Rerum wird später in diesem Kapitel noch genauer beschrieben.
Rerum ist so wirksam, dass ein winziger Tropfen von etwa 0,1 Millilitern, also ein Tropfen, der so klein ist, dass er kaum zu sehen ist, das Immunsystem enorm zusätzlich unterstützen kann. Bitte fragen Sie Ihren Mediziner, welche Menge Rerum für Ihren individuellen Bedarf richtig ist.

Beispiel-Tagesplan

Für einen gesunden Menschen wird der tägliche Verzehr von 100 Millilitern Bravo Probiotisch empfohlen.

Prognostischer Entzündungs- und Ernährungsindex (PINI)
Dieser Wert ist ein exzellentes Maß für den Ernährungs- und Entzündungsstatus der betreffenden Person. Die Betrachtung des PINI-Wertes kann hilfreich sein, um den individuellen Zustand in Bezug auf Ernährung und Entzündungen zu beurteilen.

Es ist bekannt, dass neurodegenerative Erkrankungen ein ganzes Spektrum an Krankheiten umfassen, darunter Alzheimer, Parkinson, Huntington, amyotrophe Lateralsklerose, Schizophrenie, Autismus und affektive Störungen. Parallel dazu erhöht eine Reihe von Stoffwechselerkrankungen wie Insulinresistenz, Bluthochdruck, Fettleibigkeit und Fettstoffwechselstörungen das Risiko der Entstehung von Typ-II-Diabetes, Herz-Kreislauf-Erkrankungen und Krebs. Diese Störungen und Erkrankungen können die menschliche Gesundheit und Lebensdauer äußerst negativ beeinflussen. Die Zusammenhänge zwischen Faktoren wie Umwelt-/Nahrungstoxizität, Stress, Entzündungen, Mangelernährung und den aufgeführten Störungen und Erkrankungen sind wirklich bemerkenswert. Mit diesen Kofaktoren sehen wir uns die Berechnung des PINI-Wertes an, um unseren Aktionsplan zu erstellen.

Ihr PINI-Wert sollte so niedrig wie möglich sein. Arbeiten Sie an Ihrer Ernährung und an der Reduzierung systemischer Entzündungen.

Für nähere Angaben zur Verwendung des PINI-Wertes zur Prognose siehe die folgende Publikation in der Fußnote.

Der PINI-Wert wird folgendermaßen berechnet:

$$\frac{\textbf{Alpha-1-saures Glycoprotein (mg/dl) x CRP (mg/dl)}}{\textbf{Albumin (g/dl) x Präalbumin (mg/dl)}}$$

Der Wert sollte während der Umsetzung des Protokolls allmählich sinken.
Eine vereinfachte Version des PINI-Wertes erhält man, wenn man das Serum-Albumin und das C-reaktive Protein (CRP) analysiert. Mit der Umsetzung des Protokolls sollte das CRP sinken und das Albumin ansteigen. Unter den oben aufgeführten Ergänzungen hilft Rerum, systemische Entzündungen zu reduzieren, da es auf der Nahrungsergänzung Chondroitinsulfat basiert, das nachweislich wirksam systemische Entzündungen reduziert.

Schilddrüsenfunktion
Wenn möglich, ist es ratsam, per Ultrasonografie auf Knoten zu untersuchen und sich die Werte T3, Reverse-T3, T4, Thyroglobulin, Antikörper und TSH anzusehen. Falls Knoten vorhanden sind und/oder die Werte verändert sind, muss die Gabe von Jod oder Levothyroxin in Betracht gezogen werden.

Tatsächlich können Schilddrüsenknoten, auch wenn sie gutartig sind, eine Störung des Schilddrüsenstoffwechsels anzeigen, die den Stoffwechsel der reaktiven Sauerstoffspezies (ROS) beeinflussen kann. ROS sind oxidierende Substanzen, die stark an Krebs und neurologischen Gewebeschädigungen beteiligt sind. Die ROS-Produktion ist unweigerlich mit der ATP-Synthese in den meisten Zellen verbunden, und die Produktionsrate steht mit der Zellatmungsrate in Verbindung. Zahlreiche antioxidative Mechanismen begrenzen die ROS-Dispersion und -Interaktion mit Zellbestandteilen, aber wenn das Gleichgewicht zwischen ROS-Produktion und -Abbau verloren geht, kommt es zu oxidativen Schäden. So stehen zum Beispiel viele Merkmale des Alterns mit oxidativen Schädigungen durch ROS in Verbindung, darunter auch neurodegenerative Erkrankungen.

Schilddrüsenhormone (THs) sind ein wesentlicher Faktor, der die Stoffwechsel- und Atmungsraten in praktisch allen Zelltypen von Säugetieren kontrolliert. Ihre allgemeine metabolische Wirkung besteht in der relativen Beschleunigung des Grundumsatzes, wozu ein Anstieg der katabolischen und anabolischen Reaktionsrate gehört.

THs stehen nicht nur durch ihre Anregung des Stoffwechsels, sondern auch durch ihre Wirkung auf antioxidative Mechanismen mit oxidativem Stress in Verbindung. Eine Schilddrüsenfehlfunktion nimmt mit dem Alter zu, sodass veränderte TH-Werte bei älteren Menschen ein Faktor sein könnten, der die Entstehung neurodegenerativer Erkrankungen beeinflussen könnte.

Bei Krebspatienten können Schilddrüsenknoten auf eine Chemikalien- oder Strahlenbelastung sowie eine allgemeine tumorfördernde Umgebung hinweisen, deren Ursache eine umfangreiche Glykolyse und De-novo-Synthese von Diacylglycerol sein kann, einem starken körpereigenen Tumorpromotor aus der Glykolyse.

Falls eine Chemikalien- oder Strahlungsbelastung festgestellt wird, sollte sie sofort abgestellt werden, um eine weitere Tumorprogression zu vermeiden.

Da außerdem Diacylglycerol, ein Nebenprodukt der Glykolyse (siehe folgende Publikation in: Second Mess. and Phosphoproteins 13: 69-85, 1990), eine starke tumorfördernde Wirkung hat, muss seine De-novo-Synthese reduziert werden, indem man mit dem oben beschriebenen Ernährungsplan einen ketogenen Status herstellt und aufrechterhält.

Ich habe mich mehr als ein Jahrzehnt lang mit der Bedeutung hochwertiger Proteinquellen auseinandergesetzt. Jede Firma hat ihre eigenen Rezepturen für reine Protein- und Mahlzeitenersatz-Shakes. In Europa verwenden wir neuseeländisches nichtdenaturiertes Molkeprotein als eine unserer Hauptquellen neben hormon- und antibiotikafreiem Biofleisch und natürlich auch Fisch.

Die Rolle der Proteine in der Aminosäurenzufuhr

Warum sind Proteine so unverzichtbar, um das Potenzial unserer Lebensqualität zu maximieren?

Proteine gehören zu den wichtigsten vom Menschen benötigten Molekülen. Im menschlichen Körper kommen über 500.000 verschiedene Proteinarten vor.

Dr. Ruggiero verwendet die Analogie von Aminosäuren als Perlenkette. „Stellen Sie sich die einzelnen Aminosäuren wie die Perlen einer Halskette vor. Ein Protein besteht aus 20 unterschiedlichen Aminosäuren, die (in unterschiedlichen Kombinationen) zu langen, kettenartigen Strukturen mit manchmal bis zu 36.000 Aminosäuren zusammenfügt werden.“

Proteine erfüllen im Körper viele unverzichtbare Aufgaben:

1. **Versorgung mit Nährstoffen**
2. **Proteine liefern den Zellen Nährstoffe.**
   Dies ist ausgesprochen wichtig für den effizienten Transport der Nahrungsbestandteile, die unsere Lebensqualität maximieren können.
3. **Sauerstofftransport**
   Wir brauchen Sauerstoff, um zu leben und alle Lebensfunktionen auszuführen.
4. **Hormone**
   Schon allein unsere Bewegungsfähigkeit wird durch Hormone ermöglicht, und viele Hormone, wenn auch nicht alle, sind Proteine, zum Beispiel Insulin.
5. **Reparatur und Neuaufbau der Zellen**
   Proteine sind verantwortlich dafür, die genetischen Informationen in unserer DNA zu lesen. Später werden wir uns noch genauer die Aufgabe der Nahrung ansehen, genetische Informationen an unsere Gene zu kommunizieren. Ohne Protein können diese genetischen Informationen nicht verwendet werden.

Enzyme werden aus Proteinen hergestellt – genau die Enzyme, auf die der Körper für so viele seiner Funktionen angewiesen ist.

Menschliche Proteine sind die Grundbausteine von Muskeln, Herz, Leber, Gehirn, Knochen, Haut und allen Organen und Systemen und müssen nach der Dekonstruktion von tierischen und pflanzlichen Proteinen rekonstruiert werden.

Was Geschieht bei der Aufnahme von Protein?

Wenn wir Protein zu uns nehmen, muss unser Körper die einzelnen Aminosäuren in der Nahrung extrahieren, die wir aufgenommenen haben. Diese Extraktion findet ungefähr auf dem ersten Meter des Verdauungstraktes statt.

Stellen Sie sich vor, dass bei einer Perlenkette zwischen jeder einzelnen Perle der Faden durchgeschnitten wird, sodass nur noch einzelne Perlen vorhanden sind, die einmal die Kette gebildet haben.

Genauso verhält es sich mit der Abtrennung einzelner Aminosäuren von langen Ketten: als würde der Faden zwischen den einzelnen Perlen einer Halskette durchtrennt.

Es gibt zwei Arten von Aminosäuren: nichtessenzielle Aminosäuren ...
Unser Körper kann diese Aminosäuren aus Nicht-Aminosäure-Vorstufen herstellen, weshalb sie als nichtessenzielle Aminosäuren bezeichnet werden.

Die neun nicht essenziellen Aminosäuren

- Histidin
- Isoleucin
- Leucin
- Lysin
- Methionin
- Phenylalanin
- Threonin
- Tryptophan
- Valin

... und essenzielle Aminosäuren
Essenzielle Aminosäuren müssen über unsere Nahrung zugeführt werden. Es gibt elf essenzielle Aminosäuren. Dies ist einer der wichtigsten Gründe, warum wir überhaupt Protein brauchen. Tierische und pflanzliche Proteine enthalten Aminosäuren, die unverzichtbar für unseren Körper sind, um menschliche Proteine zu bilden. Deshalb ist eine hochwertige Proteinquelle unerlässlich, wenn Sie das Potenzial Ihrer Lebensqualität maximieren möchten.

Die elf essenziellen Aminosäuren

- Arginin
- Alanin
- Asparagin
- Aspartat
- Cystein
- Glutamat
- Glutamin
- Glycin
- Prolin
- Serin
- Tyrosin

Bei der Proteinsynthese des Körpers werden Aminosäuren genutzt
Die Proteinsynthese des Körpers ist ein Aufbauprozess, in dem Aminosäuren dazu genutzt werden, menschliche Proteine herzustellen, die für Muskeln, Kno-

chen, Gehirn und den gesamten Körper verwendet werden. In unserem Körper kann keine optimale Proteinsynthese stattfinden, wenn wir minderwertige Proteine oder Proteine, deren Aminosäuren der Körper nicht richtig verwerten kann, zu uns nehmen. Was ist hier die beste Lösung? Die besten Proteine mit den „verwertbarsten“ Aminosäuren zu konsumieren.

Aminosäuren tun wesentlich mehr als Muskeln aufzubauen

Der Körper verwendet die absorbierten Aminosäuren zu wesentlich mehr als nur zum Muskelaufbau:

1. Sie bauen die menschlichen Proteine des Körpers auf, indem die Aminosäuren wieder zusammengesetzt werden, die aus einer Proteinquelle extrahiert wurden. Denn der Körper kann nicht einfach das Protein, sagen wir aus dem Fisch, nehmen und es in die menschlichen Proteine unseres Körpers umwandeln.

   Hier ein einfaches Beispiel zur Erläuterung: Es gibt 26 Buchstaben im Alphabet, das viele Sprachen miteinander teilen. Das italienische Wort für „Buch“ ist „libro“, aber dasselbe Wort auf Deutsch heißt natürlich „Buch“.

   Stellen Sie sich nun vor, die Aminosäuren, die in den Proteinen eines Fisches enthalten sind, seien auf Italienisch geschrieben.

   Leider spricht der Körper aber nur Deutsch. Wenn Sie dem Körper das Wort „libro“ vorsetzen, hat er keine Ahnung, was er damit anfangen soll. Wenn Sie hingegen einfach die Buchstaben einzeln in L I B R O auftrennen, nimmt der Körper zwar den Buchstaben B aus „libro“, kann aber ohne andere Buchstaben von anderen italienischen Wörtern nicht das Wort „Buch“ bilden.

   Sie sehen das Dilemma, in dem wir uns befinden, wenn wir von unserem Körper verlangen, Wörter (menschliche Proteine) anhand von Aminosäuren neu zusammenzusetzen, die aus einer Fremdsprache (einer nichtmenschlichen Proteinquelle) extrahiert wurden.
2. Die Menge der genutzten Aminosäuren aus einer Proteinquelle ist äußerst wichtig, um unsere Lebensqualität zu maximieren, so lange wir leben.

Die Netto-Stickstoff-Verwertung (NNU): Ein neuer wissenschaftlicher Messwert

Dieser Messwert zeigt den Prozentsatz der aus verschiedenen Proteinquellen verfügbaren Aminosäuren an, die für die Proteinsynthese des Körpers verwertet werden können. Die Menge der nicht verwerteten Aminosäuren wird in toxische Abbauprodukte namens Netto-Stickstoff-Kataboliten umgewandelt, etwa Harnstoff, Kreatin und Glukose.

Nachfolgend eine Liste der Netto-Stickstoff-Verwertung verschiedener Proteinarten, die wir über die Nahrung zu uns nehmen.

NNU-Wert veganer Proteinquellen
Vegane Proteinquellen (wie Erbsen, Hanf und so weiter) haben nur einen NNU-Wert von 40 Prozent, sodass 60 Prozent als Netto-Stickstoff-Kataboliten (Toxine) enden.

NNU-Wert von Fisch
Nehmen wir Fisch als Beispiel. Die Netto-Stickstoff-Verwertung (der Proteine) von Fisch überrascht Sie vielleicht, denn er liegt mit nur 30 Prozent auf einer Linie mit anderen tierischen Proteinen, sodass 70 Prozent als toxischer Abfall übrig bleiben.

NNU-Wert von Fleisch
Die Netto-Stickstoff-Verwertung von Fleisch als Proteinquelle (Rind, Hühnchen, Pute, Schwein und so weiter) beträgt nur 30 Prozent. Was ist mit den anderen 70 Prozent Aminosäuren, die vom Körper nicht verwertet werden können? Die übrigen 70 Prozent ungenutzten Aminosäuren enden als toxischer Abfall namens Stickstoff-Kataboliten (Harnstoff und Kreatin) und werden in einem Prozess namens Glukoneogenese auch in Glukose und Kalorien umgewandelt.

Wenn Sie 100 Gramm Fleisch essen (unter der Annahme, dass es vollständig aus Protein besteht), werden die in diesen 100 Gramm enthaltenen Aminosäuren dazu genutzt, nur 30 Gramm Körperproteine aufzubauen, während 70 Gramm teilweise in Glukose und teilweise in Kataboliten (Toxine) umgewandelt werden. Deshalb ist es heikel, wenn Sie sich für Ihren gesamten Aminosäurenbedarf nur auf eine pflanzliche oder tierische Quelle verlassen. Wir haben herausgefunden, dass wir durch die Einschränkung der Menge an Fleisch, Fisch, Gemüse und nichtdenaturiertem Molkeprotein auch die optimale Menge an Aminosäuren einschränkten, die für das Potenzial höchster Lebensqualität erforderlich ist.

Was war die Antwort, um Abfall (Netto-Stickstoff-Kataboliten) zu minimieren und dabei gleichzeitig die Verwertung von Aminosäuren zu maximieren?

Die Antwort lag darin, eine zusätzliche Quelle reiner Aminosäuren in Form eines Nahrungszusatzes zu finden. Der beste Aminosäurenzusatz, den wir seit Jahren in Europa verwenden, ist MAP®.

MAP® - Master Amino Acid Pattern

Das Master Amino Acid Pattern (MAP®) ist eine patentierte Aminosäuren-Nahrungsergänzung zur Proteinversorgung mit einem einzigartigen, perfekt ausgewogenen Aminosäurenprofil im Einklang mit dem spezifischen menschlichen Aminosäurenmuster. Alle lebenden Organismen einschließlich des Menschen haben ein charakteristisches Aminosäurenmuster – das „Master Amino Acid Pattern". MAP® liefert als Nahrungsergänzung die acht essenziellen Aminosäuren ein einem einzigartigen Verhältnis. So ermöglicht MAP® eine Netto-Stickstoff-Verwertung von 99 Prozent NNU.

Das bedeutet, dass fast alle Aminosäuren zur Proteinsynthese und damit zum (anabolen) Aufbau der Körperzellen verwertet werden können. Somit ist lediglich ein Prozent katabolisch und metabolisiert zu Stickstofftoxinen (Stickstoffabfall). Der Vergleich mit Sojaprotein zeigt: anabol 17 Prozent, katabolisch 83 Prozent. Unser Organismus kann körpereigenes Protein nur dann optimal aufbauen, wenn die acht essenziellen Aminosäuren im korrekten Verhältnis zueinander gleichzeitig verfügbar sind. In allen anderen Fällen sinkt der NNU-Wert und steigt die Belastung mit Stickstofftoxinen (Ammoniak, Harnstoff). Laut einer Studie von Prof. Dr. Lucà-Moretti am INRC (International Nutrition Research Center) liefert MAP® den weltweit höchsten Proteinnährwert. Außerdem weist es den niedrigsten Stickstoffabfall auf.

Deshalb empfehlen wir Verwandten, Freunden und Patienten, ihre tägliche Ernährung mit MAP® zu ergänzen. Es ermöglicht dem Körper eine hohe Aminosäurenverwertung mit der geringsten Menge an Netto-Stickstoff-Kataboliten.

Das GcMAF-Protein unterstützt in hohem Maße das Immunsystem

Bei seiner Suche nach natürlichen Methoden zur Stärkung des Immunsystems entwickelte Dr. Ruggiero den probiotischen Joghurt Bravo, der sehr reich an natürlichem GcMAF ist, einem Protein, das bei der Fermentation von Milch und Kolostrum von den guten Mikroben produziert wird, aus denen unser Mikrobiom, das so genannte dritte Gehirn, besteht.

Nun steht uns also ein natürlicher GcMAF-Lieferant zur Verfügung: der seit 2011 verwendete wirkungsvolle Joghurt Bravo.

Es darf darauf hingewiesen werden, dass sich alle obigen Angaben auf den Joghurt Bravo beziehen, der aus Säugetiermilch und -Kolostrum hergestellt wird. Beim Joghurt Bravo kann die Milch von allen Säugetierarten stammen, aber damit das GcMAF-Protein auf natürliche Weise gebildet wird, muss es sich um Säugetiermilch handeln und nicht etwa um Pflanzenmilch wie etwa Kokosmilch. Wenn der Joghurt Bravo mit Pflanzenmilch zubereitet wird, bleiben zwar alle Vorteile im Hinblick auf die Wiederherstellung des Mikrobioms und des dritten Gehirns erhalten, aber es wird kein GcMAF-Protein gebildet, da die GcMAF-Vorstufe nur in Körperflüssigkeiten von Säugetieren vorhanden ist.

Diese Abhängigkeit von Säugetiermilch ist womöglich eine Einschränkung für alle, die entweder eine Intoleranz gegen Säugetiermilch haben oder sie einfach nicht mögen.

Rerum: eine Milchfreie Gcmaf-Quelle

Um dieses Problem zu lösen und allen, die eine Intoleranz gegen Kuhmilch haben, das wirksamste Immunstimulans zu bieten, hat Dr. Ruggiero das wirksamste bisher bekannte natürliche Immunstimulans Rerum erfunden.

Die Bezeichnung „Rerum" stammt aus dem Lateinischen und bedeutet „über die Dinge" oder „von den Dingen". Sie bezieht sich auf den Titel eines Lehrgedichtes des römischen Dichters und Philosophen Titus Lucretius (etwa 99 v. Chr. – 55 v. Chr.): *„De rerum natura"* (Lateinisch für: „Über die Natur der Dinge"). Es wurde mit dem Ziel geschrieben, einem römischen Publikum philosophische Fragen zu erörtern, und befasst sich in poetischer Sprache und Metaphern mit der epikureischen Physik. Lucretius präsentiert darin die Prinzipien der Atomlehre, die Natur von Geist und Seele, Erläuterungen zu Wahrnehmung und Denken sowie die Entwicklung der Welt und ihrer Phänomene, und erklärt eine Reihe von himmlischen und irdischen Phänomenen.

Als Dr. Ruggiero nach einem Namen für seine Erfindung suchte, fand er den Bezug zur „Natur von Geist und Seele" sehr passend, daher der Name „Rerum". Aus seinen klassischen Studien wusste Dr. Ruggiero zudem noch, dass Papst Leo XIII. 1891 eine Enzyklika mit dem Titel *„Rerum novarum"* (deutsche Übersetzung: *„Geist der Neuerung"*) verfasste, die sich mit der Situation der Arbeiterklassen befasste. Eine Kombination aus antiker Philosophie und dem Bedarf nach Neuerungen liegt also der Bezeichnung Rerum zugrunde.

Rerum ist die wirksamste Nahrungsergänzung und in der Lage, das Immunsystem zu stimulieren und zu stärken, weil es alle aktiven Zentren des GcMAF-Moleküls enthält, ohne GcMAF zu sein. Daher würde ein winziger Tropfen Rerum, der einem veganen Protein hinzugefügt wird, mehr als 1000 äquivalente Einheiten

GcMAF bedeuten. Tatsächlich ist Rerum das Ergebnis aus über 30 Jahren Forschung durch Dr. Ruggiero, die 1985 begann und mit Gemeinschaftsarbeiten in Japan, Europa und den USA fortgesetzt wurde. Bemerkenswert ist, dass zur Stärkung des Immunsystems durch eine natürliche Nahrungsergänzung nichts über Rerum geht, da es so innovativ in der Konzeption ist, dass es eigentlich ein ganzes Buch ausschließlich über seine Erfindung verdient hätte.

Kurz gesagt ist Rerum ein neuartiger Typ eines makrophagenaktivierenden Faktors (MAF), der auf einem Glykosaminoglykan-Rückgrat (Chondroitinsulfat) basiert, abweichend vom alten GcMAF, das ein Protein aus Körperflüssigkeiten von Säugetieren ist. Rerum ist ein Nicht-Protein-MAF, der weit über GcMAF und Makrophagenaktivierung hinausgeht.

Ob als Nahrungsergänzung konsumiert oder als Zusatz zu veganen Protein-Shakes oder Joghurts bietet Rerum eine Reihe von Vorteilen, denn es wird nicht von der Säure oder den Proteasen im Magen verdaut, da es kein Protein ist; im Gegenteil wird seine Bioverfügbarkeit durch die Verdauung erhöht, es ist hitzebeständig und es hat keine besonderen Ansprüche bei der Lagerung und beim Transport. Beachtenswert ist auch, dass Rerum von Natur aus sicher ist, da es sich aus Bestandteilen zusammensetzt, die seit Jahrzehnten in der menschlichen Ernährung verwendet werden, und es ist anders als lange Proteine extrem bioverfügbar. Das liegt an der inhärenten Flexibilität des Glykosamino-glykan-Rückgrats und am Vorhandensein einer Fettsäure (Ölsäure), dem gesunden Prinzip von Olivenöl. Dank dieser besonderen Kombination hydrophiler und hydrophober Domänen wird Rerum rasch über mehrere Wege absorbiert und ist sofort bioverfügbar. Zudem hat Rerum Nanogröße: Das bedeutet, dass seine Kontaktfläche etwa 1000 Faltungen breiter ist als die eines langen Proteins, sodass es in der Lage ist, eine wesentlich größere Zahl von Zielen im menschlichen Körper zu erreichen.

Ein Vergleich zwischen Rerum und GcMAF zeigt, dass ein GcMAF-Molekül ein Alpha-N-Acetylgalactosamin hat und ein Vitamin-D-Molekül sowie ein Ölsäuremolekül bindet, wohingegen ein Rerum-Molekül 50 Alpha-N-Acetylgalactosamin hat und 50 Vitamin-D-Moleküle sowie 50 Ölsäuremoleküle bindet.

In biochemischen Begriffen hat eine Rerum-Einheit die Potenz von 50 GcMAF-Einheiten.

Aus diesem Grund ist der Zusatz eines Zehntel Milliliters (ein Milliliter ist ein tausendstel Liter) zu einem veganen Protein-Shake oder Joghurt mehr als ausreichend, um ein gesundes Immunsystem aufrechtzuerhalten. Rerum wird gegenwärtig von einem vollständig zertifizierten Werk in Deutschland nach den höchsten Reinheits- und Sterilitätsstandards produziert.

Hinweis: Es ist immer empfehlenswert, Ihren Mediziner um Rat zu fragen, bevor Sie eine neue Diät oder Ernährung beginnen.

10. GEHEIMNISVOLLE WUNDERMOLEKÜLE VON HEPARIN BIS GCMAF

Sogar viele Jahrhunderte nach Galileo neigen wir immer noch dazu, Dogmen aufzustellen, die mit der Zeit zu unwiderlegbaren Wahrheiten werden und von anderen Forschern sehr oft kritiklos akzeptiert werden. In vielen Fällen aber kann das Dogma, das oft mit Ausdrücken wie „weithin akzeptiert“ oder „durchgängiger Konsens“ schmackhaft gemacht wird, bestimmte Beobachtungen nicht erklären. In mehr als 30 Jahren Forschung faszinierte mich eine Reihe von Molekülen, deren Eigenschaften alles in Frage stellten, das damals bekannt war. Diese Moleküle boten eine wunderbare Gelegenheit, um zu versuchen, wofür Wissenschaftler sich immer begeistern, nämlich, einen Paradigmenwechsel herbeizuführen, also das Dogma anzufechten und eine andere Hypothese vorzulegen, die die Beobachtung erklären kann.

Wenn ein Wissenschaftler, der den „durchgängigen Konsens“ in Frage stellt, nachweist, dass er Recht hat, hat er ein völlig neues Wissensgebiet eröffnet. Ansonsten ist seine Laufbahn beendet. Und der „durchgängige Konsens“ ist kein einfacher Gegner, ganz einfach deshalb, weil er durchgängig ist. Wenn sich also ein Wissenschaftler auf ein so adrenalinbehaftetes Unterfangen einlässt, weiß er von Anfang an, dass alle anderen Forscher auf der Welt bereit sein werden, ihn zu lynchen, einfach weil sie es selten akzeptieren, wenn die Gewissheit eines Dogmas zur Diskussion gestellt wird.

Vor 30 Jahren, als ich ein junger, unerfahrener Forscher im Labor für Molekularbiologie der Universität Florenz war, begegnete ich Dr. Simonetta Vannucchi, MD, einer Professorin für allgemeine Pathologie an derselben Universität. Die allgemeine Pathologie ist eine typische kontinentale Disziplin, die in angelsächsischen Ländern nicht sehr verbreitet ist. Sie basiert auf den Prinzipien der allgemeinen Pathologie, einer Disziplin mit dem Schwerpunkt auf den gemeinsamen Eigenschaften unterschiedlicher Erkrankungen. Denn obwohl Krankheiten unterschiedliche Ursachen haben (Ätiologie) und unterschiedlich fortschreiten (Pathogenese), teilen sie Kernmerkmale auf der Zell- und Molekularebene. Simonetta, meine damalige Vorgesetzte, verbrachte ihr gesamtes akademisches Leben mit der Untersuchung eines einzelnen Moleküls, Heparin, und mit meiner bescheidenen Hilfe konnte sie die wichtigste Eigenschaft dieses Moleküls entdecken, eine Eigenschaft, die niemand sich hätte vorstellen können.

Das geheimnisvolle Molekül Heparin

Die Bezeichnung Heparin stammt aus dem altgriechischen Wort für Leber, ein Organ, in dem es reichlich vorhanden ist. Im Wesentlichen handelt es sich um einen Zucker oder genauer gesagt um ein hoch sulfatiertes Glykosaminoglykan, das allgemein als injizierbarer Gerinnungshemmer eingesetzt wird. Es ist eines der seltsamsten Moleküle überhaupt, da es die höchste negative Ladungsdichte aller bekannten biologischen Moleküle aufweist; das bedeutet, dass seine Oberfläche wie der Minuspol einer Batterie negativ geladen ist. Diese negative Ladungsdichte macht das Molekül extrem hydrophil; das bedeutet, dass das Molekül leicht in Wasser löslich ist und umgekehrt unmöglich in öligen Lösungen löslich sein sollte.

Zu diesen spannenden Eigenschaften kommt noch, dass wir zwar große Mengen Heparin in unserem Blutkreislauf und unseren Organen haben, seine physiologische Rolle aber noch unbekannt ist. Festgestellt wurde bisher, dass körpereigenes Heparin nicht zur Erhaltung unserer Blutflüssigkeiten beiträgt, das heißt, dass es keine physiologische gerinnungshemmende Wirkung ausübt (diese Wirkung erfolgt durch ein weiteres Glykosaminoglykan namens Heparansulfat). Unterstrichen wird diese Tatsache dadurch, dass Heparin von den unterschiedlichsten Spezies gebildet wird, darunter einige wirbellose Tiere, die kein ähnliches Blutgerinnungssystem haben. Logischerweise müssen die Funktionen von körpereigenem Heparin also etwas anderes sein als die Gerinnungshemmung.

Es gibt verschiedene Hypothesen zur physiologischen Rolle von Heparin, und es ist vorgeschlagen worden, der Hauptzweck von Heparin sei statt der Gerinnungshemmung die Verteidigung von Verletzungen gegenüber eindringenden Bakterien und anderen Fremdstoffen. Wie wir später noch sehen werden, könnte diese Hypothese nicht nur grundsätzlich richtig sein, sondern Heparin könnte uns auch bei der Verteidigung gegen Krebszellen helfen.

Mitte der achtziger Jahre arbeiteten wird an zwei Fronten. Einerseits wollten wir Heparin aus menschlichem Plasma extrahieren, um zu untersuchen, ob es als Einzelmolekül zirkulierte oder mit anderen Molekülen im Plasma wie Proteinen verbunden war. Andererseits wollten wir seine Wirkung auf in vitro kultivierte Krebszellen untersuchen, ein Experiment, das kurioserweise bis dahin noch nicht durchgeführt worden war.

Um den molekularen Verband von Heparin in menschlichem Plasma zu charakterisieren, nahmen wir uns selbst Blut ab, trennten die Zellen mittels Zentrifugation vom Plasma, fügten radioaktives Heparin zum Plasma hinzu und extrahierten dann mit einer Methode namens „Folch-Extraktion“ die Moleküle aus dem Plasma. Mit dieser Methode werden ölige Lipide von Proteinen und Zuckern getrennt, die dann in der wässrigen Phase der Extraktion aufgefangen werden. Wir hatten uns für diese Methode entschieden, weil wir zuerst die Plasmalipide wie Cholesterin und Triglyceride loswerden wollten, die sonst die weitere Reinigung des Materials beeinträchtigt hätten, und dann die Moleküle (unserer Ansicht nach Proteine) untersuchen wollten, die das radioaktive Heparin banden. Wir hatten radioaktives Heparin verwendet, weil wir so die Radioaktivität und damit auch die Verbindung zwischen Heparin und Proteinkandidaten nachverfolgen konnten.

Natürlich erwarteten wir, dass das gesamte radioaktive Heparin in der wässrigen Phase aufgefangen würde, da Heparin (eine radioaktive Markierung verändert nicht die chemischen Eigenschaften irgendeines Moleküls) ja stark hydrophil ist.

Mein Eifer führte zu einer erstaunlichen Entdeckung mit Heparin

Damals maßen wir Radioaktivität mit einem Instrument namens Flüssigszintillator, das eine aufwendige Vorbereitung der Proben erforderte. Da ich der Jüngste in der Gruppe war, war mir die glanzlose Aufgabe zugefallen, die Proben für die Messung der Radioaktivität vorzubereiten, und ich nahm meinen Auftrag so ernst, dass ich in überbordendem Eifer beschloss, sämtliche Proben für die Messung der Radioaktivität vorzubereiten, auch die öligen Phasen, worin sich nach aller Logik keinerlei Heparin befinden konnte.

Vor diesem Hintergrund ist es verständlich, wie erstaunt ich war, als ich in dem einsamen und ziemlich ungesunden Raum mit dem Flüssigszintillator feststellte, dass das Instrument radioaktive Messungen auch in der öligen Phase anzeigte. Ich prüfte mehrmals, ob ich die Proben im Instrument falsch platziert hatte, aber es waren keine Fehler gemacht worden, und die erstaunliche Wirklichkeit entfaltete sich vor meinen Augen mit dem unparteiischen mechanischen Ticktack der alten elektrischen Maschine, die an den Flüssigszintillator angeschlossen war.

Das Unmögliche wird möglich

Diese glückliche Beobachtung wiederholte sich (zum Nachteil unseres Blutpegels) viele Male, und jedes Mal konnten wir Heparin aus der öligen Phase auffangen. Das konnte nur eines bedeuten: Allen bekannten Regeln zum Trotz war das am höchsten negativ geladene Molekül in der organischen Welt mit hydrophoben Flüssigkeiten assoziiert, gerade so, als könnten sich Öl und Wasser gleichmäßig und spontan vermischen.

Monatelang arbeiteten wir mit neuer Begeisterung an dem Projekt weiter, bis wir beschlossen, unsere Ergebnisse und Interpretationen an eine der damals renommiertesten wissenschaftlichen Fachzeitschriften zu schicken: das in Großbritannien gedruckte *Biochemical Journal*. In dieser Publikation schilderten wir, dass das Unmögliche Wirklichkeit war und Heparin an Phosphatidylcholin (auch Lecithin genannt) gebunden war, das ergiebigste Phospholipid im Körper, das die Membrane aller unserer Zellen bildet.

Unsere Entdeckung war ein wahrer Paradigmenwechsel und veranlasste uns, die physiologische Rolle von Heparin neu zu überdenken. Wie alle anderen Forscher in diesem Bereich hatten auch wir, fehlgeleitet von der bekannten pharmakologischen Nutzung von Heparin, gedacht, dass die Rolle von Heparin irgendwie mit der Gesunderhaltung des Herz-Kreislauf-Systems zusammenhing. Jetzt mussten wir Hypothesen über andere Rollen aufstellen und machten uns sofort daran, die Experimente zu den Krebszellen in unseren In-vitro-Kulturen durchzuführen.

Wir brauchten sechs Jahre, bis wir schließlich beweisen konnten, dass Heparin direkt die Vermehrung von In-vitro-Krebszellen hemmt, was neue Perspektiven für die Nutzung von Heparin als Anti-Krebs-Wirkstoff eröffnete.

Hinweis: Diese Experimente wurden in vitro durchgeführt, das heißt in einer Petrischale außerhalb des Körpers, und es wird in keiner Weise impliziert, dass dies ein Heilmittel gegen Krebs ist, denn das ist es nicht. Es handelt sich um die klinische Beobachtung von Dr. Ruggiero und seinem Team, die auch weiterhin zusammen mit anderen Forschern weltweit mit Heparin als möglichem Mittel begleitend zu bewährten medizinischen Behandlungen und Protokollen forschen. Die Ergebnisse haben Forscher zu wesentlich mehr Forschungen über die möglichen Vorteile von Heparin als Schutzmolekül motiviert.

Heute ist die Rolle von Heparin bei Krebs weithin anerkannt, obwohl es bisher noch keinen Versuch gab, diese von uns vor Jahrzehnten entdeckten Eigenschaften in tatsächliche Krebsmedikamente umzusetzen. In einer 2015 veröffentlichten Review in den *Annals of Medicine* schreiben Franchini und Mannucci: „… Heparine könnten die Gesamtüberlebenszeit von Krebspatienten verbessern, indem sie direkt die Tumorbiologie beeinflussen.“[35]

---

[35] Annals of Medicine, 2015; Early Online: 1–6 © 2015 Informa UK, Ltd. ISSN 0785-3890 print/ISSN 1365-2060 online DOI: 10.3109/07853890.2015.1004361.

Hinweis: Nochmals ist es wichtig, den Leser darauf hinzuweisen, dass die Ergebnisse die Überlebensraten verbessern könnten, aber zu dieser Möglichkeit müssen noch mehr Studien durchgeführt werden. Diese Beobachtungen sind eben nur reine Beobachtungen und dürfen in keiner Weise als Aussage missverstanden werden, es handele sich um ein Heilmittel gegen Krebs.

In den Jahren darauf versuchten wir, mehr über die molekularen Mechanismen herauszufinden, die verantwortlich für die Anti-Krebs-Eigenschaften von Heparin sind und die Heparin dazu befähigen, eine neuartige Anti-Krebs-Überwachung in unserem Körper zu übernehmen. Wir hatten ja bereits nachgewiesen, dass Heparin sich möglicherweise durch die Assoziation mit Phosphatidylcholin an die Zelloberflächen bindet und nach der Bindung in die Zellen getragen oder, wie wir in wissenschaftlichen Begriffen sagen, „internalisiert" wird.[36]

In denselben Jahren, als wir unsere Experimente zu Heparin und In-vitro-Krebszellen durchführten, wiesen andere Forscher nach, dass Heparin sich an Histone bindet (Proteine, die dafür sorgen, dass die DNA im Zellkern richtig gefaltet ist).[37] Diese Interaktion war nicht überraschend, da Heparin eine Reihe von negativen Ladungen auf seiner Oberfläche hat, wohingegen Histone positive Ladungen sind. Die neuartige Beobachtung in diesem Fall war der Nachweis, dass Heparin in die Zellen getragen werden kann, eine Eigenschaft, die vor unserem Beweis nicht für möglich gehalten worden war.

An diesem Punkt lag der Schluss nahe, dass die Bindung von Heparin an die DNA von Krebszellen die Expression der Gene dieser Zellen veränderte. Es mag kompliziert klingen, aber höchstwahrscheinlich störte das Heparin die Funktionsweise der DNA von Krebszellen insofern, als Krebszellen nicht mehr in der Lage waren, sich zu vermehren, wie wir in unserer Publikation von 1991 nachgewiesen hatten. Es ist bekannt, dass Krebszellen im Wesentlichen unfähig sind, DNA-Schäden zu reparieren, und diese Unfähigkeit ist die Grundlage aller konventionellen Anti-Krebs-Therapien wie der Strahlen- oder Chemotherapie.[38]

---

[36] Biochem Biophys Res Commun. 1986 Oct 15;140(1):294-301. Internalization and metabolism of endogenous heparin by cultured endothelial cells. Vannucchi S, Pasquali F, Chiarugi V, Ruggiero M.

[37] Biochemistry. 1989 Apr 18;28(8):3518-25. Heparin binds to intact mononucleosomes and induces a novel unfolded structure. Brotherton TW, Jagannadham MV, Ginder GD.

[38] Für eine neuere Review über dieses Thema siehe: Trends Genet. 2014 Aug;30(8):32639. doi: 10.1016/j.tig.2014.06.003. Epub 2014 Jul 10. Cancer-specific defects in DNA repair pathways as targets for personalized therapeutic approaches. Dietlein F, Thelen L, Reinhardt HC.

Daher kann die Hypothese aufgestellt werden, dass Heparin die Krebszellen selektiv töten könnte, ohne dabei den normalen Zellen Schaden zuzufügen, da Letztere potentiell die Schäden reparieren können, die das Heparin ihrem Histon-/DNA-Verband zugefügt hat.

Hinweis: Dies ist eine Beobachtung, die noch in umfassenderen Forschungen analysiert werden muss. Es handelt sich um eine Hypothese, die zeigt, dass die Investition von mehr Forschungszeit und -geldern in die Rolle von Heparin durch Forscher lohnenswert ist. Unser Ziel hier ist es, Ihnen topaktuelle wissenschaftliche Beobachtungen und Untersuchungen mitzuteilen, die in Zukunft einen Nutzen erbringen könnten, und wir möchten betonen: könnten.

Gc-MAF: die Entdeckung eines weiteren geheimnisvollen Moleküls

Interessanterweise trifft diese Hypothese, dass sich Selektivität bei der Tötung von Krebszellen mit der Abwesenheit von Nebenwirkungen decken würde, falls diese Konzepte in tatsächliche Anti-Krebs-Therapien umgesetzt werden sollten, auch auf einen anderen Bestandteil unseres Körpers und unserer Ernährung zu: Die Rede ist von Ölsäure, der gesunden Fettsäure von Olivenöl, dessen positive Eigenschaften dem Menschen seit Tausenden von Jahren bekannt sind.

In Studien wurde beobachtet, dass Ölsäure, wenn sie physiologisch mit Trägerproteinen verbunden wird, offenbar tatsächlich die Krebszellen selektiv tötet. In einer neueren Publikation über die Verbindung zwischen Ölsäure und Lactalbumin, einem Milchprotein, schreiben die Verfasser ausdrücklich: „α-Lactalbumin (α-LA) kann Ölsäure (OA) binden, um HAMLET-artige Komplexe zu bilden, die eine **hochselektive Anti-Tumor-Aktivität in vitro und in vivo** zeigten.“[39] Bemerkenswert ist, dass diese Komplexe zwischen Milchproteinen und Ölsäure in hohem Maße in dem fermentierten Milcherzeugnis vorkommen, das wir als „das dritte Gehirn in einer Dessertschale“ bezeichnen.

Hinweis: Die Dessertschale oder Supernahrung für das dritte Gehirn ist kein Heil- und Behandlungsmittel für irgendeine Erkrankung. Die Dessertschale für das dritte Gehirn, wie wir sie nennen, hat Inhaltsstoffe, die nützlich für die Unterstützung des Immunsystems sind und das Ziel unterstützen, zur Maximie-rung unseres Gesundheitspotenzial s beizutragen.

---

[39] Biochim Biophys Acta. 2014 Apr 4; 1841(4):535-43. doi: 10.1016/j. bbalip.2013.12.008. Epub 2013 Dec 22. Bovine lactoferrin binds oleic acid to form an anti-tumor complex similar to HAMLET. Fang B, Zhang M, Tian M, Jiang L, Guo HY, Ren FZ.

Diese Aussagen wurden nicht von der US-amerikanischen Gesundheitsbehörde FDA beurteilt, und dies ist in keiner Weise ein Ersatz für angemessene medizinische Beratungen, Verfahren oder Protokolle.

Das Geheimnis und die Entdeckung des Gc-MAF-Moleküls

Jetzt, da das Geheimnis von Heparin gelüftet war, konnten wir uns einem weiteren geheimnisvollen Molekül zuwenden, dem Gc-Protein-abgeleiteten makrophagenaktivierenden Faktor oder GcMAF, einem Molekül, das seit 25 Jahren Gegenstand von Forschungen und auch von intensiven Auseinanderset-zungen und Kritiken ist.

Ich hatte 1990 angefangen, mich mit der Rolle der makrophagenaktivierenden Faktoren zu befassen, als ich Gastwissenschaftler am National Cancer Institute der National Institutes of Health in Bethesda, Maryland, USA war. Makrophagen sind Zellen unseres Immunsystems, die als Wächter arbeiten und viren- und bakterieninfizierte Zellen sowie Krebszellen erkennen und neutralisieren. Deshalb ist uns daran gelegen, die Wächter dieser Armee, die unser Immunsystem ist, im bestmöglichen Fitnesszustand zu halten, gut genährt und ausgerüstet, um ihre Aufgabe mit maximaler Effizienz zu erfüllen. Zudem ist es nur logisch anzunehmen, dass sich, wenn wir diese Zellen weiter stärken können, die gesamte Funktionalität des Immunsystems verbessern wird, vor allem auch die Überwachung gegen Krebszellen, die so genannte Anti-Krebs-Immunüberwachung.

Der makrophagenstimulierende Faktor

Mit diesen Zielen glasklar vor Augen begannen wir, ein bestimmtes Protein namens makrophagenstimulierender Faktor in menschlichen Leukämiezellen zu erforschen, und die Ergebnisse unserer Studien wurden als so bedeutend erachtet, dass sie 1990 in einer, wenn nicht sogar *der* renommiertesten Fachzeitschrift im Bereich der Wissenschaft publiziert wurde: *Proceedings of the National Academy of Sciences of the USA*. Unser Artikel wurde von der wissenschaftlichen Gemeinschaft weithin positiv aufgenommen.

Etwa zur selben Zeit untersuchten mehrere Forscher ein weiteres, wohl ähnliches Protein, das Makrophagen stimulierte und dessen Produktion den Annahmen zufolge bei Krebspatienten und Patienten mit verschiedenen chronischen Erkrankungen vermindert war. Dieses Protein hatte unterschiedliche Namen erhalten, die seine vielfältigen Wirkungen widerspiegelten. Da bekannt war, dass es Vitamin D bindet, hatten einige Forscher es „Vitamin D bindender proteinabgeleiteter makrophagenaktivierender Faktor“ oder DBP-MAF genannt. Da es aber auch Gc-

Globulin genannt wurde, prägten andere Forscher die Bezeichnung GcMAF, die für Gc-Globulin- (oder Gc-Protein) -abgeleiteter makrophagenaktivierender Faktor steht. Diese Abkürzung war natürlich praktischer und blieb bestehen.

Dieses Protein wurde in verschiedenen Versuchssystemen und in einigen klinischen Studien eingesetzt und zeigte bemerkenswerte Eigenschaften, die allerdings sehr schwierig zu erklären waren. Die zahlreichen beobachteten Wirkungen reichten von der offensichtlichen Stimulation von Makrophagen über die direkte Hemmung der Vermehrung von Krebszellen und die Hemmung der Angiogenese (Prozess, der es dem Tumor ermöglicht, neue Blutgefäße zu bilden, die dem wachsenden Tumor Sauerstoff und Nährstoffe zuführen) bis hin zum Schutz vor Neurotoxizität und zeigten somit einen möglichen Nutzen bei neurogenerativen Erkrankungen und Störungen der Entwicklung des Nervensystems auf.

GcMAF: unrealistische Behauptungen

Diese zahlreichen Wirkungen sowie einige unrealistische Behauptungen, dass dieses Protein die Heilung einer Reihe von Erkrankungen bedeuten könnte, brachten viele Skeptiker zu dem Schluss, dass es sich um ein weiteres Quacksalberprodukt ohne reale nützliche Eigenschaften handelte. Wir hatten 2009 begonnen, mit GcMAF zu arbeiten, als wir die so genannte Vitamin-D-Achse erforschten. Tatsächlich entfaltet Vitamin D, ein Molekül, das mehr ein Hormon als ein echtes Vitamin ist, seine Wirkung in unserem Körper dank der Interaktion mit zwei Proteinen, nämlich seinem intrazellulären Rezeptor (dem Vitamin-D-Rezeptor oder VDR) und dem Vitamin D bindenden Protein (wie oben beschrieben auch als Gc-Protein bezeichnet).

Unsere erste Publikation über die Beziehung zwischen Variationen des VDR und metastatischem Brustkrebs erschien 1998 („Vitamin-D-Rezeptor-Genpolymorphismus steht in Verbindung mit metastatischem Brustkrebs").[40] Und über zehn Jahre später begannen wir uns zu fragen, ob auch GcMAF, ein weiterer Bestandteil der Vitamin-D-Achse, an menschlichen Krebserkrankungen beteiligt war. Wir führten daher eine Reihe von Experimenten durch, die zahlreiche Peer-Review-überprüfte Publikationen zu diesem Thema zur Folge hatten, wodurch unsere Forschungsgruppe zur kompetentesten in diesem oft mit dem Begriff „Immuntherapie" bezeichneten Wissenschaftsfeld wurde.

---

[40] *Vitamin D receptor gene polymorphism is associated with metastatic breast cancer.* Ruggiero M, Pacini S, Aterini S, Fallai C, Ruggiero C, Pacini P. *Oncol Res.* 1998; 10(1):43-6.

Immuntherapie

Wie Sie im nächsten Kapitel erfahren werden, wurde die Immuntherapie vor 130 Jahren von Dr. William Caley in New York City entdeckt und steht nun im Mittelpunkt vieler neuer Forschungen. Diesem Konzept zufolge hilft die Stimulation des Immunsystems, den Körper zu schützen, bevor er aus dem Gleichgewicht (Homöostase) gerät. 130 Jahre später wird die Immuntherapie nun wiederentdeckt und von immer mehr medizinischen Forschern, Gesundheitsexperten und allopathischen Medizinern begleitend zu schulmedizinischen Verfahren neu eingeführt. 2011 wiesen wir erstmals nach, dass GcMAF und Heparin beim Phänomen der krebszellenstimulierten Angiogenese interagierten („Gc-Protein-abgeleiteter makrophagenaktivierender Faktor (GcMAF) stimuliert die CAMP-Bildung in menschlichen mononuklearen Zellen und hemmt die Angiogenese in einem Chorion-Allantois-Membran-Test beim Hühnerembryo.“)[41] Zu unserer großen Überraschung zeigten Heparin und GcMAF, die beiden Moleküle, die eine herausragende Rolle in meiner wissenschaftlichen Laufbahn spielten, eine molekulare Interaktion, die zu einigen interessanten Entwicklungen führen konnte.

Kurz darauf wiesen wir 2012 nach, dass GcMAF die Vermehrung von menschlichen Brustkrebszellen aus Zellkulturen hemmte und dass diese Wirkung deckungsgleich mit der Wirkung von Vitamin D selbst war („Wirkungen des Vitamin D bindenden proteinabgeleiteten makrophagenaktivierenden Faktors auf menschliche Brustkrebszellen“.[42] Einige Monate später untersuchten wir den Aktionsmechanismus auf der Molekularebene genauer und fanden heraus, dass dieselben Variationen (Polymorphien) des VDR, die wir bei metastatischem Brustkrebs beobachtet hatten, auch für die Wirkungen von GcMAF in menschlichen Makrophagen verantwortlich waren.[43]

Nun hatten wir also vier Moleküle, die miteinander interagierten: das GcMAF-Protein, der VDR, das Vitamin D und unser alter Freund Heparin. Nur ein Jahr später, 2013, entdeckten wir, dass noch ein weiteres Molekül ebenfalls in diesem

---

[41] Gc protein-derived macrophage-activating factor (GcMAF) stimulates CAMP formation in human mononuclear cells and inhibits angiogenesis in chick embryo chorionallantoic membrane assay. Pacini S, Morucci G, Punzi T, Gulisano M, Ruggiero M. Cancer Immunol Immunother. 2011 Apr; 60(4):479-85.

[42] Effects of vitamin D-binding protein-derived macrophage-activating factor on human breast cancer cells. Pacini S, Punzi T, Morucci G, Gulisano M, Ruggiero M. Anticancer Res. 2012 Jan;32(1):45-52.

[43] Effect of paricalcitol and GcMAF on angiogenesis and human peripheral blood mononuclear cell proliferation and signaling. Pacini S, Morucci G, Punzi T, Gulisano M, Ruggiero M, Amato M, Aterini S. J Nephrol. 2012 Jul-Aug; 25(4):577-81.

multimolekularen Verband mitwirkte und es sich bei diesem Molekül um nichts weniger als Ölsäure handelte, ein Molekül, das beim Menschen seit Tausenden von Jahren für seine positiven Wirkungen bekannt ist (eine neuartige Rolle für einen wesentlichen Bestandteil der Vitamin-D-Achse): Der Vitamin D bindende proteinabgeleitete makrophagenaktivierende Faktor veranlasst durch die Stimulation von Makrophagen den Zelltod menschlicher Brustkrebszellen.[44] Und schließlich entdeckten wir zwischen 2014 und 2015 noch zwei weitere wichtige Eigenschaften dieser multimolekularen Komplexe: ihre Fähigkeit, menschliche Neuronen und Gliazellen vor Schädigungen durch Schwermetalle zu schützen, und ihre Fähigkeit, durch die Produktion des Gases Stickoxid das Kreislaufsystem gesund zu erhalten.

In zwei 2015 erschienenen Publikationen wiesen wir nach, dass diese Komplexe aus GcMAF, Ölsäure, Vitamin D, VDR und Glykosaminoglykanen in der Lage waren, die menschlichen Neuronen und Gliazellen (die das Bindegewebe im ersten Gehirn bilden) vor Schädigungen durch ein Schwermetall zu schützen, das üblicherweise in der Anti-Krebs-Chemotherapie eingesetzt wird: Oxaliplatin.[45] Diese Publikationen eröffnen eine neue Perspektive in der integrativen Krebstherapie, weil sie nachweisen, wie die schulmedizinische Chemotherapie von der Immuntherapie begleitet werden kann, um die Nebenwirkungen zu minimieren und die therapeutische Wirkung zu maximieren.

In einer weiteren Publikation, die 2014 in der Zeitschrift *Anticancer Research*[46] erschien, wiesen wir nach, dass diese Komplexe die Bildung des Gases Stickoxid stimulierten, das unerlässlich für die Aufrechterhaltung der Funktionalität unseres Herz-Kreislauf-Systems ist und außerdem sehr vielversprechende Anti-Krebs-Eigenschaften aufweist.

---

[44] Thyer L, Ward E, Smith R, Fiore MG, Magherini S, Branca JJ, Morucci G, Gulisano M, Ruggiero M, Pacini S. Nutrients. 2013 Jul 8; 5(7):2577-89.

[45] Effects of oxaliplatin and oleic acid Gc-protein-derived macrophage-activating factor on murine and human microglia. Branca JJ, Morucci G, Malentacchi F, Gelmini S, Ruggiero M, Pacini S. J Neurosci Res. 2015 Mar 18. Doi: 10.1002/jnr.23588. Gc-protein-derived macrophage activating factor counteracts the neuronal damage induced by oxaliplatin. Morucci G, Branca JJ, Gulisano M, Ruggiero M, Paternostro F, Pacini A, Di Cesare Mannelli L, Pacini S. Anticancer Drugs. 2015 Feb; 26(2):197-209.

[46] Oleic Acid, deglycosylated vitamin D-binding protein, nitric oxide: a molecular triad made lethal to cancer. Ruggiero M, Ward E, Smith R, Branca JJ, Noakes D, Morucci G, Taubmann M, Thyer L, Pacini S. Anticancer Res. 2014 Jul;34(7):3569-78.

Hinweis: Die hier beschriebenen Forschungen sind spannend, aber denken Sie daran, dass sie im Labor in einer Petrischale erfolgen und nicht in vivo (im Körper). Wie bereits gesagt muss hier noch mehr geforscht werden. Nochmals muss der Leser sich darüber im Klaren sein, dass es sich hier um einen wissenschaftlichen Forschungsprozess handelt, der sich als nützliches Mittel begleitend zu etablierten, bewährten medizinischen Protokollen, Medikamenten und Therapien erweisen könnte.

Hinweis 2: Ein warnender Hinweis: Es müssen noch weitere Forschungen erfolgen. Obwohl diese Forschungen in vitro (in einer Petrischale) vielversprechend waren, stellen sie in keiner Weise ein Heilmittel für irgendeine Krankheit dar. Dies soll kein Ersatz für konventionelle medizinische Behandlungen sein. Die publizierten Ergebnisse sind vielversprechend und weitere Studien wert, aber es sind noch weitere Forschungen notwendig.

Am erstaunlichsten ist, dass diese multimolekularen (oder supramolekularen) Komplexe mit ihren so interessanten biologischen Eigenschaften von Natur aus in bestimmten Nahrungsmitteln vorkommen, etwa in denen, die ich beschrieben habe, als ich die Möglichkeit erörterte, das gesunde menschliche Kern-Mikrobiom in einer Dessertschale wiederherzustellen. Und diese Überlegung führte uns zu den Experimenten, die wir heute durchführen.

Als Wissenschaftler müssen wir in unserer Forschung immer zwei Perspektiven haben: die analytische und die synthetische. Anders ausgedrückt müssen wir biologische Phänomene untersuchen, indem wir uns gleichzeitig den einzelnen Baum und den Wald als Ganzes anschauen. Wenn wir nicht beide Methoden anwenden, riskieren wir, unsere Beobachtung sehr falsch auszulegen. Nach unserer Beobachtung also, dass diese multimolekularen Komplexe, ob in einem Labor nachgebildet oder von Natur aus in einem fermentierten Milcherzeugnis vorhanden, eine Reihe von Funktionen ausübten, mussten wir nun herausfinden, welcher Teil des Komplexes welche Funktion innehatte. Hier sei daran erinnert, dass diese Komplexe, vor allem in ihrer physiologischen Matrix (das heißt der Nahrung „Mikrobiom in einer Schale“), zahlreiche Wirkungen entfalten, die potentiell in künftigen Behandlungsansätzen begleitend zu schuldmedizinischen Ansätzen in Neurologie, Neuroentwicklung, Anti-Aging und Kardiologie genutzt werden könnten. Daher ist es für Forscher äußerst wichtig festzustellen, welches Molekül wofür verantwortlich ist, um spezifische Ansätze für spezifische Gesundheitsprobleme zu entwickeln.

Zu unserer größten Überraschung und nach jahrelangen Experimenten zum GcMAF-Protein entdeckten wir schließlich, dass alle biologischen Eigenschaften, die diesem facettenreichen Molekül zugeschrieben wurden, nicht von dem Protein selbst ausgingen, sondern von den Molekülen, die es trug. Mit anderen Worten ist das GcMAF-Protein einfach ein Träger, der durch jedes andere Molekül mit denselben physikalisch-chemischen Eigenschaften ersetzt werden kann. Diese Erkenntnis war ein Schock, da wir immer gedacht hatten, dass die über 20 Jahre lang von Hunderten Wissenschaftlern beschrieben Eigenschaften des GcMAF von der bestimmten molekularen Konformation des Proteins ausgingen.

Aber es war einfach die sorgfältige Untersuchung einer solchen molekularen Konformation, die uns zu dem Schluss führte, dass GcMAF in Wirklichkeit nur der Träger ist, wie ein Taxi, das Chirurgen zum Krankenhaus bringt. Die Marke oder Farbe des Taxis ist irrelevant, weil es die Ärzte an den Ort bringt, wo sie ihre Arbeit machen und Leben retten können.

Und wenn keine Taxis zur Verfügung stehen, erreicht auch jedes andere Transportmittel das Ziel, und die Ärzte werden auch dann Leben retten können. In molekularen Begriffen bedeutete das, dass wir 30 Jahre nach unserem Paradigmenwechsel auf dem Gebiet des Heparins einen weiteren Paradigmenwechsel veranlasst hatten, diesmal auf dem Gebiet der Immuntherapie. Wir hatten nachgewiesen, dass das Taxi namens GcMAF durch andere Fahrzeuge ersetzt werden kann, andere Moleküle, die dieselbe Aufgabe mit größerer Effizienz erledigen können.
Auf der Grundlage dieses Wissens erfand ich, kurz bevor ich in die USA umzog, die fortschrittlichste Form des makrophagenaktivierenden Faktors, die ich zu Ehren des altrömischen Philosophen Titus Lucretius und seines Werks *„De Rerum Natura“*, Lateinisch für *„Über die Natur der Dinge“*, Rerum nannte. Rerum ist ein multimolekularer Komplex, der nicht auf einem Protein-Rückgrat basiert, sondern auf einem Glykosaminoglykan-Rückgrat, das aus Chondroitinsulfat besteht, einem Molekül, das das aktive Zentrum von GcMAF enthält, nämlich den Zucker N-Acetylglycosamin. Das Konzept von Rerum leitet sich aus meiner Beobachtung der natürlichen Abläufe her, aber auch aus dem Wunsch, in molekularen Begriffen etwas aufzubauen, das zu einem *„Geist der Neuerung“* führte, dem Titel einer Enzyklika (*„Rerum Novarum“*) von Papst Leo XIII. aus dem Jahr 1891, die sich mit dem Geist der Neuerung befasste, der in die Soziallehre der katholischen Kirche Einzug gehalten hatte. Rerum ist eine Nahrungsergänzung, deren Wirkungen weit über alle Wirkungen hinausgeht, die für den auf einem Protein-Rückgrat basierenden GcMAF beschrieben wurden, und neuere Forschungen, die in den modernsten Laboratorien in Deutschland durchgeführt wur-

den, bestätigen, dass alle bisher dem GcMAF zugeschriebenen Wirkungen tatsächlich auf einen multimolekularen Komplex zurückgehen, der durch die Kombination von Chondroitinsulfat, Vitamin D3 und Ölsäure gebildet wird. Mit anderen Worten, wenn wir bei der Analogie der Ärzte bleiben, die in ein Krankenhaus fahren müssen, um Leben zu retten, haben wir jetzt mit Rerum ein Fahrzeug zur Verfügung, das wesentlich effizienter ist als ein Taxi, das im Stau steht. Wir haben ein futuristisches Transportmittel, das so schnell ist wie ein Hubschrauber, aber so vielseitig, dass es unmittelbar im Operationssaal parken und die Ärzte samt Ausrüstung direkt neben dem Operationstisch absetzen könnte. Rerum, wie der Name in Anlehnung an die päpstliche Enzyklika sagt, trägt den Geist der Neuerung in sich, der dazu bestimmt ist, unsere Auslegung der Immuntherapie zu verändern.

Zusammenfassend haben unsere Beobachtungsstudien nachgewiesen, dass dieses Dessert in einer Schale ganz einfach den Körper mit ausschließlich natürlich vorkommenden Molekülen versorgt, die als Teil unseres natürlichen Immunsystems bei unserer Geburt gebildet werden. Wir haben allermindestens nachgewiesen, dass diese natürlichen Moleküle unser Immunsystem, unsere Herz-Kreislauf-Gesundheit, Neuronen und allgemein eine bessere Lebensqualität unterstützen.

Gerade als dieses Buch in den Druck ging, gab es spannende Nachrichten, die unsere Beobachtung bestätigten. Forscher an der University of Virginia School of Medicine stellten fest, dass das Gehirn durch Lymphgefäße, die bisher noch nicht charakterisiert worden waren, direkt mit dem Immunsystem verbunden ist. Diese kleinen Gefäße befinden sich in der Nähe der Hirnhaut, der Schutzschicht, die das Gehirn umgibt, und sind am Austausch von Molekülen zwischen Gehirn und Blut und an der Lymphzirkulation beteiligt. Die Forscher an der University of Virginia erkannten sofort, dass diese Beobachtung das Potenzial hat, unsere Herangehensweise an eine Reihe von Störungen der Entwicklung des Nervensystems und neurodegenerativen Erkrankungen zu verändern – von Autismus zu Alzheimer, von multipler Sklerose zu amyotropher Lateralsklerose. Tatsächlich zeichnen sich alle diese Erkrankungen durch eine Fehlfunktion des Immunsystems und eine weitverstreute Entzündung aus. Diese Beobachtung weist deshalb darauf hin, dass Zellen des Immunsystems wie etwa Makrophagen tatsächlich in das Gehirn eindringen können, ein Konzept, das bisher völlig übersehen worden war.

Und diese Beobachtung kann auch die exzellenten therapeutischen Wirkungen erklären, die bei der Behandlung von Patienten mit Autismus oder neurodegenerativen Erkrankungen mit dem auf GcMAF basierenden immuntherapeutischen

Ernährungsansatz beobachtet wurden, der in anderen Kapiteln dieses Buches beschrieben wird. In der Tat ist es jetzt möglich, die Hypothese aufzustellen, dass durch GcMAF aktivierte Makrophagen mittels dieser neu entdeckten Transportmittel vom Blut zum Gehirn zirkulieren und an den Heilungsprozessen beteiligt sind, die zu den signifikanten Verbesserungen führen, die von Hunderten diesen Ansatz nutzenden Therapeuten beschrieben wurden. Darüber hinaus bestätigt diese neue Beobachtung die Einheit des Gehirns in unserem Kopf, des Magen-Darm-Traktes, des Immunsystems und des Mikrobioms (das heißt unseres dritten Gehirns). Jetzt kann sicher davon ausgegangen werden, dass diese vier Organe, die bisher als voneinander getrennt galten, tatsächlich unterschiedliche anatomische Teile desselben Organs sind, des dritten Gehirns, also des Organs, das die für unser Leben wichtigsten Funktionen steuert.

Hinweis: Keine dieser Aussagen wurde von der US-amerikanischen Gesundheitsbehörde FDA beurteilt. Das von uns so bezeichnete Dessert in einer Schale ist kein Heil- oder Behandlungsmittel für irgendeine Erkrankung. Daher sollte keine dieser wissenschaftlichen Beobachtungen in irgendeiner Weise als Ersatz für eine fundierte medizinische Beratung durch Ärzte und/oder allopathische Mediziner erachtet werden.

11. ULTRASCHALL FÜR DAS DRITTE GEHIRN

Dieses Kapitel enthält Dr. Ruggieros publizierte Beobachtungsstudien über die Nutzung der Ultrasonografie bei seinen Patienten. Bei vielen seiner Patienten hat dies die Lebensqualität stark verbessert, besonders bei denjenigen mit erheblichen medizinischen Problemen.

Hinweis: Keine der Aussagen in diesem Kapitel wurde von der US-amerikanischen Gesundheitsbehörde FDA beurteilt. Es handelt sich einfach um die Beobachtungen und publizierten Studien von Dr. Ruggiero und seinen Kollegen und nicht um Heilmittel für irgendeine Erkrankung. Sie sind keinesfalls ein Ersatz für schulmedizinische Verfahren. Es ist unbedingt empfehlenswert, dass Sie Ihren Gesundheitsexperten oder allopathischen Mediziner um Rat fragen, der für Ultrasonografie zugelassen und darin ausgebildet ist, bevor Sie aufgrund irgendeiner dieser Beobachtungen etwas unternehmen.

Dr. Ruggiero

Das Johannesevangelium beginnt mit dem berühmten Vers: „Im Anfang war das Wort, und das Wort war bei Gott, und Gott war das Wort.“ Auf Griechisch heißt es: „Ἐν ἀρχῇ ἦν ὁ λόγος, καὶ ὁ λόγος ἦν πρὸς τὸν θεόν, καὶ θεός ἦν ὁ λόγος.“ [En archē ēn ho Lógos, kai ho Lógos ēn pros ton Theón, kai Theós ēn ho Lógos.]

Nach wie vor ist die wahre Bedeutung des griechischen Wortes „Logos” Gegenstand lebhafter Debatten unter den Bibelübersetzern, und auch wenn ich fünf Jahre lang Altgriechisch am College gelernt habe, habe ich keinerlei Kompetenz, um zu dieser Debatte beizutragen. Allerdings möchte ich mich hier auf die wörtliche Bedeutung von „Logos“ konzentrieren, das immer mit „Wort“ übersetzt wird. Was ist ein Wort? Wenn wir Derridas Verfahren anwenden und die Bedeutung des Wortes „Wort“ verstehen möchten, müssen wir uns zunächst fragen, was es hinsichtlich seiner fundamentalen Teile ist – eine relativ einfache Aufgabe. Ein Wort ist nichts anderes als Schall, und Schall ist die Übertragung mechanischer Druck- und Entlastungswellen durch ein Medium, bei hörbaren Wörtern durch die Luft.

Jetzt wird es interessant, denn die modernsten Theorien über den Ursprung des Universums stellen die Hypothese auf, dass das gesamte Universum durch Schallwellen geformt wurde, die wahrscheinlich noch immer ihre Wirkung entfalten. Alasdair Wilkins schreibt im folgenden Artikel über die Konzepte der dunklen Materie und dunklen Energie: „Nur 30.000 Jahre nach dem Urknall begann das Universum zu singen. Riesige Schallwellen ertönten und breiteten sich durch den Ur-Kosmos aus, wobei ihre Wellenbewegungen die großangelegte Struktur des Universums schufen. Und all das passt perfekt in eine bestimmte Theorie über die dunkle Energie. Diese Schallwellen entstanden nur 30.000 Jahre nach dem Urknall, als normale Materie begann, um dichte dunkle Materie herum zu kollabieren.

Der resultierende Druck formte diese Wellen, die etwa 350.000 Jahre lang nach außen oszillierten und dabei die künftige Struktur des Universums absteckten. Bis das Universum sich genügend abgekühlt hatte, um diese Wellen zu drosseln, hatte sich Materie um das Zentrum und die Ränder der Welle herum gruppiert, was dazu führte, dass sich in diesen Bereichen mehr Galaxien bildeten als anderswo.“[47]

Die Überreste des Schalls des Ur-Universums sind gut charakterisiert, und unser gesamtes Universum wird von dieser niederfrequenten Schallwelle durchdrungen. Auf seiner Website schreibt John G. Cramer, Physikprofessor an der University of Washington in Seattle: „Auf dieser Seite stehen jetzt zwei Urknall-Klänge zur Verfügung: die Originalversion von 2003, produziert anhand der Daten zur Hintergrundstrahlung aus der WMAP-Satellitenmission der NASA, und eine neue Version von 2013, produziert anhand der Daten zur Hintergrundstrahlung aus der Planck-Satellitenmission der Europäischen Weltraumorganisation. Die Planck-Analyse hat superiore Fehler, eine bessere Winkelauflösung und eine dreifach höhere Winkelfrequenz.“[48]

Deshalb liegen wir wohl nicht falsch, wenn wir sagen, dass diese Klänge nicht nur dem Universum die uns bekannte Form gaben, sondern dass sie zwangsläufig auch die Form des Lebens beeinflussten. Tatsächlich ist das Leben ja Teil dieses Universums, und wenn Schallwellen das Universum als Ganzes formten, müssen sie auch das DNA-basierte Leben geformt haben.

Ultrasonografie

Wie eingangs erwähnt, ist mein Fachgebiet die Radiologie mit besonderer Kompetenz in Ultrasonografie, dem medizinischen bildgebenden Verfahren, das mit-

---

[47] http://io9.com/5898846/dark-energy-confirmed-how-ancient-soundwavesshaped-the-entire-universe

[48] http://faculty.washington.edu/jcramer/BBSound.html

tels Ultraschall Bilder der Organe im menschlichen Körper erstellt, damit wir die morphologischen und strukturellen Veränderungen untersuchen können, die bei Erkrankungen auftreten.

Bei Ultraschall handelt es sich um nichts anderes als Schallwellen, genauer gesagt um oszillierende Schalldruckwellen mit einer höheren Frequenz als die Obergrenze des menschlichen Hörbereichs. Ultraschall bedeutet einfach, dass es sich um eine höhere Frequenz handelt.

In der Ultrasonografie wird Ultraschall von einer Sonde abgegeben. Er wandert durch das menschliche Gewebe und prallt zurück zu der Sonde, ähnlich wie bei hörbaren Echos (daher auch das Synonym „Echografie"). Die Frequenz- und Amplitudenschwankungen zwischen den abgegebenen und empfangenen Ultraschallsignalen werden dann in Grauabstufungen umgewandelt, die Bilder der Organe erscheinen auf dem Monitor, und der Radiologe kann sie interpretieren.

Die Heisenbergsche Unschärferelation

Ich habe eine Reihe von Ultrasonografie-Untersuchungen durchgeführt und dabei immer über die Heisenbergsche Unschärferelation angewendet auf Ultraschall nachgedacht. Die weithin bekannte Heisenbergsche Unschärferelation lautet, dass schon allein die Durchführung einer Beobachtung den Beobachtungsgegenstand stört, das heißt verändert. Das geschieht, weil eine Beobachtung die Nutzung irgendeiner Form von Energie impliziert, die mit dem Beobachtungsgegenstand interagiert. In meinem Fall dachte ich an Ultraschall, eine Form mechanischer Energie; er interagierte vor meinen Augen mit lebendem menschlichem Gewebe, und obwohl er als absolut sicher gilt, fragte ich mich, wie diese Interaktion wohl die zellulären und molekularen Strukturen der Organe beeinflusst haben könnte, die von diesen mechanischen Wellen getroffen wurden.

Diese Überlegungen, zusammen mit der Beobachtung von Physikern, dass Schallwellen (die in ihrer physikalischen Natur mit Ultraschall identisch sind) das Universum und damit unser Leben geformt haben, brachten mich dazu, mich eingehender mit diesem Forschungsgebiet zu befassen, und noch während ich an der Universität Florenz war, begann ich, Befunde für diese Forschungsprojekte auszuarbeiten. Meine Forschung war auf zwei Ziele gerichtet: die Wirkungen von Ultraschall auf der DNA-Ebene und die Wirkungen von Ultraschall auf das Gehirn und die Funktionsweise des menschlichen Geistes.

Die Literatur über die Wirkungen von Ultraschall auf der DNA-Ebene ist spärlich, was angesichts der Universalität von Schallwellen und ihrer Rolle bei der Formung des Universums seit dem Urknall ziemlich eigenartig ist. Eine jüngere Publikation von Forschern aus dem Fachbereich Strahlungswissenschaften an der Universität Toyama in Japan weist nach, dass bestimmte Basensequenzen in der DNA auf Ultraschall reagieren.[49]

Im Folgenden sind die Untertitel eines umfassenden Berichtes zu Beobachtungsstudien über den Einsatz von Ultraschall bei Prostatakrebszellen aufgeführt: Regulation der Genexpression bei menschlichen Prostatakrebszellen mit künstlich hergestellten Promotoren, die in Antwort auf Ultraschallstimulation aktiviert werden.[50]

Hinweis: Dies ist eine Fortsetzung der oben beschriebenen Forschungsstudien.

Diese Forscher wiesen nach, dass es Basensequenzen in der DNA namens „Promotoren" gibt, die durch Ultraschall aktiviert werden. Das Phänomen ist vergleichbar mit einer Fernbedienung: Sie können die Türen Ihres Autos mit einem Metallschlüssel öffnen, oder Sie können bei modernen Autos eine Fernbedienung zur Türöffnung verwenden, ohne das Schloss zu berühren. Aber selbst wenn die Funkwelle der Fernbedienung das Auto nicht berührt, interagiert die von der Fernbedienung abgegebene Energie physikalisch mit dem Receiver, der wiederum die Tür öffnet. Wir wussten schon immer, dass Gene aktiviert werden können, wenn sie mit chemischen Molekülen, zugewiesenen Transkriptionsfaktoren, „berührt" werden. Jetzt erkennen wir dank der Arbeit der japanischen Wissenschaftler, dass Gene auch mit Schallwellen (in diesem Fall Ultraschallwellen) aktiviert werden können, ohne sie zu „berühren".

Bitte beachten Sie, dass es sich hierbei um ein extrem revolutionäres Konzept handelt, dass noch nicht das Interesse von Biologen und Ärzten geweckt hat. Tatsächlich gründet ja der gesamte Korpus der Molekularbiologie, Pharmakologie und Medizin auf dem Konzept, dass Gene nur durch Transkriptionsfaktoren aktiviert werden, die physikalisch mit ihnen interagieren (sie „berühren"), und alle Arzneimittel werden vor dem Hintergrund dieses (jetzt begrenzten) Konzeptes entwickelt.

---

[49] Ultrason Sonochem. 2013 Jan;20(1):460-7. doi: 10.1016/j. ultsonch.2012.05.007. Epub 2012 May 24.

[50] Ogawa R, Morii A, Watanabe A, Cui ZG, Kagiya G, Kondo T, Doi N, Feril LB Jr.

Wenn wir dieses Konzept weiter ausarbeiten, wird uns womöglich die Größenordnung dieser Entdeckung bewusst, eine Größenordnung, die wahrscheinlich von den Wissenschaftlern aus Japan gar nicht so erkannt wurde. Nehmen wir als Beispiel vermännlichende Hormone wie Testosteron (verweiblichende Hormone könnten als Beispiel auch herangezogen werden). In der Pubertät verursacht Testosteron Wirkungen wie die Vertiefung der Stimme, das Wachstum von Brusthaar, das Wachstum des Adamsapfels und einiges mehr. Alle diese Wirkungen beruhen darauf, dass Testosteron, ein Steroidhormon, mit seinem Rezeptor, einem Protein, interagiert, und der Testosteron-Rezeptor-Komplex bindet sich physikalisch an die DNA und aktiviert alle Gene, die die oben genannten biologischen Wirkungen verursachen.

Eine erstaunliche Entdeckung

Stellen Sie sich nun einmal vor, wie es wäre, wenn alle Wirkungen von Testosteron, aber auch die von verweiblichenden Hormonen, Steroiden, Vitamin D und A und Schilddrüsenhormonen (sie alle arbeiten auf dieselbe Weise: sie aktivieren Gene durch Anbindung an die DNA) erlangt, stimuliert, gehemmt und moduliert werden könnten, und zwar durch Händeklatschen, den Klang einer Stimme oder realistischer durch ein Ultraschall erzeugendes Gerät (wir werden später noch sehen, dass wir gar kein mechanisches oder elektronisches Gerät brauchen, um Ultraschall zu erzeugen; das Stimmorgan genügt). Wir könnten Gene willentlich aus der Ferne ein- und ausschalten, ohne dafür Medikamente, Pillen oder Spritzen zu brauchen. Und anders als in der konventionellen Pharmakologie könnten wir die Gene anderer Menschen mit und ohne deren Einwilligung ein- und ausschalten, und wir könnten das auch bei mehreren Menschen gleichzeitig tun. Und warum es nur auf Menschen beschränken? Wir könnten es auch mit Tieren und Pflanzen, Bakterien und Viren so machen. Jetzt, da wir den Code entschlüsselt haben, könnten wir Ultraschall einsetzen, um die Funktionen aller Lebensformen zu verändern, ohne sie überhaupt zu berühren. Um es anders zu formulieren: Wenn wir die DNA-Sequenzen kennen, die auf Ultraschall reagieren (und wir kennen sie jetzt), könnten wir den Ultraschall modulieren (eine extrem einfache Aufgabe), um die Kontrolle über die gesamten Informationen der Biosphäre zu erlangen.

Ich bin mir vollständig bewusst, dass das Potenzial enorm ist und es zu guten oder schlechten Zwecken eingesetzt werden kann. Hier ziehe ich es vor, mich auf die „guten“ Aspekte dieser außergewöhnlichen Entdeckung zu konzentrieren, bei der meine Forschungsgruppe gemeinsam mit Forschern der University of Arizona ganz vorne mit dabei war.

Publizierte Studie über die Ultraschall-Wirkung auf mentale Zustände
Am 29. Mai 2012 und am 1. Juni 2012, fast zur selben Zeit, publizierten Hameroff et al. und unsere Forschungsgruppe zwei unabhängige Studien, die die Wirkungen von diagnostischem Ultraschall auf mentale Zustände nachweisen.[51]

Hier müssen wir uns daran erinnern, dass die Informationen in allen unseren drei Gehirnen letztendlich die Informationen der DNA-Ebene sind. Im Falle des ersten Gehirns in unserem Kopf codiert die menschliche DNA für die Form und Funktion von Neuronen und Gliazellen. Hameroff und Kollegen im Fachbereich Anästhesiologie an der University of Arizona in Tucson wiesen nach, dass derselbe Ultraschall, der routinemäßig zur Darstellung von Organen eingesetzt wird, die subjektive Befindlichkeit im Vergleich zu einem Placebo verbesserte und sichere neurophysiologische Wirkungen auf die Gehirnfunktion zeigte, die zur Modulation von bewussten und unbewussten mentalen Zuständen und Störungen eingesetzt werden könnten. Ihrer Hypothese zufolge agiert Ultraschall über intraneuronale Mikrotubuli, die offenbar im selben Megahertzbereich schwingen. Einige Wochen nach der Publikation dieses Artikels schrieb Hameroff auf der Grundlage dieser und anderer Beobachtungen eine bahnbrechende, in PubMed gelistete Publikation, die einen fundamentalen Denkansatz aufstellt: „Wie die Quantenbiologie des Gehirns den bewussten freien Willen retten kann".[52]

Das chronische Erschöpfungssyndrom und Ultraschall-Beobachtungen
Etwa zur selben Zeit untersuchten wir die Wirkungen von Ultraschall auf eine mysteriöse Krankheit, die myalgische Enzephalomyelitis, auch (ungenau) als chronisches Erschöpfungssyndrom (ME/CFS) bezeichnet. An dieser komplexen Erkrankung sind das Gehirn, das Immunsystem und der Magen-Darm-Trakt beteiligt. Inzwischen ist klar, dass diese Erkrankung wohl nichts anderes sein dürfte als eine Erkrankung des „vergessenen" Organs: des Mikrobioms. In jenen Tagen im Jahr 2012 allerdings analysierten wir immer nur ein Organ auf einmal und richteten unsere Aufmerksamkeit auf die Wirkungen von Ultraschall auf das erste Gehirn mit dem Ziel, eine schnelle Lösung für die schmerzhaften Symptome zu finden, von denen Patienten mit ME/CFS betroffen sind.

---

[51] Brain Stimul. 2013 May; 6(3):409-15. doi: 10.1016/j.brs.2012.05.002. Epub 2012 May 29. Transcranial ultrasound (TUS) effects on mental states: a pilot study. Hameroff S1, Trakas M, Duffield C, Annabi E, Gerace MB, Boyle P, Lucas A, Amos Q, Buadu A, Badal JJ. J IiME. 6 (1): 23-28, 2012. Transcranial sonography in the diagnosis, follow-up and treatment of Myalgic Encephalomyelitis/Chronic Fatigue Syndrome. Ruggiero M , Fiore MG, Magherini S, Esposito S, Morucci G, Gulisano M Pacini, S.

[52] *How quantum brain biology can rescue conscious free will.* Front Integr Neurosci. 2012 Oct 12;6:93. doi: 10.3389/fnint.2012.00093. eCollection 2012. Hameroff S.

In unserer Studie verbanden wir ein neurales Biofeedback mit den Wirkungen von Ultraschall auf die Gehirnfunktionen und beobachteten, dass die sich die Herzfrequenz von anfangs 81 Schlägen pro Minute (bpm) auf 71 bpm am Ende der Prozedur signifikant verringerte, und weiterhin auf 70 bpm zehn Minuten nach dem Ende der Prozedur. Der systolische Blutdruck hingegen erhöhte sich von 115 mm/Hg (10 Minuten vor der Prozedur) auf 125 mm/Hg (10 Minuten nach dem Ende der Prozedur). Diese Beobachtung war im Kontext von ME/CFS wichtig, weil Herz-Kreislauf-Symptome und niedriger Blutdruck bei ME/CFS-Patienten häufig vorkommen und vermutet wird, dass niedriger Blutdruck verbunden mit orthostatischem Stress die neurokognitive Funktion von ME/CFS-Patienten mit posturalem Tachykardiesyndrom beeinträchtigen könnte. Wir waren der Auffassung, dass der beobachtete Anstieg des systolischen Blutdrucks bei fehlender gleichzeitiger Erhöhung von Herzfrequenz oder diastolischem Druck für ME/CFS bedeutungsvoll war und interpretierten diese Befunde so, als sei die Ultraschallstimulation des Gehirns mit einer erhöhten Herzleistung verbunden.

Dies wiederum könnte die am häufigsten berichteten Symptome von ME/CFS lindern: Kurzatmigkeit, Atemnot bei Anstrengungen, schnelle Herzfrequenz, Schmerzen im Brustkorb, Ohnmachtsanfälle, orthostatischer Schwindel und kalte Füße. Außerdem fanden wir heraus, dass die Behandlung des Gehirns mit Ultraschall zusammen mit neuralem Biofeedback die Muskelkraft erhöhte, wenn der Bizeps willentlich angespannt wurde. Angesichts dessen, dass fehlende Muskelkraft eines der Hauptsymptome von ME/CFS ist (das Wort „Erschöpfung“ ist kein Zufall), befanden wir diese Beobachtung für relevant.

Während unserer Studien über die Wirkungen von Ultraschall auf mentale Zustände erfuhren wir, dass das US-amerikanische Militär, genauer gesagt die Defense Advanced Research Project Agency (DARPA), Studien mit Prototypen für Ultraschallgeräte durchführte, die zum Ziel hatten, mentale Fähigkeiten zu verbessern, Stress zu verringern und die Gesamtleistung des Gehirns zu steigern. In einem 2010 erschienenen Artikel beschrieb Justin Barad die Arbeiten von Dr. William J. Tyler, der auf dem Blog „Armed with Science“ des Verteidigungsministeriums seine Arbeiten über die transkranielle Stimulation des Gehirns mit gepulstem Ultraschall schilderte.

Barad zufolge beschrieb Dr. Tyler seine Forschungen wie folgt: „Dank einem kürzlich erfolgten Zuschuss des Young Faculty Award Program der Defense Advanced Research Projects Agency (DARPA) wird unsere Forschung die nächsten Forschungs- und Entwicklungsphasen einleiten, die zum Ziel haben, für die Soldaten unseres Landes künftige Anwendungen mit dieser Neurotechnologie zu konzipieren. Hier werden wir weiter den Einfluss von Ultraschall auf die Gehirnfunktion erforschen und beginnen, mittels Phased-Array-Technik den Einfluss von fokussiertem Ultraschall auf intakte Schaltkreise des Gehirns zu untersuchen."[53]

Kürzlich berichtete die University of Queensland in Australien, dass Ultraschall Alzheimer-Patienten helfen könnte, ihr Gedächtnis und ihre allgemeinen mentalen Fähigkeiten wiederzuerlangen. Im folgenden Artikel aus dieser aktuellen Beobachtung (März 2015) wird dies so beschrieben: „Wissenschaftler aus Queensland haben herausgefunden, dass nichtinvasive Ultraschalltechnologie eingesetzt werden kann, um die Alzheimer-Krankheit zu behandeln und das Gedächtnis wiederherzustellen. Forscher an der University of Queensland haben entdeckt, dass mit dem innovativen, medikamentenfreien Ansatz die neurotoxischen amyloiden Plaques aufgebrochen werden, die Gedächtnisverlust und kognitiven Abbau zur Folge haben. ... ‚Angesichts einer alternden Bevölkerung, die das Gesundheitssystem zunehmend belastet, sind Kosten ein wichtiger Faktor, und weitere mögliche medikamentöse Behandlungen mit Antikörpern werden teuer sein', sagte Professor Götz. ‚Im Gegensatz dazu nutzt diese Methode relativ kostengünstigen Ultraschall und die Mikroblasentechnologie, was nichtinvasiv und offenbar hochwirksam ist.'"[54]

Schall könnte die Arbeit unserer Gene verändern

Hier wird unsere Vorhersage aus 2012 bestätigt: Ultraschall kann (aus der Entfernung) anstelle von chemischen Arzneimitteln (in diesem Fall Antikörpern) eingesetzt werden, die die Zellmaschinerie physikalisch „berühren" müssen.

An dieser Stelle können wir schlussfolgern, dass Forschungsinstitute aus der ganzen Welt (von Arizona bis Italien, von Japan bis Australien, ganz zu schweigen vom Pentagon) alle in einem übereinstimmen: Der Schall (und im weiteren Sinne das Wort) kann die Arbeit unserer Gene verändern, und wenn er auf die Gene und die Zellen unseres ersten Gehirns gerichtet ist, auch die Arbeit unseres Geistes.

Als ich das Wort „Wort" erwähnte, hielt manch einer das vielleicht für übertrieben, weil Ultraschall eine Sache ist, aber Schallwellen des Ur-Universums eine

---

[53] http://www.medgadget.com/2010/09/darpa_funding_transcranial_pulsed_ultrasound_to_stimulate_soldiers_brains.html

[54] http://www.uq.edu.au/news/article/2015/03/alzheimer's-breakthrough-usesultrasound-technology.

andere, und hörbarer Schall (mit tatsächlichen Wörtern darunter) wieder eine andere. Nichts könnte falscher sein, nicht nur, weil alle Arten von Schall, auch Ultraschall, im Wesentlichen dasselbe physikalische Phänomen sind. In Wahrheit sind wir von Ultraschall umgeben, natürlichem Ultraschall, der von allen Arten von Tieren abgegeben wird, um zu kommunizieren und somit die Genexpression auf allen Ebenen zu beeinflussen.

2004 schrieben Narins und Mitarbeiter an der University of California, Los Angeles: „Mehrere Säugtiergruppen wie Fledermäuse, Delfine und Wale produzieren bekanntlich Ultraschallsignale, die sie mittels Echoortung zur Navigation und zur Jagd und auch zur Kommunikation verwenden. Frösche und Vögel dagegen produzieren nachts und tagsüber Schall, der für Menschen hörbar ist; ihre Laute sind so durchdringend, dass sie zusammen mit den Lauten der Insekten als primäre Naturlaute gelten. Hier zeigen wir, dass ein Kaskadenfrosch (Amolops tormotus) und ein Singvogel (Abroscopus bogularis), die in der Nähe von lauten Wasserläufen leben, zuverlässig akustische Signale produzieren, die auffällige Ultraschall-Oberwellen enthalten. Unsere Erkenntnisse liefern den ersten Beweis, dass Froschlurche und Sperlingsvögel in der Lage sind, tonale Ultraschall-Rufkomponenten zu erzeugen, und sollten zur Suche nach weiteren Ultraschallarten anregen.“[55]

Wichtig ist hier die Unterstreichung der Worte „ihre Laute sind so durchdringend, dass sie zusammen mit den Lauten der Insekten als primäre Naturlaute gelten“. Anders ausgedrückt ist jetzt bewiesen, dass Ultraschall auch zu den primären Naturlauten gehört!

Und was ist eigentlich mit den Nagetieren, die uns in der genetischen Evolution so nahestehen? 1975 publizierte Laurence H. Roberts im *Journal of Zoology* einen Artikel mit dem Titel „Beweise für den Kehlkopf als Quelle von Ultraschall und hörbaren Rufen von Nagetieren“, in dem es hieß: „Es wurde festgestellt, dass die hörbaren Rufe dreier Arten junger Myomorpha-Nagetiere durch Nase und Mund abgegeben wurden, wobei die Resonanzen der Mund- und Nasenhöhlen an der Erzeugung der Formantstrukturen der abgegebenen Rufe beteiligt waren. Es wurde festgestellt, dass Ultraschallrufe hauptsächlich durch den Mund abgegeben wurden, ohne Hinweise auf die Beteiligung von kavitativen Resonanzen. Nervensektionierungsexperimente an ausgewachsenen und jungen Ratten implizierten den Kehlkopf als Quelle sowohl ihrer hörbaren Rufe als auch ihrer Ultraschall-

[55] J. Acoust. Soc. Am. 115 (2), Feb 2004.

Rufe. Allerdings führt die Berücksichtigung der erheblichen Unterschiede in der physischen Struktur zwischen den typischen ‚stimmlichen' Rufen und den Ultraschallrufen sowie anderer hier und anderswo in den Versuchsbedingungen angegebener Unterschiede zu der Schlussfolgerung, dass der Kehlkopf von Nagetieren in zwei recht unterschiedlichen Schallerzeugungsmodi arbeiten könnte."[56]

Die „Wörter" von Tieren um uns herum enthalten Ultraschall, der durchaus die Genexpression und die Gehirnfunktion beeinflussen könnte. Es ist interessant, dass wir, auch wenn wir als Menschen keinen Ultraschall hören können (genau aus diesem Grund wurde er ja so benannt), trotzdem ausgerüstet sind, um darauf zu reagieren, wenn auch auf indirekte Weise (und ohne dafür eine Maschine zu brauchen). Tatsächlich wies 1997 Henry nach: „Wirbeltiere sind in der Lage, die Tonhöhe einer Reihe von Oberwellen wahrzunehmen, selbst wenn die Grundfrequenz aus dem akustischen Stimulus herausgenommen wurde. Im Hörsystem mehrerer Tierarten einschließlich der unseren wurden neurale Periodizitätsantworten entsprechend der ‚fehlenden fundamentalen' Frequenz akustischer Reize beobachtet."

Die Beziehung zwischen Mikrobiom und Ultraschall

An dieser Stelle fehlt nur ein Element, um ein stimmiges Bild darüber zu erhalten, wie „das Wort" das Universum und auch unser Leben formte und noch immer formt. Das noch fehlende Konzept, das ich nun hier entwickeln werde, ist die Beziehung zwischen Ultraschall und Mikrobiom.

Viele Mikroben sind „gute" Mikroben

Noch bis vor kurzem wurden „Mikroben" für schlecht gehalten und waren ein Synonym für Infektionskrankheiten. Mit der Entdeckung des Mikrobioms beginnen wir, dieses Paradigma zu ändern und schreiben jetzt von „unseren guten Mikroben". Wir lernen, dass das Mikrobiom und der Mensch ein komplexes und dynamisches, sich immer wieder veränderndes Ökosystem bilden, und wir passen unser Denken diesem neuen Konzept an. Einige Vorurteile gegen Mikroben gibt es zwar immer noch, aber wir sollten uns davon nicht beeinflussen lassen, wenn wir die nächste Publikation studieren, die kürzlich in *Trends in Molecular Medicine* (2014 Jul;20(7):363-7) erschien: „Ist das der Todesstoß für Mikroben?" Darin weisen die Verfasser von der School of Forensic and Investigative Science der University of Central Lancashire in Großbritannien nach, dass Ultraschall Bakterien töten kann, und postulieren daher, dass Ultraschall als antibakterieller Wirk-

---

[56] Volume 175, Issue 2, p. 243–257

stoff frei von allen Nebenwirkungen, wie sie etwa Antibiotika haben, eingesetzt werden könnte.

Die Studie untermauert das Prinzip, dass Ultraschall die Aufgabe von Arzneimitteln ohne ihre Nebenwirkungen zu wahrscheinlich weitaus geringeren Kosten übernehmen kann (was die Pharmaindustrie wohl nicht begeistern dürfte). Aber die Studie weist auch nach, als wäre es nötig, dass Ultraschall tatsächlich das Mikrobenverhalten beeinflusst. Und anders hätte es ja auch gar nicht sein können. Das Leben auf dieser Erde begann mit einzelligen Organismen, einer Art Ur-Bakterien, und blieb auch bis in jüngste Zeit einzellig. Daher müssen die Schallwellen, die das Universum und die DNA formten, Mikroben noch wesentlich früher geformt haben als vielzellige Organismen.

Nun folgt der schwierige Teil aus technischer Sicht: Wie können wir Ultraschall einsetzen, um die Funktion eines Organs zu modulieren oder wieder ins Gleichgewicht zu bringen, das so verstreut ist wie das Mikrobiom? Anders ausgedrückt ist es einfach, Ultraschallwellen auf das Gehirn zu richten, und wir haben eine bahnbrechende Arbeit publiziert, die den Einfluss dieser Methode auf Autismus beschreibt.[57]

Aber wie können wir ein Organ anvisieren, das keinen anatomischen Sitz hat? Im Wesentlichen musste ich zuerst die Mikrobenart finden, die das gesunde menschliche Kern-Mikrobiom bildete, was ja bereits geschehen war; dann musste ich ihre DNA isolieren, eine einfache Aufgabe für jedes Labor, mit besonderer Berücksichtigung derjenigen Sequenzen, die auf Ultraschall reagierten und von den japanischen Radiologen 2012 ermittelt worden waren. Danach musste ich die Ultraschallsignatur aus diesen DNAs erfassen, wie es auch normalerweise mit einem konventionellen diagnostischen Ultraschallsystem geschieht. Der letzte Schritt war, dieses Signal in die Lösung zu reflektieren, vermischt mit den Ultraschallwellen, die im Spektrum der biologischen Ultrastrukturen wie von Hameroff et al. nachgewiesen resonieren.

An diesem Punkt hatte ich ein in die Schallwellen des Universums eingetauchtes Mikrobiom, das heißt die vollkommenste Form der Symbiose zwischen unserem menschlichen und unserem nichtmenschlichen Teil. Wir sehen uns durch unsere Anfangsbeobachtungen in jedem Fall ermutigt. Bitte seien Sie sich bewusst, dass

---

57 *Front Hum Neurosci.* 2014 Jan 15;7:934. *A New Methodology of Viewing Extra-Axial Fluid and Cortical Abnormalities in Children with Autism via Transcranial Ultrasonography.* Bradstreet JJ, Pacini S, Ruggiero M.

wir noch wesentlich mehr forschen müssen, und das tun wir. Es ist unser Ziel, die Wirkungen zu perfektionieren und zu verbessern, die wir bereits beobachtet haben, und sie zu publizieren, sobald die weiteren Forschungen abgeschlossen sind. Wir sind hocherfreut über den positiven, wirkungsvollen Einsatz der Ultrasonografie in Verbindung mit unserer Arbeit mit dem Mikrobiom, um unser aller Lebensqualität zu verbessern.

12. EINFÜHRUNG IN DIE GESCHICHTE UND ZUKUNFT DER IMMUNTHERAPIE

Im Bereich der proaktiven und vorbeugenden Strategien zur Bekämpfung von allem, was die Gesundheit und das Wohlbefinden des Menschen bedrohen könnte, wird inzwischen wieder die Bedeutung der Immuntherapie als herausragendes Werkzeug hervorgehoben. Begleitend zu Verfahren wie Chemotherapie und Strahlentherapie eingesetzt, arbeitet die Immuntherapie mit diesen modernen medizinischen Verfahren zusammen und hilft, schlagkräftig gegen Viren und Krankheiten vorzugehen, wie wir es noch nie gesehen haben. Die Kombination der Schlagkraft medizinischer Technologien und Arzneimittel des 21. Jahrhunderts mit der Unterstützung und Stärkung der körpereigenen Ausrüstung zur Krankheitsbekämpfung ist absolut sinnvoll.

Warum dann hat es so lange gedauert, bis man auf diese vergessene Theorie zurückgekommen ist? Wenn der Körper seine eigenen integrierten Systeme, Funktionen und selbstregulierenden Eigenschaften hat, warum sollten wir dann nicht davon ausgehen, dass diese perfekte Maschine mit dem richtigen Kraftstoff und der richtigen Wartung jede gesundheitliche Bedrohung abwehren kann? Kurz gesagt ist die Immuntherapie ein Verfahren, das auf folgender Prämisse beruht: Wenn wir den Körper mit genau dem versorgen können, was er braucht, und zulassen, dass das Immunsystem harmonisch mit dem Körper zusammenarbeitet, werden Krankheiten nicht nur wesentlich weniger bedrohlich sein, sondern sollte das Immunsystem auch im Problemfall stark genug sein, um jede Armee aus Viren oder jede Krankheit zu bekämpfen, besonders begleitend zur modernen Medizin und ihren Verfahren.

Die formale Definition der Immuntherapie lautet: „Krankheitsbehandlung durch die Herbeiführung, Verstärkung oder Unterdrückung einer Immunantwort. Immuntherapien, die eine Immunantwort hervorrufen oder verstärken sollen, werden als stimulierende Immuntherapien klassifiziert, während Immuntherapien, die verringern oder unterdrücken, als supprimierende Immuntherapien klassifiziert werden.“ (Wikipedia) Aus dieser Definition wird ersichtlich, dass es tatsächlich zwei unterschiedliche immuntherapeutische Ansätze gibt. Die stimulierende Immuntherapie und die supprimierende Immuntherapie spielen je nach den unterschiedlichen Umständen der behandelten Person eine entscheidende Rolle.

Wie der Name sagt, wird die Immuntherapie eingesetzt, um die natürliche Kraft des Immunsystems zu stimulieren und zu intensivieren. Die stimulierende Immuntherapie wird begleitend zu anderen medizinischen Verfahren und Arzneimitteln angewendet, um das Immunsystem anzukurbeln und es dabei zu unterstützen, die Chancen zu erhöhen, Tumore im Körper sowohl abzuweisen als auch zu zerstören. Seit den späten 1980er Jahren spielt die stimulierende Immuntherapie eine Rolle im Kampf gegen Krebs und insbesondere bösartige Tumore.

Es hört sich unlogisch an, dem Körper einen Giftstoff zuzuführen. Schließlich versuchen wir ja, gesund zu leben. Als der Vater der Immunologie William Coley seine Laufbahn in der Krebsbekämpfung begann, injizierte er seinen Patienten unterschiedliche Formen von Streptokokken. Hierdurch heilte er viele von ihrer tödlichen Krankheit. Wenn wir die heute so genannten „Coley-Toxine“ in den Körper injizieren, schaltet das Immunsystem eine Stufe höher und ist in vielen Fällen in der Lage, den Krebs zu bekämpfen. Es ergibt Sinn, dass wir 99 Prozent der Zeit den Körper stärken und ihm dabei helfen wollen, das leistungsfähigste Immunsystem aufzubauen, das möglich ist. Denn warum sollte man seine eigene Immunität vermindern wollen? Auf den ersten Blick denkt man ja, dass das Einbringen bakterieller Toxine in ein System nur Unmengen an Problemen verursachen und Krankheiten erzeugen dürfte. Coley bewies viele Male, dass es eine kritische Notwendigkeit gab, das Immunsystem zu aktivieren, um den Patienten vom Krebs zu befreien. Diese Methode war nicht perfekt, da sie nicht für alle funktionierte, und viele seiner Patienten starben tatsächlich an der Zugabe der lebenden Bakterien.

Es wäre nur einleuchtend anzunehmen, dass eine Dezimierung des Immunsystems Unmengen an Problemen verursachen würde. Doch es ist zwar selten, aber für einige Menschen besteht sehr wohl die reale und kritische Notwendigkeit, ihr Immunsystem zu dezimieren, meistens je nach Bedarf nur für den kürzestmöglichen Zeitraum. Dies wird dann als supprimierende Immuntherapie bezeichnet. In Wikipedia heißt es dazu: „Die Immunsuppression dämpft eine abnormale Immunantwort bei Autoimmunerkrankungen oder reduziert eine normale Immunantwort, um die Abstoßung transplantierter Organe oder Zellen zu verhindern.“ Die Immunsuppression ist etwas, womit die meisten Menschen niemals etwas zu tun haben werden, aber bei einigen kann sie genauso wichtig sein wie bei den meisten die Stärkung des Immunsystems.

Dr. William Coley: der Vater der Immuntherapie

Obwohl die Immuntherapie schon im Altertum verwendet und im 13. Jahrhundert kurz dokumentiert wurde, gilt Dr. William Coley als Vater der Immuntherapie, weil er diese historischen Dokumentationen nutzte, um seine Forschungen zur Immuntherapie bei Krebs voranzubringen. Coley wurde 1862 in Westfield, Connecticut, USA geboren und verbrachte seine berufliche Laufbahn einerseits als Chirurg und andererseits als Forscher mit dem Schwerpunkt Krebs. Coley entdeckte, dass in einigen Fällen die Provokation des Immunsystems mit Bakterien basierend auf der Antwort oder Ankurbelung des Immunsystems positive Ergebnisse hatte. Diese Entdeckung trug dazu bei, dass Dr. Coley zum Pionier der Krebsimmuntherapie gekrönt wurde.

Dr. William Coleys Faszination für Krebs und die Immuntherapie wuchs mit seiner Neugier darauf, wie etwas, das als schlecht galt (Bakterien), letztendlich hilfreich für das Gesamtbild (Krebs) sein konnte. Coleys Interesse an der Krebsimmuntherapie erreichte seinen Höhepunkt, als er einen Patienten an Knochenkrebs verlor. Beim Durchforsten alter Krankenakten stieß Coley auf einen hochinteressanten Fall. Die Akten erzählten die Geschichte eines Mannes, dem ein Sarkom diagnostiziert worden war. Coley fiel auf, dass der Patient in seinem Kampf gegen das Sarkom eine Infektion und ein gefährlich hohes Fieber durchgemacht hatte. Die Information, die Coley stark beeindruckte, war: Als der Patient das Fieber und die Infektion erfolgreich bekämpft hatte, war sein Tumor verschwunden.

Coley durchsuchte weitere Krankenhausakten nach ähnlichen Fällen wie seinem ersten Fund. Dabei stieß er auf ein paar weitere Fälle mit sehr ähnlichen Ergebnissen und machte mehrere gleichgesinnte Ärzte ausfindig, die halfen, die Teile dieses Puzzles zusammenzufügen. An diesem Punkt theoretisierte Coley, dass Patienten durch die Provokation einer Immunantwort durch postoperative Infektionen besser mit Krebs würden umgehen können. Damit begannen jahrelange mehr oder weniger erfolgreiche Erprobungen im Namen Coleys, aber letztendlich wurde damit alles in Gang gesetzt, um die Immuntherapie im größeren Rahmen voranzutreiben. Dr. William Bradley Coley verstarb im April 1936, aber die Arbeiten, die er vor über 100 Jahren begann, weckten das Interesse eines anderen aufstrebenden Arztes und Forschers: Dr. Marco Ruggiero.

Dr. Ruggiero entdeckt Dr. William Coleys Arbeiten

Seit 30 Jahren kommt Dr. Ruggiero eine wichtige Rolle darin zu, die Bedeutung der Immuntherapie in der medizinischen Fachwelt wieder in den Vordergrund zu rücken. Dr. Coleys ursprüngliche Theorien und Erkenntnisse über die Immuntherapie legten das Fundament, das Dr. Ruggiero fast ein Jahrhundert nach dem Tod von Dr. Coley zur Neuentdeckung seiner ursprünglichen Auffassung führte, dass die Stärkung des Immunsystems hilft, Krankheiten zu bekämpfen. Als William Coley vor 100 Jahren mit seiner Arbeit begann, waren Genetik und DNA noch unentdeckt, und über das Immunsystem war nur sehr wenig bekannt. Dr. Coley war fast aus Versehen über die Immunstimulation als wirksame Krebs- und Krankheitsbekämpfung gestolpert. Mit nur einem Bruchteil unserer heutigen Kenntnisse in Sachen Medizin, Biologie, Anatomie, Immunsystem und allgemeines Innenleben des menschlichen Körpers war Dr. Coley großen medizinischen Durchbrüchen in der Immuntherapie dicht auf der Spur. Coleys Arbeiten und Theorien wurden von ihm in keiner Weise geheim oder unter Verschluss gehalten; tatsächlich war Dr. Coley so fasziniert von seinen Erkenntnissen, dass er einige der besten Ärzte und Forscher aus der ganzen Welt ausfindig machte, um ihm beim Zusammentragen von Material zu unterstützen.

42 Namhafte Wissenschaftler haben Dr. Coleys Arbeiten anerkannt

Mehr als 42 namhafte Wissenschaftler auf beiden Seiten des Atlantiks haben Dr. Coleys Beobachtungen über die Bedeutung eines starken Immunsystems anerkannt; es waren einige der weltweit angesehensten Medizinwissenschaftler der damaligen Zeit.

50 Jahre lang waren Dr. Coleys Arbeiten verschollen

Aus unbekannten Gründen waren Dr. Coleys Erkenntnisse über 50 Jahre lang einfach verschollen. Irgendwann in den 1960er Jahren förderten die Datenbanken der National Library of Medicine und des NIH Artikel aus tschechischen und deutschen Quellen zutage, in denen die Immuntherapie erörtert wurde. Heute können Sie diese Artikel aus den 1960er Jahren mit der medizinischen Suchmaschine „PubMed“ finden.

Dr. Ruggiero wird zu einer weltweit führenden Autorität in der Immuntherapie

Die Bedeutung dieser Geschichte liegt nicht darin, wie Dr. Ruggiero auf Dr. William Coleys 100 Jahre alte Forschungen stieß. Wirklich wichtig ist, was er in diesen frühen Studien erkannte, die sich auf die Bedeutung eines starken Immunsystems und seine Rolle in fast jedem Aspekt einer gesunden Lebensweise konzentrierten. Statt einer Zusammenfassung der faszinierenden Geschichten, wie Dr. Ruggiero begann, die Puzzleteile der Immuntherapie zusammenzufügen und zu erkennen, was sie von der Abwehr von Krankheiten bis zur Selbstheilung des

Körpers alles leisten kann, folgen hier Abschriften seiner eigenen Schilderungen, wie er zu einer führenden Autorität in der Immuntherapie wurde.

1990 war ich junger Forscher und praktizierender Arzt und arbeitete als Gastwissenschaftler am National Cancer Institute des NIH in Bethesda, Maryland. Wir befassten uns in unserer Arbeit mit Makrophagen.

Makrophagen sind weiße Blutkörperchen, die Fremdmaterial aufnehmen. Sie sind Hauptakteure der Immunantwort auf fremde Eindringlinge in den Körper, etwa infektiöse Mikroorganismen.

Normalerweise kommen sie in der Milz, im Bindegewebe und in der Leber vor. Außerdem zirkulieren sie im Blut und werden in diesem Fall Monozyten genannt. Top-Thema der damaligen Krebsbiologie waren die so genannten „Onkogene", die Gene in unserer DNA, die nach ihrer Mutation die Entstehung von Krebs, sein Fortschreiten und seine Metastasen verursachen. Von einem dieser Onkogene wusste man, dass es die Funktion von Makrophagen steuerte und an einer Reihe von menschlichen Krebsarten beteiligt war.

Das Onkogen, das Gegenstand unserer Forschungen war, war das menschliche c-fms-Onkogen, das für ein Protein codiert, welches die Funktion von Makrophagen steuert. Dieses Protein wird treffend „Makrophagenkolonien stimulierender Faktor" genannt. Wir befassten uns in unserer Arbeit mit dem menschlichen c-fms-Onkogen. Wir veröffentlichten diese Publikation in *Proceedings of the National Academy of Sciences of the USA*, der wahrscheinlich renommiertesten nichtkommerziellen wissenschaftlichen Fachzeitschrift.

Dr. Ruggiero veröffentlicht wissenschaftliche Publikation über den makrophagenaktivierenden Faktor

Etwa vier Jahre später veröffentlichte ein Wissenschaftler eine Publikation über ein Protein, das er den *makrophagenaktivierenden Faktor* nannte, und nicht den *stimulierenden* Faktor. Zudem beschrieb er die Wirkungen der Makrophagenaktivierung als seltene, von Ratten übertragene Krankheit namens Osteoporose.

Wir kombinierten unsere Forschungen rechtzeitig, um diese Ergebnisse auf der 18. Welt-Aids-Konferenz in Wien präsentieren zu können.

Wobei also handelt es sich bei diesem Protein, an dem wir in den 1990er Jahren arbeiteten? Es war natürlich das GcMAF-Protein. Obwohl es als Unterstützung begleitend zu schulmedizinischen Verfahren einsetzbar ist, kann es nicht als Arznei definiert werden, weil es sich um ein Protein handelt, das wir alle in unserem Körper haben. Oft wird es bei einer Immunantwort gebildet. Wir können dieses Protein mit Insulin oder Vitamin D vergleichen. Insulin ist ein Hormon, und Vitamin D ist überhaupt kein Vitamin, sondern ebenfalls ein Hormon, das unsere Haut bildet, wenn sie ultravioletter Strahlung ausgesetzt ist.

Was wissen wir jetzt über dieses Protein etwa 27 Jahre nach seiner Entdeckung und Charakterisierung? Wir wissen, dass dieses Protein neben der Stimulation von Makrophagen noch wesentlich mehr tut. Wir wissen, dass es unerlässlich für die Entwicklung und Funktion des Immunsystems, des Gehirns und des zentralen Nervensystems ist. Auch für die Immunüberwachung ist es unerlässlich.

2014 folgt eine neue Entdeckung

Etwa vor einem Jahr machten wir bei der Arbeit in unseren Labors in Großbritannien und Italien eine weitere Beobachtung: Dieses Protein in unserem Körper zirkuliert nicht allein als reines Protein. Es ist immer physiologisch mit einer Fettsäure namens Ölsäure verbunden. Ausgehend von dieser Entdeckung entwickelten wir ein Molekül, das dem GcMAF-Verband in unserem Körper ähnelt. Daraufhin konnten wir erfolgreich Nahrungsmittelarten mit unterschiedlichen Definitionen entwickeln (man kann sie Probiotika nennen), die von Natur aus diese Molekülart und noch vieles mehr enthalten. Aber warum ist es erforderlich, dieses Molekül begleitend zu etablierten medizinischen Behandlungen und Protokollen bei unterschiedlichen Erkrankungen einzusetzen?

So wie der Körper beispielsweise bei Diabetes nicht genügend Insulin oder bei Rachitis oder Osteoporose nicht genügend Vitamin D bilden kann, gibt es viele Erkrankungen, bei denen der Körper nicht in der Lage ist, ausreichende Mengen an Ölsäure, GcMAF, zu bilden. Deshalb schien es vernünftig, dieses Molekül von außen zuzuführen, bis wir vor einem Jahr erkannten, dass GcMAF in unserem Körper nicht allein ist, sondern immer mit anderen Molekülen verbunden ist, und Nahrungsmittel entwickelten, die diese natürlichen Moleküle enthalten.

Nun entwickeln wir also gerade eine ganze Reihe von Möglichkeiten und können GcMAF als essbares Produkt für jeden anbieten. Dieses Nahrungsmittel mit GcMAF ist nicht nur für Menschen mit gesundheitlichen Problemen und einem geschwächten Immunsystem bestimmt, sondern wirkt auch als große Unterstützung des Immunsystems aller, die mit guter Gesundheit gesegnet sind, was vielleicht genauso wichtig ist. Wir setzen es als vorbeugende interventionelle Technologie ein, um unserem Immunsystem zu helfen, auf hohem Niveau zu arbeiten. Es ist eine großartige Strategie, die wir alle zur Verbesserung unserer Lebensqualität berücksichtigen sollten.

Wir entwickeln Nahrungsmittel, die von Natur aus reich an GcMAF sind. Deshalb können wir jetzt sagen, dass wir nach den ersten Beobachtungen von William Coley vor etwa 130 Jahren gerade ganz klar in ein neues Zeitalter der Immuntherapie eintreten. Ende 2013 wurde im Übrigen in der wissenschaftlichen Fachzeitschrift *Science* die Krebsimmuntherapie als Durchbruch des Jahres gepriesen; erinnern wir uns daran, dass das Konzept gar nicht so neu ist.

Hinweis: Die Nahrung, die wir entwickeln und verwenden, ist kein Ersatz für etablierte medizinische Behandlungen, Arzneimittel oder Protokolle. Die Nahrung ist kein Heil- oder Behandlungsmittel für irgendeine Erkrankung. Tatsächlich handelt es sich um eine Unterstützung, die begleitend zu anerkannten und etablierten medizinischen Behandlungen und Verfahren arbeitet. Es ist wichtig, dass Sie immer Ihren Gesundheitsexperten oder allopathischen Arzt um Rat fragen, wenn Sie irgendein Ernährungsprogramm beginnen. In keiner Weise ist dies als Behandlungsmittel gegen Krankheiten aufzufassen oder zu verstehen. Es agiert durch die Unterstützung des Immunsystems und ist lediglich eine gute Unterstützungsstrategie, wenn es begleitend zu den medizinischen Standardverfahren eingesetzt wird.

Der Vitamin-D-Rezeptor

VDR bedeutet „Vitamin-D-Rezeptor". Nun fragen Sie sich vielleicht, was Vitamin D mit all dem zu tun hat? Nun, der Punkt ist, dass GcMAF, wenn es mit Ölsäure verbunden wird, Teil eines Stoffwechselweges ist, nämlich der Vitamin-D-Achse. Vor einigen Jahren haben wir dies in einer Peer-Review-überprüften Fachzeitschrift veröffentlicht. Daher können wir uns GcMAF als Nahrungsbestandteil vorstellen. Weiter untersucht ist es ein Nahrungsbestandteil unseres Stoffwechsels, der Mangelzustände aufweisen kann.

Es gibt also Erkrankungen, bei denen ein GcMAF-Mangel für eine Reihe von Symptomen verantwortlich ist. Als wir daher im vergangenen Jahr den Molekularverband und diese neuartigen Funktionen von GcMAF beschrieben, veröffentlichten wir unsere Publikation in der Fachzeitschrift *Nutrients*. Wie Sie wahrscheinlich wissen, werden wissenschaftliche Artikel nach dem Einfluss eingestuft, den sie auf die medizinisch-wissenschaftliche Gemeinschaft haben. Es gibt sozusagen „Hitparaden" und einen bibliometrischen Index zur Messung der Qualität und Menge der Aufmerksamkeit, die ein Artikel in der medizinisch-wissenschaftlichen Gemeinschaft erhält.

Es handelt sich um den AltMetric-Index. Nach heutigem Stand hat AltMetric Millionen von wissenschaftlichen Artikeln rückverfolgt, die in Peer-Review-überprüften Fachzeitschriften publiziert wurden. Mit „Millionen" meine ich Artikel, die zu Entdeckungen führten, die wiederum zur Verleihung von Nobelpreisen führten. Nun, unser Artikel, in dem wir die neuartige Rolle von GcMAF beschreiben, rangiert in den oberen fünf Prozent. Das bedeutet, dass er eine Menge Aufmerksamkeit von der wissenschaftlichen und medizinischen Gemeinschaft erhält, und zwar wegen des Potenzials unserer Beobachtung und weil wir beginnen zu erkennen, dass es kein Arzneimittel, kein Hormon und kein Zytokin Interleukin ist. Es ist ein Nahrungsbestandteil, an dem es uns erheblich mangeln kann.

Wir haben erfahren, dass die meisten Anti-Krebs-Strategien mit einem angemessenen Ernährungsplan großartig unterstützt werden können. Mit einem angemessenen Ernährungsplan meine ich im Wesentlichen eine tägliche Ernährung, die sehr kohlenhydratarm, sehr proteinreich und sehr reich an entzündungshemmenden Fetten ist. Mit kohlenhydratarm meine ich, dass nicht mehr als 15 Prozent der Tageszufuhr aus komplexen Kohlenhydraten stammen sollten. 50 bis 55 Prozent der täglichen Kalorienzufuhr müssen aus Proteinen vorzugsweise pflanzlichen Ursprungs bestehen, und bei den Fetten muss es sich um entzündungshemmende Fette wie natives Olivenöl extra, Kokosöl und Leinsamenöl handeln.

Mit Anti-Krebs-Immunüberwachung meine ich, das Immunsystem mit Molekülen zu stärken, die in der Lage sind, das Immunsystem genauso wie Ölsäure und GcMAF zu stimulieren. Mit dem gesunden, unbeschädigten menschlichen Kern-Mikrobiom meine ich dieses relativ neue Organ von uns, das Dr. Ruggiero in seinem Aha-Moment entdeckte und das eigentlich gar nicht so neu ist. Es ist neu, weil bis vor drei oder vier Jahren noch niemand davon wusste.

Vor drei oder vier Jahren wussten wir, dass wir eine Mikroflora im Darm haben, dachten aber, sie würde einfach nur friedlich in uns leben. Vor drei oder vier Jahren wurde entdeckt, dass unsere menschlichen Zellen zahlenmäßig von Mikrobenzellen um das Zehnfache übertroffen werden. Aber noch interessanter ist, dass wir seit 1953, als Watson und Crick entdeckten, dass Gene sich tatsächlich in der DNA befinden, wissen, dass das Leben als sich replizierende genetische Informationen definiert werden kann. Wenn wir uns unser menschliches Leben ansehen, also unsere menschlichen Gene, haben wir etwa 22000 davon. Wenn wir uns aber unsere Zellen ansehen und dabei alle Mikroben berücksichtigen, die Teil unseres Mikrobioms oder unserer Mikrobiota sind, stellen wir fest, dass wir acht Millionen Gene haben (Microbiome Project, NIH).

Wir können sagen, dass wir aus genetischer Sicht, aus der Sicht genetischer Informationen, zu weniger als einem Prozent menschlich sind, weil in diesem Moment mehr als 99 Prozent der genetischen Informationen in unseren Körper auf Mikroben zurückzuführen sind, die an diesem realen Organ mitwirken, das im Magen-Darm-Trakt und mehreren Bereichen des Körpers verstreut ist. Dieses reale Organ, das am Stoffwechsel des Körpers mitwirkt, ist so unerlässlich wie die Leber und alle anderen Organe des Körpers. Wir wissen jetzt, dass das Mikrobiom unerlässlich für die Entwicklung des menschlichen Gehirns und Immunsystems ist. Wenn wir also mit dem Immunsystem arbeiten wollen, können wir das Mikrobiom nicht ignorieren. Die Versorgung des Mikrobioms mit genetischen Informationen ist sehr wichtig für den Erfolg der Immuntherapie.

Ernährung als Grundlage eines systemischen Vorgehens für mehr Lebensqualität

Wir haben entdeckt, dass die Rolle der Ernährung nicht nur hilfreich ist, um die Lebensqualität einiger unheilbarer Krebspatienten zu verbessern, sondern dass sie (wie wir in unseren Beobachtungsstudien publiziert haben) auch hilft, die Wirkungen von Krebstherapien zu unterstützen: von der konventionellen Strahlentherapie und Chemotherapie bis hin zu neueren Ansätzen. Wie wir in unserer Peer-Review-überprüften Publikation nachgewiesen haben, wurde außerdem festgestellt, dass eine solche Ernährung bei einigen Menschen die Nebenwirkungen der Chemotherapie verringert.

Ich muss hinzufügen, dass unser Protokoll nach der Behandlung von 11000 Menschen keine Nebenwirkungen gezeigt hat. Auch wurde es wirkungsvoll als ergänzende Unterstützung konventioneller Therapien wie Strahlentherapie, Chemotherapie oder was immer notwendig war eingesetzt.

Warum? Die Antwort ist einfach. Strahlen- und Chemotherapie haben bekannte Nebenwirkungen, die hauptsächlich den tödlichen Wirkungen auf sich rasch teilende Zellen, etwa im Magen-Darm-Trakt, oder den tödlichen Wirkungen auf das Mikrobiom zuzuschreiben ist. Mit unserem Protokoll unterstützen Sie täglich das gesunde Immunsystem. Dank der Adhäsionsmoleküle in dieser Supernahrung versorgen Sie den gesamten Darm mit einer Darmschleimhaut, sodass Sie die Nebenwirkungen der Chemotherapie in vielen Fällen erheblich reduzieren. Wir haben Fälle beobachtet, in denen junge Mädchen, die morgens eine Chemotherapie erhielten, in der Lage waren, noch am selben Abend mit Freunden im Restaurant zu essen. Ich wiederhole: Es war während der Chemotherapie. Sie sehen also: Die Hauptaufgabe eines flexiblen natürlichen Ansatzes gegen Krebs ist es, die konventionelle Behandlung zu unterstützen. Das sagt viel über das Potenzial und die Flexibilität eines natürlichen immuntherapeutischen Ansatzes gegen Krebs aus. Und mit einem „immuntherapeutischen Ansatz“ meine ich die direkte Unterstützung begleitend zu anerkannten Krebstherapien und ihre Wirkung nicht nur auf den Krebs, sondern auch auf einige Nebenwirkungen.

Krebs kann unser Immunsystem in die Irre führen

Wenn unser Immunsystem von den Krebszellen nicht in die Irre geführt werden würde, dann würde es Krebs ganz einfach nicht geben, weil unser Immunsystem sehr gut ausgerüstet ist, um Krebszellen zu erkennen und unmittelbar zu töten. Statistisch gesehen haben wir seit dem Zeitpunkt unserer Geburt Krebszellen in unserem Körper. Unser ganzes Leben lang sammeln wir weitere Krebszellen an, aber meistens ist unser Immunsystem in der Lage, diese Krebszellen als fremde, feindliche Zellen zu erkennen und sie zu töten – das heißt, ihren physiologischen Tod herbeizuführen, der Apoptose genannt wird. Aber Krebszellen folgen auch den Gesetzen der Evolution; ansonsten hätten wir überhaupt keinen Krebs. Irgendwann tarnen sie sich. Sie sind wie ein Feind, der ins eigene Land eindringt, tragen aber nicht die Uniform, an der wir sie sonst erkennen würden. Sie tragen unsere Uniform. Daher erkennen wir sie nicht als Feinde, und sie können ihre Verbrechen begehen. Und genau an dieser Stelle hat unser Ansatz der Immuntherapie gemäß unseren in unseren Publikationen beschriebenen Beobachtungen aufgrund der Unterstützung des Immunsystems eine Schutzwirkung.

Makrophagen und andere Zellen unseres Immunsystems

Unsere publizierten Beobachtungen richten sich darauf, die Makrophagen und anderen Zellen des Immunsystems mit der Fähigkeit und den Mitteln zu stärken, sogar die Krebszellen zu erkennen, die sich als normale Zellen ausgeben. Es ist, als würden wir unseren Soldaten Scanner geben, mit denen sie alle Zellen durchleuchten und die Feinde unter ihnen erkennen können, auch wenn sie auf den ersten Blick nicht so aussehen. Beim immuntherapeutischen Ansatz geht es also darum, das Immunsystem zu befähigen und ihm die Fähigkeit zurückzugeben, die Krebszellen aufzuspüren, anzugreifen und zu töten. Deshalb unterscheidet er sich so vom traditionellen chemotherapeutischen Ansatz. Die Chemotherapie ist wie der Abwurf von Bomben. Sie töten einfach alles, Gutes wie Böses, und manchmal mehr Gutes als Böses.

Aber der immuntherapeutische Ansatz ist extrem zielgerichtet, weil wir nicht die Krebszellen töten, sondern das Immunsystem die Krebszellen töten lassen.

Hinweis: Die Makrophagenstimulation (Unterstützung des Immunsystems) ist keine Behandlung irgendeiner Erkrankung. Sie ist einfach ein Weg zur Stimulation und Unterstützung eines gesunden Immunsystems, um Krankheiten abzuwehren. Dies ist kein Heilmittel für irgendeine Krankheit. Es ist ein vorbeugender Ansatz, um das Immunsystem zu befähigen, die Unterstützung zu erhalten, die es braucht, um möglicherweise Angriffe abzuwehren. Unser gesamter Ansatz mit unseren Patienten dient dazu, konventionelle medizinische Behandlungen mit sicheren und wissenschaftlich validierten natürlichen Protokollen (etwa der Unterstützung des Immunsystems) zu ergänzen, um alles zu tun, was möglich ist, um die Lebensqualität aller unserer Patienten zu verbessern.

Wie wir immer und immer wieder deutlich gemacht haben, ist dies von uns entdeckte und produzierte natürliche Supernahrung kein Ersatz für bewährte medizinische Behandlungen, Arzneimittel und Protokolle. Diese Supernahrung ist kein Arzneimittel, und der Leser sollte keinesfalls annehmen, dass es sich um ein Wunderheilmittel für irgendeine Krankheit handelt. Nochmals dient sie dazu, den Körper und, was am wichtigsten ist, unsere drei Gehirne mit der bestmöglichen Ernährung zu versorgen. Diese Strategie zur Unterstützung des Immunsystems ist ein Ansatz, der sicherlich noch weitere Studien erfordert.

Immuntherapie begleitend zu schulmedizinischen Verfahren

Meiner Meinung nach ist es möglich, die Immuntherapie in Verbindung oder Kombination mit jeglichem medizinischen Programm zu verwenden, das Sie derzeit befolgen. Dieser immuntherapeutische Ansatz kann auch auf den individuellen Fall zugeschnitten werden. Ich werde Ihnen beispielhaft schildern, was wir in unserer Klinik tun. Zuerst implementieren wir eine sehr strenge ketogene, entgiftende Diät. Wenn ich „entgiftend“ sage, eröffnen wir hiermit ein völlig neues Diskussionsthema. Wir wenden also die integrierten Ansätze einer ketogenen Entgiftung kombiniert mit der von uns entwickelten Supernahrung an. Wir haben Patienten, die dies während ihrer Strahlen- oder Chemotherapie durchführen, und die bisherige Wirkung war mit beiden Ansätzen synergistisch. Nennen wir sie einfach alter konventioneller und neuer immuntherapeutischer Ansatz, denn sie sind keine Gegenspieler. Sie bekämpfen sich nicht. Sie sind synergistisch, sodass die kombinierte Wirkung mehr ist als die Addition beider Einzelansätze.

Wir gehen diesen Weg nun schon seit vielen Jahren. Wir haben gesehen, dass sich durch die ergänzende Unterstützung des Körpers und die Ankurbelung der eigenen Immunität Erfolge für die allgemeine Gesundheit einstellen. Von Erkrankungen abgesehen ist dies eine Lebensweise, die Ihre Gesamtchancen, gesund zu bleiben und länger zu leben, nur verbessern kann. Im Bereich der Immuntherapie kann ich die Wirkung des TDOS-Syndroms nicht außer Acht lassen. Zweifellos spielen diese vier Kofaktoren (Toxizität, Nährstoffmangel, Übergewicht und Stress) eine sehr große Rolle im Gesamtbild. Das TDOS-Syndrom habe ich erst von einem Jahr kennengelernt, als ich auf dem Autism One Meeting die Ehre und das Privileg hatte, Peter Greenlaw zu treffen. Ich unterschreibe seine Sichtweise vollständig, auch wenn wir damals noch nicht die Details des TDOS-Syndroms und seiner Lösungen kannten. Seit etwa 2010 oder 2011 können wir positive Ergebnisse der Ernährungslösungen bezeugen.

2010, noch deutlich bevor ich Peter Greenlaw traf, führten wir eine Studie durch. Darin hatten wir drei Gruppen von Krebspatienten im Stadium IV, die wir in einem Krankenhaus in der Nähe von Florenz beobachteten. In jeder Gruppe hatten wir etwa 30 Patienten. Allen diesen Patienten war metastasischer Krebs im Stadium IV diagnostiziert worden, und sie alle hatten getan, was sie konnten, konventionelle und ergänzende Therapien. Wir reden hier von Operationen, Strahlentherapie und Chemotherapie, alles, was man sich nur vorstellen kann. Im Grunde wurden sie nach Hause geschickt, um ihre Angelegenheiten zu regeln und sich auf ihren Tod vorzubereiten, weil es nichts mehr gab, was sie noch tun konnten.

An dieser Stelle intervenierten wir also und beobachteten im Wesentlichen, dass die drei Gruppen einige absolut identische Merkmale aufwiesen, sich aber bei etwas wirklich Wichtigem unterschieden, nämlich beim Nährstoffmangel und beim ausgewogenen Verhältnis von Mineralstoffen und Proteinen. Nun hatten laut dieser auf der Ernährung basierenden Unterteilung die drei Gruppen eine Prognose von sechs Monaten bis vier Jahren. Wir begannen, nur am Ernährungsteil zu arbeiten, die Mangelzustände zu korrigieren, überschüssige Fettzellen zu beseitigen und die von uns so genannten erfolglosen Zyklen zu bereinigen.
Wir führten diese Studie ohne jedes Medikament durch und arbeiteten einfach an der Nährstoffbilanz und Entgiftung mit reichlich Wasser (zwei bis drei Litern pro Tag) und konnten so die Prognose von sechs Monaten auf vier Jahre verlängern. Und ich rede hier über Endstadium IV bei unheilbaren Krebspatienten. Dies wurde 2012 in der Peer-Review-überprüften medizinischen Fachzeitschrift *The American Journal of Immunology* publiziert.

Wenn wir jetzt einen Patienten mit immuntherapeutischen Strategien behandeln, implementieren wir natürlich immer diesen Ernährungsansatz.

Aber ich wollte diese Geschichte nur erzählen, um zu sagen, dass ich voll und ganz mit einem Ansatz übereinstimme, der auf einer dichten Ernährung basiert, die Nährstoffe, Vitamine und eine Vielzahl von Mineralien enthält. Wenn Sie Nährstoffmangel nicht beheben, wenn Sie Proteinungleichgewichte nicht ausgleichen, wenn Sie nicht das schlechte Fett loswerden, in dem sich Giftstoffe ansammeln, dann wird jeder therapeutische Ansatz, ob konventionell oder unkonventionell, geringere Erfolgschancen haben.

Die Grundlage der Immuntherapie ist einfach: Wir nutzen das großartigste Instrument, das wir haben, um alle Krankheiten, Viren und so weiter abzuwehren. Dieses Instrument ist der menschliche Körper. Deshalb fügt sich die gesamte Arbeit von Dr. Ruggiero auch so gut in „The New Health Conversation" ein.

Dr. Ruggiero: Unser Körper ist das Wunder

Das Wunder steckt nicht in irgendeinem Produkt oder Protokoll, das Wunder ist der menschliche Körper selbst. Unsere Aufgabe ist es, innovative Ressourcen zu finden, um die natürlichen Verteidigungssysteme des Körpers anzukurbeln. Die Dessertschale ist eine Ernährungstechnologie, die in 30 Jahren von Dr. Ruggiero, seiner Frau Dr. Stefanie Pacini und seinen Kollegen in bahnbrechenden ernährungswissenschaftlichen und mikrobiologischen Forschungen entwickelt wurde.

Mit ihren Bestandteilen Kuhmilch, Kolostrum und 40 Bakterienstämmen ist diese Supernahrung in der Lage, die genetischen Informationen für unser drittes Gehirn wiederherzustellen. Im Wesentlichen bedeutet das, dass Dr. Ruggiero einen Weg entdeckt hat, um unser Immunsystem Tag für Tag zu unterstützen. Durch die Stärkung des Immunsystems nach Dr. Ruggieros Protokollen und die Integration von Ernährungslösungen (dichte Ernährung) haben wir eine wesentlich größere Chance, gesünder und länger zu leben.

Unsere Aufgabe in diesem Buch war es nicht nur, Ihnen diese monumentalen Entdeckungen zu schildern, sondern Ihnen auch Wege zu eröffnen, wie Sie Ihr Mikrobiom stärken können. In den kommenden Jahren hoffen wir, einen Paradigmenwechsel für das Mikrobiom in seiner Bedeutung zu erleben. Man kann argumentieren, dass ein gesundes Mikrobiom so wichtig ist wie ein gesundes erstes Gehirn. In Zukunft werden wir womöglich eine Verschiebung hin zur primären Gesundheitspflege unseres zweiten und dritten Gehirns erleben, da wir jetzt wissen, dass diese Gesundheitspflege genauso wichtig ist wie die, die wir unserem ersten Gehirn zukommen lassen. Wir können Dr. Marco Ruggiero nicht genug für seine unermüdlichen Anstrengungen im Labor und am Krankenbett und seine unbeirrbare Neugier danken, mit der er Neuland erkundet. Nach 30 Jahren Arbeit stehen wir nun an der Schwelle zur Wiederentdeckung des menschlichen Körpers als das Wunder, das er in Wahrheit ist.

SCHLUSSWORT

Unser drittes Gehirn ist Teil der Reihe „The New Health Conversation Series" Die Aufgabe von „The New Health Conversation"™ ist es, Ihnen Ihre Möglichkeiten bewusst zu machen. Dazu gehört, Sie über sämtliche Probleme in Kenntnis zu setzen, mit denen wir konfrontiert sind, und Ihnen vor allem vielfältige Lösungen anzubieten, um mit den Problemen umzugehen, die wir Ihnen bewusst gemacht haben.

Wir haben Sie darüber informiert, dass wir nicht nur ein Gehirn in unserem Kopf haben, sondern auch ein zweites Gehirn in unserem Magen-Darm-Trakt. Dann haben wir Ihnen die Verbindung zwischen diesen beiden Gehirnen und die wichtige Rolle aufgezeigt, die sie in unserer gefühlsmäßigen Lebensqualität spielen.

Wir haben herausgestellt, dass es bestimmte Nahrungsmittel gibt, mit denen unser erstes und zweites Gehirn mit ihrem höchsten Potenzial arbeiten können. Wir haben Ihnen außerdem geschildert, was es mit dem Buchtitel *Unser drittes Gehirn* und dem erstaunlichen „Aha-Moment" von Dr. Ruggiero auf sich hat, der ihm zeigte, welche Bedeutung diese Offenbarung für die Menschheit hätte, wenn es gelingen könnte, mit diesem „dritten Gehirn" zu interagieren.

Für die meisten Wissenschaftler wäre die reine Feststellung, welche Auswirkungen dieses neu entdeckte Organ haben könnte, eines Nobelpreises würdig gewesen. Für Dr. Ruggiero eröffneten sich damit einfach neue Wege für weitere Forschungen und Entdeckungen. Dass dieses dritte Gehirn, das bei unserer Geburt entsteht, von genetischen Informationen genährt wird (den genetischen Informationen in unseren Nahrungsmitteln), ist selbst für den versiertesten Kliniker ein außergewöhnliches Konzept.

Dr. Ruggiero und seine Kollegen entdeckten also, dass unser drittes Gehirn aus genetischen Informationen besteht, die bei unserer Geburt entstehen, und acht Millionen Gene enthält. Diese Entdeckung machten sie, als sie feststellten, dass die Kombination aus Kolostrum und Muttermilch zusammen mit 40 Bakterien, Pilzen, Hefen und Mikroben das Mikrobiom bildete. Nach Hunderten von Versuchen konnten sie schließlich eine Nahrung herstellen, die die genetischen Informationen des Mikrobioms enthält.

Die genetischen Informationen in der von Drs. Ruggiero und Pacini entwickelten Supernahrung sind Nahrung für unser drittes Gehirn. Diese natürlich hergestellte Supernahrung enthält die genetischen Informationen für das Mikrobiom und wurde „Microbiome Protocol“ genannt. Es ist die grundlegende Strategie für eine höhere Lebensqualität.

Genauso wichtig ist das „Microbiome Regimen“. Dr. Ruggiero und Kollegen kombinierten das Microbiome Protocol und das Microbiome Regimen mittels hochspezifischer Nahrungstechnologien. Sie haben mehrfach darauf hingewiesen, dass das Microbiome Protocol und das Microbiome Regimen untrennbar sind. Sie können Ihr Mikrobiom durch die Supernahrung mit den besten genetischen Informationen versorgen, aber wenn Ihre Darmflora nicht mithilfe des Microbiome Protocol angemessen ernährt wird, wird das Microbiome Protocol weniger effektiv sein.

Erst die synergistische Beziehung von Protocol und Regimen, die Dr. Ruggiero und sein Team täglich anwenden, macht sie wirklich effektiv. Diese Kombination ist die beste vorbeugende interventionelle Strategie.

Wie wir herausgestellt haben, spielt ein starkes Immunsystem eine entscheidende Rolle bei der Überwachung gegen Eindringlinge, die unsere Lebensqualität schädigen können. Wir ermutigen jeden, das Microbiome Protocol zusammen mit dem Microbiome Protocol Regimen anzuwenden. Beide sollten immer synchron verwendet werden und schließen sich nie gegenseitig aus. Das ist das Geheimnis für eine höhere Lebensqualität, was jetzt nachgewiesen und von vielen Menschen selbst erfahren wurde.

Wir laden Sie ein, sich uns im Potenzial einer wesentlich höheren Lebensqualität für Sie und Ihre Gemeinschaft anzuschließen. Drs. Ruggiero und Pacini und ihre Kollegen haben jahrelang unermüdlich gearbeitet, um der Welt dieses Geschenk wissenschaftlicher Erkenntnisse und Entdeckungen zu machen. Ihre Lösungen eröffnen uns die Möglichkeit für das robusteste, effektivste Immunsystem, wenn wir uns entscheiden, ihren Protokollen zu folgen.

Ihr Ziel war es, ihre Entdeckungen dazu zu nutzen, unsere Lebensqualität, unser Gesundheitspotenzial und unsere Fähigkeit zu maximieren, länger gesünder zu leben. Die Entdeckungen, die in *Unser drittes Gehirn* enthüllt werden, sind für die überwiegende Mehrheit unserer Leser bestimmt, die mit guter Gesundheit gesegnet sind und ihr Gesundheitspotenzial maximieren möchten.

Wir hoffen, dass dieses Buch auch für Mediziner wertvoll ist, denen daran liegt, mehr über die wissenschaftlichen Beobachtungen von Dr. Ruggiero und seinem Team zu erfahren. Wir sind davon überzeugt, dass Experten, die bereit sind, ausgetretene Pfade zu verlassen und das Microbiome Regimen und Protocol zusätzlich zu anerkannteren und etablierten medizinischen Protokollen anzuwenden, die Lebensqualität ihrer Patienten verbessern können.

Denken Sie daran: Das Unmögliche bleibt nur so lange unmöglich, bis es möglich ist. Nun, da Sie dies wissen: Was werden Sie tun?
Peter Greenlaw, 2015

Hinweis des Autors: Diese Entdeckungen sind in keiner Weise ein Ersatz für etablierte und bewährte medizinische Behandlungen – stattdessen werden sie in Kombination mit allopathischen Ärzten und Gesundheitsexperten eingesetzt. Unser Ziel ist die Verbesserung der Lebensqualität von Menschen mit gesundheitlichen Problemen und, was genauso wichtig ist, von gesunden Menschen, die ihren gesunden Lebensstil mithilfe dieser Lösungen für mehr Lebensqualität verlängern möchten.

EPILOG

Für den Laien ist die Vorstellung eines zweiten, dritten oder vierten Gehirns erst einmal genauso verwirrend, wie sie letztendlich auch genial ist.

Was sich allerdings aus dem Verständnis dieser aufkommenden biologischen Phänomene ergibt, ist die schleichende Erkenntnis, dass die Medizin und unser Wissen darüber, wer und was wir als empfindungsfähige Spezies sind, einmal mehr in seinen Grundfesten erschüttert wird. Für diejenigen, die einen solchen psychointellektuellen Neustart als notwendigen, gesunden Faktor der Bewusstseinsentwicklung begrüßen, ist alles bestens. Für diejenigen aber, die sich lieber in die obskure Gnosis flüchten und im engstirnigen kartesianisch-darwinistischen Realitätskonstrukt verharren, ist ziemlich sicher gar nichts bestens. Denn Offenbarungen wie diese, enthüllt durch die übermenschlichen Kenntnisse akademischer Köpfe wie Marco Ruggiero, drohen unsere alte duale Weltsicht zu erschüttern, ob uns das gefällt oder nicht. Eine Erschütterung nicht nur der Molekularbiologie, sondern der gesamten Bandbreite des menschlichen Ausdrucks. Und doch ist dieser verstörende geistige Flammpunkt absolut angebracht in einer Zeit, in der unsere Welt und ihre Geschöpfe einen radikalen Wandel durchleben.

Wir erleben die Dämmerung des 21. Jahrhunderts, wie sie gerade aus der epischen, galaktischen Unterführung des riesigen 13.000-Jahres-Zyklus der großen Präzession der Äquinoktien aufsteigt. Blinzelnd taumelt die Menschheit ins Sonnenlicht, kaum oder gar nicht wissend, wer sie ist, woher sie kommt oder gar, wohin sie geht. Vor ein paar Jahrzehnten noch deckten wir Dächer mit Stroh und stapelten Heuballen, inzwischen haben wir es irgendwie geschafft, Milliarden Dollar schwere Partikelbeschleuniger zu konstruieren, Nanorobotik zu entwickeln und Sonden zum Mars zu schicken. Uralte Legenden aus Tora, Koran, Bibel und Upanishaden liefern sich einen Kampf mit unserer sterblichen Seele ... und schreien nach Aufmerksamkeit und Wiederauferstehung in einer Gestalt, die benommen ist vom weißen Rauschen von Millionen verwirrter Seelen.

Eine Erfindung namens „Regierung“, ein systemischer soziokultureller Überrest von Generationen priesterlicher und königlicher Linien, bekriegt die gemeinsame Herde, verstößt gegen gemeinsames Empfinden und macht die Menschheit sprach- und bedeutungslos zugleich. Erdveränderungen, natürlich oder menschengemacht, verwüsten Wirtschaften und Gemeinschaften von einem Pol zum anderen. Eine Billionen Dollar schwere Verschwörung wirtschaftlicher und pharmazeutischer Interessen unter dem Deckmantel der „Autorität" wirft uraltes Wissen über Bord und lässt weltweit kriminelle Geschäfte und grobe Fahrlässigkeit in Krankenhäusern, Kliniken und Apotheken zu, die an Totschlag im großen Stil grenzt. Unter der Fahne des Gesetzes wird die Hoheit über die Gesundheit durch Verpflichtungen gegenüber Banken, Bankern und Banking an sich gerissen und mittels kommunaler, föderaler und multilateraler Verwaltungen durchgesetzt.

Das ist nicht die Welt, mit der die meisten von uns sich einverstanden erklärt haben. Darin sind wir uns einig.

Nachhaltige Technologien und Lösungen, die unsere Welt sofort von Krieg und Mangel zu Frieden und Wohlstand revolutionieren könnten, werden durch gesetzliche Vorschriften und Konformitäten im Keim erstickt. Diese Verordnungen und Vorgaben werden von einer relativ modernen Hominidenart namens „Bürokrat" grimmig verteidigt. Dieser selbstregulierende, eigennützige Apparatschik des Status quo dient allein der Erhöhung von Systemen und Profiten über den Menschen. Das hat er schon immer getan und wird es auch weiterhin tun. Bis das größere „Wir" etwas anderes beschließt. Bis wir eine natürliche, gerechte und lebensbejahende Weltordnung schaffen, die die alte Weltordnung überflüssig macht.

Genau deshalb bin ich so hellauf begeistert davon, was gerade aus der Laborarbeit von Dr. Marco Ruggiero, MD, PhD. und seiner Forschungspartnerin Dr. Stefania Pacini erwächst. Denn genau solche Entdeckungen sind die Vorboten eines neuen, unverzichtbaren Wandels hin zur Bewusstseinserweiterung und Souveränität aller Völker dieser Welt.

Entdeckungen wie das „dritte Gehirn", in den mythischen Tiefen intuitiver Vorstellungskraft geboren und dann mit einer überwältigenden Zahl von Forschungsarbeiten zuverlässig nachgewiesen, offenbaren uns außergewöhnliche Erkenntnisse. Wie zum Beispiel die Tatsache, dass wir zu weniger als einem Prozent menschlich sind, wenn man bedenkt, dass mehr als 99 % der in uns befindlichen DNA nicht uns gehören, sondern den Mikroben, deren Wirt wir sind.

Wenn die Entdeckungen von Längen- und Breitengrad, DNA und RNA, Schwerkraft und Relativität irgendeine Bedeutung auf der menschlichen Forschungsreise haben, dann wage ich zu behaupten, dass die neueste Innovation Ruggieros sich anschickt, alle diese großartigen Errungenschaften auf die hinteren Plätze zu verweisen. Ich greife hier zur Übertreibung, weil die Entdeckung, die er auf dem Höhepunkt seiner 35-jährigen wegweisenden Forschungen und Erkenntnisse gemacht hat, dieser Ausdrucksweise absolut würdig ist. Aber zunächst möchte ich kurz abschweifen und etwas zur Geschichte meiner persönlichen Beziehung mit Marco und Stefania sagen, für die ich sehr dankbar bin.

Fast 20 Jahre lang hatte ich immer wieder das Glück, zahllosen brillanten Köpfen und Herzen zu begegnen. So ist es denn auch der Grundauftrag der 1999 von mir gegründeten Humanitad Foundation, den Beginn eines neuen Zeitalters der Innovation und Führung auf diesem Planeten zu fördern. Außergewöhnliche Seelen aufzuspüren, ihr Anliegen zu verbreiten und ihre Stimme auf der Weltbühne lauter zu machen. Unser Netzwerk aus hervorragenden Mitstreitern, Fürsprechern und Kollegen reicht von amtierenden Staatschefs, religiösen Führern, Militär- und Geheimdienststrategen, Diplomaten, Astronauten, Ökonomen, Theologen und Entdeckern bis hin zu sozialen Aktivisten, politischen Aktivisten, Verschwörungstheoretikern und Faktualisten. Wir scheuen uns nicht vor Kontroversen, vorausgesetzt, dass sie in der Verbreitung von Wahrheit und dem Streben nach natürlichem Recht verankert sind. Wir sind mit Regierungsvertretern und Militärs auch im Umfeld der Vereinten Nationen zu mysteriösen Fragen in Dialog getreten, die weit über die Norm hinausreichen, darunter Exopolitik, transdimensionale Phänomene, Freie Energie usw.

Humanitad hat sich an die Bogenspitze bahnbrechender Technologien und Innovationen und der Verteidigung und des Schutzes von Wissenschaftlern und Ärzten gesetzt, und wir fördern ehrenwerten Fortschritt, wo auch immer wir dazu aufgestellt sind. Gleichzeitig agieren wir als Instanz, die für Wahrheit und natürliches Recht eintritt. Ganz besonders in einer Welt, in der nichtinstitutionelle medizinische Therapien verteufelt und bürokratisch-reflexhaft unterbunden werden. In einer Kultur, die nicht die menschliche Empfindsamkeit oder den natürlichen Fluss des Lebens vertritt, sondern die Interessen oft böswilliger Institutionen, die ihrer eigenen Agenda folgen.

Krebs ist ganz offensichtlich das große Tabu in der Arena der Medizin. Es ist weithin bekannt, dass die vorherrschende Einstellung zum Umgang mit dem großen „K" haarsträubend veraltet ist und prinzipiell den Cancer Act von 1939 bedient, mit dem eine Verschwörergruppe britischer Parlamentarier dafür stimmte, ihre Eigeninteressen im sprießenden Strahlentherapiegeschäft zu verfolgen.

In der Folge erbten wir eine schändliche Pathologie der Kontrolle im Umgang mit der größten unnatürlichen Todesursache von allen. Millionen von Seelen sterben, gezwungen, ihren leidgeprüften Körper den Gefahren der Chemotherapie auszusetzen. Dieses absolut unnatürliche chemische Behandlungsprotokoll wird den Patienten – oder sind es Kunden? – weltweit vom Medizin- und Gesundheits-Beamtentum auferlegt. Und zwar trotz einer so grauenhaft erfolglosen Erfolgsrate, dass bei jedem anderen Medikament der Lieferant sofort hinter Gitter gebracht würde – wahrscheinlich unter Anklage vorsätzlicher Tötung. Wie schon die Vorstellung „Krieg führen für Frieden“ ist auch das andere zivilisatorische Meme, das unsere kognitiv dissonante Welt plagt, nämlich „Vergiften, um zu heilen“, verdammter Unsinn und eine Beleidigung des menschlichen Verstandes.

Dieselben „Autoritäten“ gefallen sich in der Dreistigkeit, Cannabis und zahllose Pflanzen- und Naturheilmittel zu verbieten, die nachweislich Krebs und degenerative Erkrankungen aller Art lindern, wenn nicht sogar heilen. Diese Organisationen und ihre Funktionäre werden von multilateralen Institutionen wie der Weltgesundheitsorganisation weiter durch fragwürdige Abkommen ermächtigt, die von UN, EU et al. erwirkt wurden. Sie werden durch zutiefst beunruhigende Protokolle wie den Codex Alimentarius abgesichert und von Behörden wie AMA und FDA durchgesetzt, die drakonische Autorität walten lassen, um Angst im Herzen guter Ärzte und Heiler zu säen. Es ist ein weltweiter Komplex der Einschüchterung und Nötigung, der stur seiner Sache nachzugehen scheint und zulässt, dass mit Milliarden Lobbyisten-Dollar ein statutarisches Spinnennetz aus zwingenden Konformitäten, Restriktionen und Drohungen gewoben wird.

Schlendern Sie heute einmal durch fast jeden Supermarkt auf der Welt, und Sie entdecken Tausende Produkte mit legalen Giftstoffen, die absolut gesundheitsschädlich sind. Von Aspartam, Sulfaten, Konservierungsstoffen, Zuckern und Fluoriden bis hin zu Kochsalz und industriell verarbeiteten Lebensmitteln in giftigen Behältern und Verpackungen, aus denen Schwermetalle und Plastik entweichen. Wo sind hier die Regulierungsbehörden? Wie absolut beschämend und ungeheuerlich, dass wir (Milliarden willentlich unwissender Wähler und Konsumenten) zulassen, dass diese Farce im 21. Jahrhundert einfach so weitergeht. In künftigen Zeiten, könnte man meinen, werden wir als Spezies wohl eine tiefe Atempause einlegen, um über das Ausmaß und den Schrecken dieser historischen Tragödie nachzusinnen. Eine, die das ernsteste, dunkelste Lied der menschlichen Seele heraufbeschwört: das Lied der Opferung von Unschuldigen.

Wie vielen ehrenwerten Doktoren und Ärzten, Naturheilkundlern und Pflegern haben die vorherrschenden „Systeme“ bereits das Leben zerstört? Wie viel Privatvermögen wird weiterhin durch Geschäftemacherei und kriminelle Machenschaften angehäuft, von denen die wahrhaft kranke „Gesundheitsindustrie“ durchdrungen ist?

Andererseits: Wie viele mutige Pioniere in der Medizin arbeiten weiter unermüdlich an ihren Mikroskopen, Berechnungen und alchemistischen Erkenntnissen? Wie viele von ihnen stehen weiter unter Beschuss und sehen sich Einschüchterungen ausgesetzt, weil sie zu vernünftigen, empirischen Befunden gelangt sind?

Der letzte Patient, den wir (Humanitad) Marco Ruggieros Fürsorge übergaben, war mein Patenonkel, der im Alter von 73 Jahren auf einer Londoner Straße zusammenbrach. Später an jenem Tag wurde entdeckt, dass er mit einem Hirntumor von der Größe einer Orange gelebt hatte, der seinen Schädel zum Bersten gebracht hatte. Die Diagnose lautete Gehirnkrebs Stufe vier. Die Überlebensprognose: zehn Tage. Führende Onkologen wurden ihm vorgeführt, zusammengesackt im Rollstuhl sitzend, während ihm der Speichel aus dem Mundwinkel floss. Man sagte uns, man könnte ihm einen „süßen Tod“ schenken. Man sagte uns, das würde 50.000 Pfund kosten.

Ich drängte die Familie, ihn sofort aus dem Krankenhaus in die häusliche Krankenpflege zu bringen. Der Einfallsreichtum von Mikael, einem unserer zuverlässigen Ärzte bei Humanitad, führte uns zu Marco. Wenige Tage später verabreichten wir meinem Patenonkel eines seiner Behandlungsprotokolle. 16 Wochen später war keine Spur vom Krebs mehr in seinem Blut zu finden. Er wurde 74.

Als ich daher vor einigen Monaten an einem unscheinbaren, milden Tag in London eine Nachricht Ruggieros erhielt, mit der er mich zu einem privaten, vertraulichen Gespräch über eine Angelegenheit von „epochaler Bedeutung“ einlud, horchte ich auf. Ich kannte den Mann gut genug und hatte im Laufe von fünf Jahren ausreichend Wundertaten von ihm bezeugen können, um zu wissen, dass er keiner war, der leichtsinnig war oder zu Übertreibungen neigte.

Was ich an jenem Tag erfuhr und was mein Team und ich in den Monaten darauf noch erfuhren, hat die Grundfesten unseres konzeptionellen Wirklichkeitsverständnisses zutiefst erschüttert. Eine Erschütterung, die sich jedoch als überaus bestärkend, erhellend und beglückend erwiesen hat. Wir reisten zu Marco und Stefania nach Sedona in Arizona, um damit zu beginnen, die wissenschaftliche

Entdeckung einzugrenzen und Vorbereitungen zu treffen, um sie der Welt bekannt zu machen.

Und damit zur Frage: Was um alles in der Welt konnte von so „epochaler Bedeutung“ sein?

Ganz einfach und rudimentär ausgedrückt hat er eine mikrobielle Formulierung neu geschaffen, die nicht nur die menschliche Biodeterioration und Degeneration aufhalten kann, sondern auch systemisch die Auswirkungen der menschlichen Alterung rückgängig machen und das menschliche Leben auf Zeiträume verlängern kann, die wir nie für möglich gehalten haben.

Es sei Ihnen verziehen, wenn Sie gerade tief Luft geholt und den letzten Satz zweimal gelesen haben.

Die Innovation besteht aus einem natürlichen, speziell formulierten mikrobiellen Komplex, der zweimal täglich als Kapsel, Einlauf oder Sublingualspray eingenommen wird, wodurch eine Interaktion im Mikrobiom eintritt, um die Darmproduktion des langkettigen Klotho-Proteins erheblich zu steigern … des erst kürzlich entdeckten „Unsterblichkeitsgens“.

Gekoppelt mit einer einzigartigen, proprietären Methode zur Abgabe und damit Assimilation des Klotho-Enzyms im gesamten Zellsystem wird die menschliche Bioform in die Lage versetzt, Krebs, neurodegenerative Erkrankungen und die Auswirkungen der Alterung rückgängig zu machen und auszumerzen. Die Formel kehrt diese entropischen Auswirkungen um und rekonstruiert und startet jeden Aspekt unserer Physiologie neu … und das alles mit einem einzigen Behandlungsprotokoll.

Wir befinden uns am Anfang einer Regenese der Menschheit von Sterblichkeit zu Unsterblichkeit mit allem, was dieser bizarre, unerhörte Begriff impliziert.

Die Hauptakteure des Silicon Valley gehen mit Sicherheit konform mit diesem „Dialog“, wie die neuesten medizinischen und wissenschaftlichen Zeitschriften zunehmend bezeugen. Wiederauftauchende Vorstellungen, die im atlantischen und lumurischen Mythos wurzeln, wie auch zahllose Bibelstellen, in denen von Menschen die Rede ist, die einst fast 1000 Jahre alt wurden, geben uns zu bedenken, dass wir immer noch eine junge, dumme Spezies sind, auch wenn wir uns mindestens genauso brillant und fähig vorkommen.

Trotz des gestiegenen Interesses am Thema Lebensverlängerung wird die Kapazität, menschliches Leben zu der ihm innewohnenden Vollkommenheit zu führen, in den kommenden Zeiten wahrscheinlich für viel Spott und Verwirrung sorgen. Denn wie wahrscheinlich kann in einer dermaßen von Angst und Dekadenz geprägten Welt ein durch Kriege, Krankheiten und Armut aufrechterhaltener Status quo auf einen medizinwissenschaftlichen Durchbruch ansprechen, der die Auferstehung der Menschheit aus Tod, Krankheit und Entropie verspricht? Die Antwort kann man nur erraten. Vielleicht lässt sich die Frage nur in jedem von uns selbst beantworten … von jedem Herzen allein.

In den Gesprächen, die wir in den vergangenen Wochen mit Wissenschaftlern und medizinischen Köpfen geführt haben, die Ruggieros Erkenntnisse unter die Lupe nehmen und beginnen, über die Auswirkungen seiner Pionierarbeit nachzudenken … in diesen Gesprächen haben wir bereits ein wiederauflebendes Hoffen und Staunen verbunden mit einem tiefen Luftholen bemerkt. Die Art von Luftholen, wie wir es als Baby taten, als wir zum ersten Mal im warmen Sonnenlicht badeten oder das Wunder einer Schneeflocke erblickten oder die unermessliche Schönheit der Augen unserer Mutter erkannten.

Das Immortalis Klotho Protocol, wie es jetzt konzipiert wird, wird in den kommenden zwei bis drei Jahren einem streng bemessenen Klientenstamm in verschiedenen Ländern zur Verfügung gestellt. Wir werden seine Wirkungen auf abweichende Genome von Menschen mit unterschiedlichen Lebensstilen, Ernährungsweisen und Umweltbedingungen untersuchen.

Humanitad wird diese Studien im Bunde mit dem Immortalis-Team und Dr. Ruggieros Team in Arizona beaufsichtigen, und wir werden die Ergebnisse entsprechend publizieren und danach streben, einen neuen Dialog in den biologischen Wissenschaften anzustoßen. Einen Dialog, der hoffentlich erst einmal alle Zyniker und Skeptiker besänftigt, indem er sich an die Weisheit des großen Sokrates anlehnt: „Ich weiß, dass ich nichts weiß."

Letztendlich mögen wir im fixen Sinne tatsächlich nichts wissen, aber dennoch stehen wir offensichtlich an der Schwelle zur Verlängerung des menschlichen Lebens und zur Steigerung seiner Qualität, um noch wesentlich mehr Zeit dafür zu haben, die großen Geheimnisse des irdischen Lebens zu erforschen und zu erfahren.

Daher gestatten Sie mir im Geiste der menschlichen Gemeinschaft, Sie zu bitten, sich einmal folgende Frage zu stellen: Was würden Sie in Ihrem Leben anders machen, wenn Sie entdecken würden, dass Sie 200 Jahre und älter werden können?

Steh auf, Homo sapiens!

Sacha Stone
(Gründer)

Humanitad Foundation
New Earth Project
International Tribunal for Natural Justice (ITNJ)

GLOSSAR

Angiogenese: Prozess, der es dem Tumor ermöglicht, neue Blutgefäße zu bilden, die dem wachsenden Tumor Sauerstoff und Nährstoffe zuführen.
Ätiologie: beschäftigt sich mit den Ursachen für das Entstehen einer Krankheit.
Archaeen: Methanbildner oder Methanogene. Es handelt sich um Bakterien, bei deren Energiestoffwechsel Methanbildung erfolgt.
Bravo: Der probiotische Joghurt Bravo (BP) ist eine urheberrechtlich geschützte Zusammenstellung lebendiger Mikroben, die während der Fermentation von Muttermilch und Kolostrum auf natürliche Weise eine Reihe von gesundheitsfördernden Proteinpeptiden bilden.
CAMP: Das cyclische Adenosinmonophosphat (cAMP, cyclisches AMP) ist ein sekundärer Botenstoff, der in vielen biologischen Prozessen wichtig ist.
DBP-MAF: ein Protein, das einige Forscher „Vitamin D bindender proteinabgeleiteter makrophagenaktivierender Faktor". Da es aber auch Gc-Globulin genannt wurde, prägten andere Forscher die Bezeichnung **GcMAF**, die für Gc-Globulin- (oder Gc-Protein) -abgeleiteter makrophagenaktivierender Faktor steht.
Dessertschale: ernährungstechnisches Produkt, das in 30 Jahren von Dr. Ruggiero, seiner Frau Dr. Stefanie Pacini und seinen Kollegen in bahnbrechenden ernährungswissenschaftlichen und mikrobiologischen Forschungen entwickelt wurde. Diese das Immunsystem unterstützende Supernahrung für das dritte Gehirn entwickelten die Forscher aus einer eigenen Kombination aus Milch, Kolostrum und 40 Bakterienstämmen in einem nach zahllosen wissenschaftlichen Experimenten entdeckten und hergestellten Fermentationsprozess.
Eukaryoten: Lebewesen, deren Zellen einen echten Kern haben und eine reiche Kompartimentierung, also die interne Gliederung der eukaryotischen Zellen in membranumschlossene Reaktionsräume.
Expression: Die Genexpression gibt allgemein an, wie die genetische Information eines Gens zum Ausdruck kommt.
GcMAF: natürliches, im Körper vorkommendes Protein, das Vitamin D aktiviert und das Immunsystem stärkt. Wird es mit Ölsäure verbunden, ist es Teil der Vitamin-D-Achse.
Gehirn, „erstes": befindet sich im Kopf.
Gehirn „zweites": im Magen-Darm-Trakt.
Gehirn, „drittes" (Mikrobiom): zu 70% in den Schleimhäuten des Magen-Darm-Traktes, die anderen 30 Prozent verteilen sich in weiteren Schleimhäuten, Haut, Blut, Haaren und im übrigen Körper.

Glykolyse: Aufspaltung des Traubenzuckers in Milchsäure im Organismus
Helminthen-Parasiten: Eingeweidewürmer.
Induzieren: bewirken.
Irreduzibel: nicht zurückführbar, nicht von etwas anderem ableitbar.
Irreduzibel komplex: Mit der nichtreduzierbaren Komplexität versucht Michael Behen, Intelligent Design zu stützen. Er geht also von einem intelligenten Urheber aus und hält die Theorie, dass das Leben sich durch biologische Evolution entwickelt hat, für unvollständig und unzureichend. Er definiert ein irreduzibel komplexes System als „ein einzelnes System, das aus mehreren zusammenpassenden und zusammenwirkenden Teilen besteht, die zur Grundfunktion beitragen, wobei das Entfernen irgendeines der Teile bewirkt, dass das System effektiv zu funktionieren aufhört.“ (Wikipedia)
Isomorph: gleichgestaltig.
Ketogene Diät: Dr. Ruggieros quasi ketogene Ernährung enthält 20 Prozent Kohlenhydrate, 60 Prozent sauberes Protein.
Kohärent: zusammenhängend und nachvollziehbar.
Mikrobiom („drittes Gehirn“): besteht aus Bakterien, Viren, Pilzen, Hefen und Mikroben. Etwa 70 Prozent befinden sich in der Schleimhaut des Magen-Darm-Traktes, die anderen 30 Prozent in weiteren Schleimhäuten, Haut, Blut, Haaren und im übrigen Körper **Morphologie:** bezieht sich auf die Lehre der Struktur von Organismen.
N-Acetylgalactosamin-glykolisiertes Vitamin D bindendes Protein (NAG oder GcMAF): Dieses Protein hat eine starke Wirkung sowohl auf das Immunsystem als auch auf das Gehirn.
Neurotransmitter: Botenstoffe von Nervenzellen, verantwortlich für die Signalgebung zwischen den Neuronen.
Sie bestimmen alle unsere neuropsychologischen Funktionen.
Pathogenese: bezeichnet die Entstehung und Entwicklung von Krankheiten. Dazu zählt auch die Beobachtung des Krankheitsverlaufs, besonders in Hinsicht auf die Ursache.
Rerum: von Dr. Ruggiero entwickelte Nahrungsergänzung, deren Wirkung weit über alle Wirkungen hinausgeht, die für den auf einem Protein-Rückgrat basierenden GcMAF beschrieben wurden, und neuere Forschungen, die in den modernsten Laboratorien in Deutschland durchgeführt wurden, bestätigen, dass alle bisher dem GcMAF zugeschriebenen Wirkungen tatsächlich auf einen multimolekularen Komplex zurückgehen, der durch die Kombination von Chondroitinsulfat, Vitamin D3 und Ölsäure gebildet wird.
TDOS: Toxine, Nährstoffmangel, (Deficiency) Übergewicht (Overweight), Stress.

TDOS-Syndrom: die **o. g.** vier miteinander verbundene Komponente Toxizität, Nährstoffmangel, Übergewicht und Stress haben einen großen Anteil an der Störung unseres dritten Gehirns.

Vitamin-D-Achse: komplexer Stoffwechselweg, der Vitamin D in seinen verschiedenen Formen (z. B. Vitamin D2 und D3), seinen intrazellularen Rezeptor namens Vitamin-D-Rezeptor (VDR) und das Trägerprotein umfasst, das Vitamin D bindendes Protein (VDBP, auch Gc-Protein genannt).

Vitamin-D-Rezeptor (VDR): intrazellulärer Rezeptor; es übt in Kombination mit dem GcMAF-Protein und gesunden Fettsäuren eine Reihe von Wirkungen auf der Ebene der menschlichen DNA aus.

Vitamin D bindendes Protein (VDBP, auch Gc-Protein genannt): multifunktionelles Trägerprotein, das einer Reihe von biologischen Funktionen ausführt. Es aktiviert die Zellen des Immunsystems und hemmt das Wachstum von Krebszellen. Es ist auch Vorläufer des Proteins NAG oder GcMAF.

ANHANG

Publikationen über Glukosestoffwechsel und menschliche Erkrankungen

Pacini S, Aterini S, Salvadori M, Ippolito E, Ruggiero M, Amato M. „Cellular proliferation and second messenger formation altered by dialysis membranes.“ *Nephrol Dial Transplant.* 1997 Mar;12(3):500-4. PMID: 9075131 [PubMed - indexiert für MEDLINE] Kostenloser Artikel

Casamassima F, Pacini S, Dragotto A, Anichini M, Chiarugi V, Ruggiero M. „Intracellular diacylglycerol: a mitogenic second messenger proposable as marker of transformation in squamous cell carcinoma of the lung.“ *Lung Cancer.* 1996 Sep;15(2):161-70. PMID: 8882982 [PubMed - indexiert für MEDLINE]

Pacini S, Ruggiero M, Casamassima F, Santucci MA, Milano F, Ranaldi F, Vanni S, Giachetti E. „Study of second messenger levels and of sugar catabolism enzyme activities in transformed cells resistant to ionizing radiations.“ *Biochem Mol Biol Int.* 1995 Sep;37(1):81-8. PMID: 8653091 [PubMed - indexiert für MEDLINE]

Aterini S, Ippolito E, Salvadori M, Pacini S, Ruggiero M, Amato M. „Second messenger formation altered by different dialysis membranes in human leukocytes.“ *Kidney Int.* 1994 Aug;46(2):461-6. PMID: 7967358 [PubMed - indexiert für MEDLINE]

Del Rosso M, Anichini E, Pedersen N, Blasi F, Fibbi G, Pucci M, Ruggiero M. „Urokinase-urokinase receptor interaction: non-mitogenic signal transduction in human epidermal cells.“ *Biochem Biophys Res Commun.* 1993 Jan 29;190(2):347-52. PMID: 8381273 [PubMed - indexiert für MEDLINE]

Ruggiero M, Casamassima F, Magnelli L, Pacini S, Pierce JH, Greenberger JS, Chiarugi VP. „Mitogenic signal transduction: a common target for oncogenes that induce resistance to ionizing radiations.“ *Biochem Biophys Res Commun.* 1992 Mar 16;183(2):652-8. PMID: 1550572 [PubMed - indexiert für MEDLINE]

Ruggiero M, Wang LM, Pierce JH. „Mitogenic signal transduction in normal and transformed 32D hematopoietic cells.“ *FEBS Lett.* 1991 Oct 21;291(2):203-7. PMID: 1936266 [PubMed - indexiert für MEDLINE] Kostenloser Artikel

Chiarugi V, Basi G, Quattrone A, Micheletti R, Ruggiero M. „The old and the new in transformed cell signalling: glycolysis, diacylglycerol and protein kinase C.“ *Second Messengers Phosphoproteins.* 1990;13(1):69-85. Review. Kein Abstract verfügbar. PMID: 2286934 [PubMed - indexiert für MEDLINE]

Chiarugi V, Bruni P, Pasquali F, Magnelli L, Basi G, Ruggiero M, Farnararo M. „Synthesis of diacylglycerol de novo is responsible for permanent activation and down-regulation of protein kinase C in transformed cells.“ *Biochem Biophys Res Commun.* 1989 Oct 31;164(2):816-23. PMID: 2684158 [PubMed - indexiert für MEDLINE]

Chiarugi VP, Magnelli L, Pasquali F, Basi G, Ruggiero M. „Signal transduction in EJ-H-ras-transformed cells: de novo synthesis of diacylglycerol and subversion of agonist-stimulated inositol lipid metabolism.“ *FEBS Lett.* 1989 Jul 31;252(1-2):129-34. PMID: 2668028 [PubMed - indexiert für MEDLINE] Kostenloser Artikel

Ruggiero M, Srivastava SK, Fleming TP, Ron D, Eva A. „NIH3T3 fibroblasts transformed by the dbl oncogene show altered expression of bradykinin receptors: effect on inositol lipid turnover.“ *Oncogene.* 1989 Jun;4(6):767-71. PMID: 2543945 [PubMed - indexiert für MEDLINE]

Ruggiero M, Lapetina EG. „Sustained proteolysis is required for human platelet activation by thrombin.“ *Thromb Res.* 1986 Apr 15;42(2):247-55. PMID: 3715802 [PubMed - indexiert für MEDLINE]

Ruggiero M, Lapetina EG. „Leupeptin selectively inhibits human platelet responses induced by thrombin and trypsin; a role for proteolytic activation of phospholipase C.“ *Biochem Biophys Res Commun.* 1985 Sep 30;131(3):1198-205. PMID: 4052085 [PubMed - indexiert für MEDLINE]

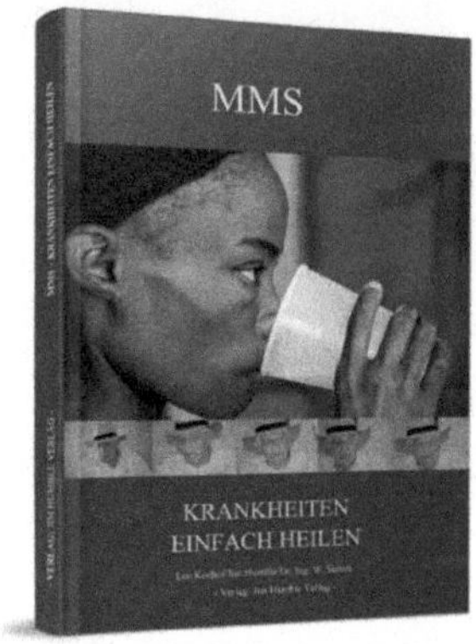

MMS – KRANKHEITEN EINFACH HEILEN

Das lang ersehnte MMS-Anwenderbuch.

Unser MMS-Bestseller: mehr als 20.000 verkaufte Exemplare innerhalb eines Jahres.

Nach der ersten Auflage von Jim Humbles Buch „MMS – Der Durchbruch“ im Jahre 2007 hat Jim Humble nicht still gesessen, sondern die Anleitungen von MMS weiterentwickelt. In diesem Buch, in dem Jim Humble als Co-Autor mit gearbeitet hat, finden Sie die neuesten Anleitungen und Anwendungsverfahren mit MMS, einfach und detailliert beschrieben und mit vielen Fotos illustriert.

Jim Humble sagt zu diesem Buch:

Leo Koehof, der Autor dieses Buches, hat viel Zeit mit mir in verschiedenen Ländern dieser Erde verbracht. Zunächst besuchte er mich für eine Woche in Malawi, Ostafrika, wo er Zeuge wurde, wie wir dort in einer Klinik viele Menschen mit MMS von Krankheiten wie HIV/AIDS und ihren vielen Begleiterkrankungen heilten. Obwohl er in Mozambique schon viele Menschen mit MMS behandelt hatte, besuchte er mich in der Dominikanischen Republik, um an meinem ersten Seminar über MMS teilzunehmen.

Obwohl MMS einfach in der Anwendung ist, ist dennoch ein solides Wissen notwendig, Leo hat in diesem Buch die verschiedenen Anwendungsbereiche und Anleitungen von MMS in einer einfachen aber präzisen Sprache verfasst, die auch für Laien verständlich ist ....
Jim Humble

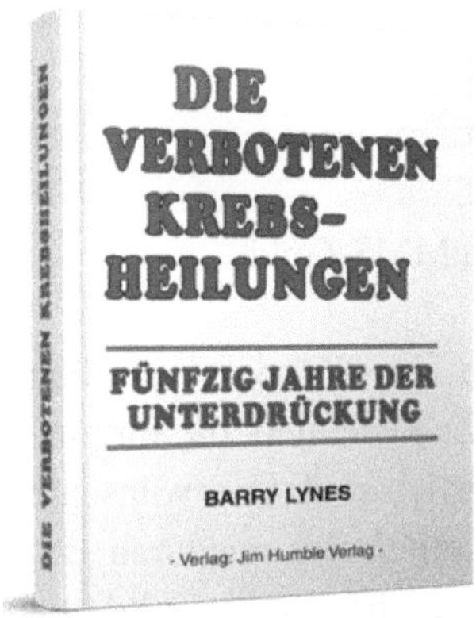

DIE VERBOTENEN KREBSHEILUNGEN

Die Entdeckung und die Unterdrückung einer erfolgreichen Krebskur!

„Barry Lynes ist einer der wichtigsten Medizinjournalisten in unserem Land. Mit Unterstützung von John Crane, einem langjährigen Freund und Assistenten von Roy Rife, hat Barry ein Meisterwerk geschaffen ... Die Ursache für Krebs und die Möglichkeit der Heilung waren bereits in den dreißiger Jahren bekannt. Dieses Geschenk an die Menschheit wurde all diese Jahre von den Mächtigen innerhalb der Medizin und der Pharmaindustrie unterdrückt. Wir sollten Barry dabei helfen, Rifes großartige Arbeit wieder in Erinnerung zu rufen.“
Dr. med. Roy Kupsinel.

„Ein faszinierender Bericht über ein engagiertes wissenschaftliches Genie, das eine Ursache und eine Heilung für den Krebs gefunden hat – und die Geschichte der mächtigen Männer, die versuchten, den Menschen und seine Arbeit zu vernichten.“
Dr. med. Alan Cantwell,

„Ich halte dieses Buch für überragend – viel besser als alles, was wir Wissenschaftler schreiben könnten ... Ich habe erst vor Kurzem vom Mikroskop von Rife erfahren ... Ich bin wirklich froh, dass es nicht ganz verloren ging. Wir sollten alles tun, was in unserer Macht steht, um diese Sache zu unterstützen. Ich bin dem Autor dieses Buches wahnsinnig dankbar.“
Dr. phil. Florence B. Seibert

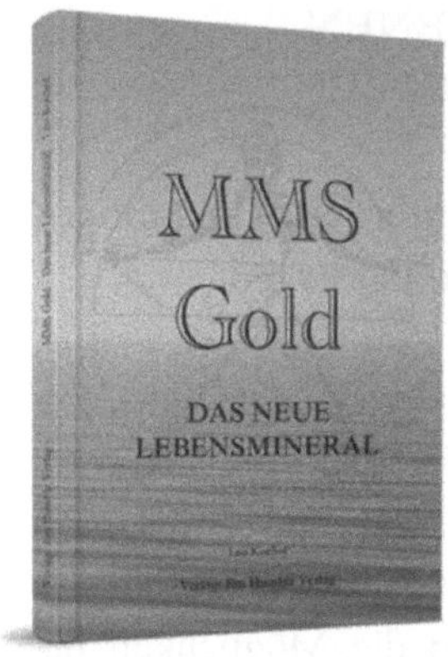

MMS GOLD

Das neue Lebensmineral

Anwendungsmöglichkeiten von MMS-Gold.

Die Supermineralien ergänzen den Körper mit allen wichtigen Mineralien und Spurenelementen, die für eine optimale Zellfunktion unentbehrlich sind. Unerwünschte Stoffe werden gebunden und eliminiert, wodurch das Gleichgewicht im Körper wieder hergestellt wird. Es reinigt das Wasser, bricht Mikrocluster auf und restrukturiert und optimiert das Wasser.

Fügen Sie einfach ein paar Tropfen in das Wasser, das Sie zum Kochen und zum Trinken verwenden. Es eliminiert Chlor, Fluor, pharmazeutische Rückstände, Chemie, Plastik, Lösungsmittel, Schwermetalle und Pathogene aus dem Wasser. Es gibt dem Körper das ganze Spektrum an Spurenelementen in flüssiger Form. MMS-Gold tötet Viren, schädliche Bakterien und Parasiten durch Oxidation und verhindert deren Verbreitung und Wachstum, auch im Körper. Es löst Ablagerungen (Kalzifizierung) aus Zellen, Drüsen, Organen und anderen Körpergeweben. Es erhöht die Sauerstoffzufuhr und fördert die Aufnahme und die Assimilation von Nährstoffen in den Zellen.

Es stimuliert die Zellaktivität. Es aktiviert Hormonfunktionen wie die Freisetzung von Glutathion und Super-Oxid-Dismutase. Es findet ein tief gehender Wasseraustausch bis auf zelluläre Ebenen statt. Eine Anreicherung von Spurenelementen verbessert enzymatische Funktionen im Körper.

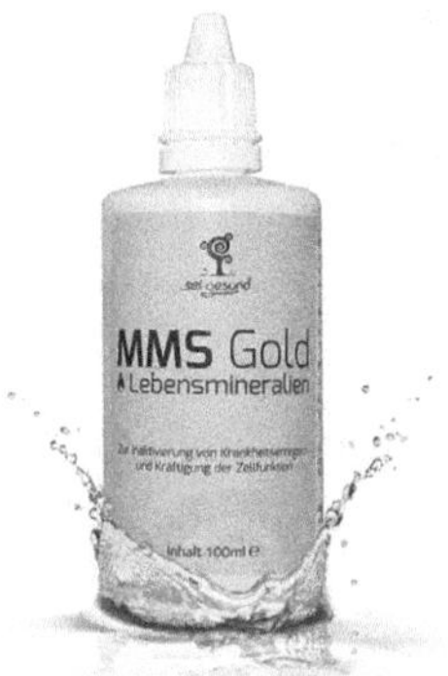

MMS GOLD - MINERALISCHE WASSERREINIGUNGSTROPFEN

Mit dem Supermineralwasser sind gute Erfolge erzielt worden.

Allgemeine und präventive Anwendung:
1x täglich 5 bis 8 Tropfen auf ein Glas Wasser.
Für das Reinigen von Obst, Gemüse und zum Kochen.
1 Esslöffel auf 10 Liter Wasser.

In der Badewanne: 3 Esslöffel auf eine Badewanne. Lassen Sie sich bis tief in die Poren reinwaschen. Sie werden staunen, wie rein sich Ihre Haut nach einem MMS-Gold-Bad mit Superminerallen anfühlt. Ein MMS-Gold-Bad ist sehr empfehlenswert bei Hautleiden, Erkältung, Heuschnupfen, Augenleiden, Problemen mit den Luftwegen. Reinigen Sie zuvor Ihre Badewanne, damit die Minerallösung sich nicht mit Unreinheiten verbindet.

Innere Körperreinigung: Superreinigung (Superspritze). Nehmen Sie 1-mal täglich (morgens) pro 10 Kg. Körpergewicht 1 Tropfen MMS-Gold in einem Glas Wasser und trinken Sie das Wasser hintereinander leer. Fügen Sie einen Teelöffel MMS-Gold in einen Liter Wasser und trinken Sie dieses Wasser über den Tag verteilt. Sie werden sich nach einem Monat wie neu geboren fühlen. 1 Esslöffel in einen Liter Wasser. Trinken Sie das Wasser über den Tag verteilt.

Kurmäßig: Abhängig von der Art der Erkrankung kann es drei bis vier Monate dauern, bis Ihr Körper völlig mit den Mineralien und den Spuren-elementen gesättigt worden ist. Während dieser Zeit kann es sein, dass Sie zunehmend Linderung der Schmerzen und der Krankheitssymptome an Ihrem Körper wahrnehmen.

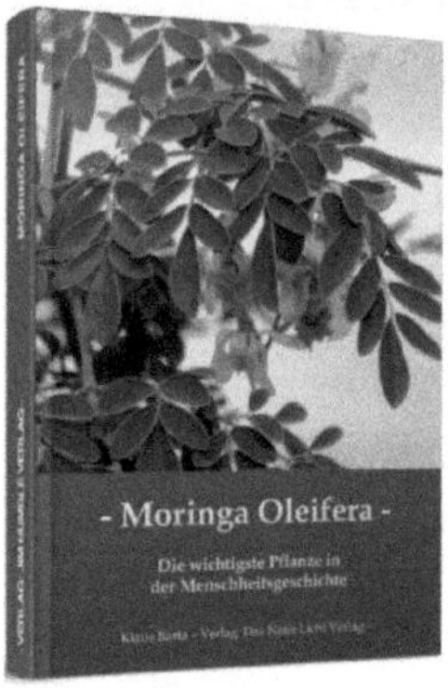

MORINGA OLEIFERA

Die wichtigste Pflanze in der Menschheitsgeschichte.

Der Autor Claus Barta hat nach jahrelangen und akribischen Recherchen über Moringa Oleifera ein großartiges Sammelwerk über diesen Außergewöhnlichen „Wunderbaum" zu Stande gebracht.

Dieses Buch hat als Sach-, Fach-, und Lehrbuch bei Ärzten, Heilpraktikern und Nahrungswissenschaftlern große Begeisterung und Faszination ausgelöst.

Durch die einfache und sorgfältige Art der Erläuterungen und die vielen schönen Fotoaufnahmen des Moringabaumes ist dieses Buch auch geeignet für Laien und all diejenigen, die sich aus Interesse gerne mit dem Thema Nahrung und Gesundheit befassen möchten.

Gab es im Jahre 2008 im Internet noch keine deutschsprachigen Infor-mationen über Moringa Oleifera, so können Sie heute schon vieles über diese Pflanze finden. Immer wieder hören wir die gleiche Frage: „Warum habe ich nicht eher von Moringa gehört?" Vielleicht ist für Sie der Name „Moringa" auch noch ein Fremdwort. Unser Rat: Lesen Sie das Buch „Moringa Oleifera - Die wichtigste Pflanze in der Menschheitsgeschichte", und lassen auch Sie sich von der wundervollen Heilkraft der Natur inspirieren.

Dank einiger engagierter Personen, wobei auch der Name von Prof. Dr. Klaus Becker nicht fehlen darf, konnte Moringa Oleifera in weniger als zwei Jahren bei einer großen Zahl von gesundheitsbewussten Menschen in Deutschland bekannt werden.

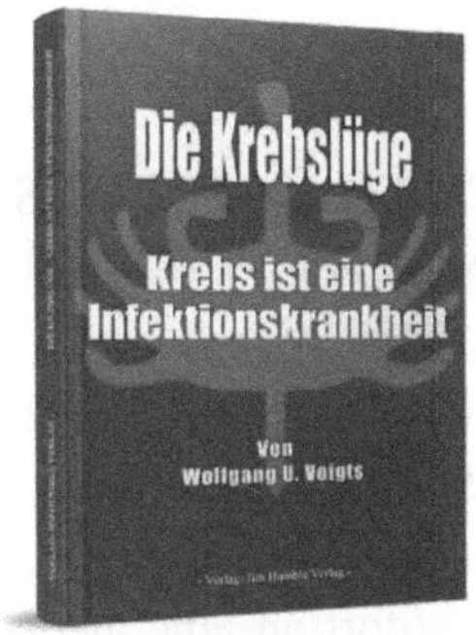

DIE KREBSLÜGE

In diesem Buch von Wolfgang U. Voigts lernen Sie die Erkrankung Krebs als ein Perpetuum Mobile kennen, das durch die „Chemie-Pharma“ nach dem Zweiten Weltkrieg entwickelt und bis zum heutigen Tag bewusst aufrechterhalten wurde.

Durch Fehlinformationen und Lügen wurde ein manipuliertes falsches Krankheitsbild erzeugt. Mit Beherrschung der Medien und Ausbildung eines gewaltigen Netzwerkes wurde dieses falsche Krankheitsbild weiter verbreitet.

Schon seit nahezu hundert Jahren sind die Zivilisationskrankheiten der Menschen ein lukratives Geschäft für die Pharma-Industrie. Diejenigen, die in diesem Geschäft die Fäden ziehen, sehen ihr Einkommen nicht gerne geschmälert. Krebs ist dabei eine der lukrativsten Quellen, die man auch weiterhin ausbeuten will.

Als Wissenschaftler und „Krebskranker“ auf der Suche nach Heilung wurde er schnell mit den Widersprüchen der Medizin bzgl. dieser und anderer Zivilisationskrankheit konfrontiert und fing an, unkonventionelle (Aus-)Wege zu suchen. Er wusste, den Krebs zu stoppen und den Körper ohne jegliche pharmazeutische Therapie, nur mit natürlichen Mitteln, zu heilen.

Die Krebslüge ist ein empfehlenswertes Buch für alle, die mit der Krebskrankheit konfrontiert sind, aber auch für all diejenigen, die sich vor solch einer Diagnose schützen wollen.

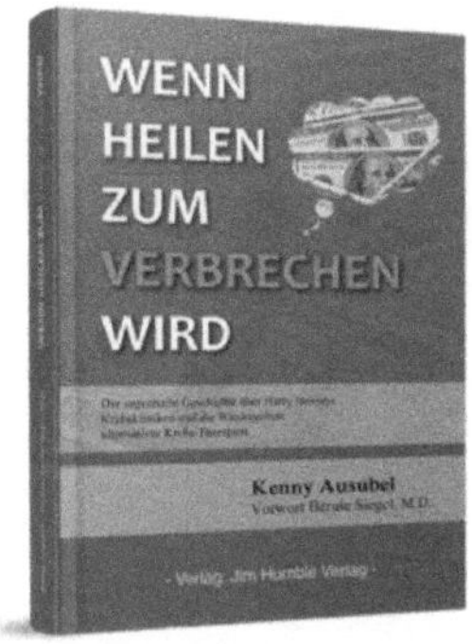

WENN HEILEN ZUM VERBRECHEN WIRD

Die erstaunliche Geschichte des Aufstiegs, des Untergangs und des Wiederaufstiegs der Krebskliniken von Hoxsey sind ein klassisches Beispiel für die unglückselige Politik der Medizin und die Unterdrückung viel versprechender alternativer Krebstherapien, deren Ak-zeptanz nun endlich unvermeidbar zu sein scheint. Als das Amt für Alternative Medizin, eine Unterabteilung des Nationalen Instituts für Gesundheit, kürzlich eine vorläufige wissenschaftliche Untersuchung der Methoden Hoxseys in Auftrag gab, stellte dies eine radikale Abkehr von seiner bisherigen Politik dar, einen Waffenstillstand in einem fast 75 Jahre andauernden Krieg der Schulmedizin gegen die angebliche „Quacksalberei".

Die Regierung sah sich endlich genötigt, die wohl umstrittenste alternative Krebstherapie in der amerikanischen Geschichte anzuerkennen.

„Wenn Heilen zum Verbrechen wird" ist wohl die am besten erhaltene Dokumentation, die aufzeigt, welche verbrecherischen Wege die organisierte Medizin bewandert hat, um ihr Ziel, die Ausrottung der natürlichen Heilmethoden, zu erreichen.

Nach dem Lesen dieses Buches werden Sie wissen, was Sie bei einer Krankheit zu tun haben. Gehen Sie dennoch zum Arzt, sind Sie selber schuld.